U0840782

妇科恶性肿瘤整合康复中国专家共识

主编 ○ 张师前

辽宁科学技术出版社
LIAONING SCIENCE AND TECHNOLOGY PUBLISHING HOUSE

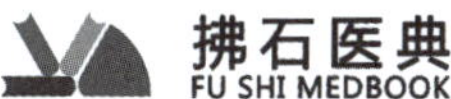

图书在版编目（CIP）数据

妇科恶性肿瘤整合康复中国专家共识 / 张师前主编 . -- 沈阳 : 辽宁科学技术出版社 , 2024. 12. -- ISBN 978-7-5591-3997-9

Ⅰ . R737.309

中国国家版本馆 CIP 数据核字第 2024HK4328 号

出版发行：辽宁科学技术出版社
北京拂石医典图书有限公司
地　　址：北京海淀区车公庄西路华通大厦 B 座 15 层
联系电话：010-57262361/024-23284376
E-mail：fushimedbook@163.com
印 刷 者：三河市春园印刷有限公司
经 销 者：各地新华书店

幅面尺寸：170mm×240mm
字　　数：221 千字　　印　　张：13.25
出版时间：2024 年 12 月第 1 版　　印刷时间：2024 年 12 月第 1 次印刷

责任编辑：李俊卿　陈　颖　　责任校对：梁晓洁
封面设计：潇　潇　　封面制作：潇　潇
版式设计：天地鹏博　　责任印制：丁　艾

如有质量问题，请速与印务部联系　　联系电话：010-57262361

定　　价：98.00 元

编委会

总主编

张师前

副总主编

张　颐　于爱军　王建东　薛凤霞　娄　阁　李俊东　刘淑娟

总主审

夏庆民

妇科恶性肿瘤康复评定中国专家共识

主　编　张师前

副主编　吴令英　张　颐　于爱军　邢　洁　朱前勇　王玉东
王建东　李芳梅

妇科恶性肿瘤手术治疗相关损伤康复治疗中国专家共识

主　编　张　颐

副主编　于爱军　刘淑娟　沈文静　范江涛　章杰捷　邓　雷
娄　阁

妇科恶性肿瘤化疗相关性损伤康复治疗中国专家共识

主　编　于爱军

副主编　吴令英　张　颐　孔为民　陈　亮　吕晓娟　宿钟化
李芳梅　庞晓燕

妇科恶性肿瘤放疗损伤康复治疗中国专家共识

主　编　楼寒梅

副主编　于爱军　张　颐　安菊生　董海燕　李俊东　于　浩

李大鹏

妇科恶性肿瘤分子靶向药物治疗相关损伤康复中国专家共识

主　编　张颐

副主编　于爱军　薛凤霞　李　宁　芦恩婷　陆　琦　张　新　李芳梅

妇科恶性肿瘤营养康复中国专家共识

主　编　于爱军

副主编　张　颐　贾双征　王煜宁　庞晓燕　赵昌盛　李芳梅　王　健

妇科恶性肿瘤康复护理中国专家共识

主　编　张　颐

副主编　于爱军　耿敬芝　孙　捷　王亚静　庞晓燕　李芳梅　周春鹤

妇科恶性肿瘤心理康复治疗中国专家共识

主　编　仇雅菊

副主编　张　颐　于爱军　黎金婷　李芳梅　周洪友　胡东晓　陈　洁

妇科恶性肿瘤相关疲乏及癌痛的康复治疗中国专家共识

主　编　于爱军

副主编　张　颐　师　伟　陈　卓　严　妍　庞晓燕　李芳梅　王　锋

妇科恶性肿瘤幸存者运动康复中国专家共识

主　编　张师前

副主编　于爱军　张　颐　佐　晶　宋玉丽　庞晓燕　李芳梅　佟晓光

PREFACE

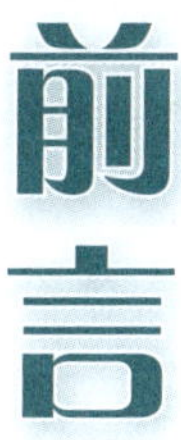

前言

20世纪70年代，美国国家癌症计划首次正式提出肿瘤康复理念，将其定义为在癌症本身和癌症治疗造成不良后果时，帮助患者最大程度地恢复身体、社会、心理和职业功能。妇科恶性肿瘤的治疗主要包括手术、放疗、化疗、靶向治疗、免疫治疗、内分泌治疗等，并且往往需要多种治疗方法联合应用，对患者躯体功能、生活质量、心理健康等都会造成不同程度的伤害，致使患者因不同程度的身心障碍，限制了其回归社会、回归家庭、回归职业的能力，肿瘤患者康复的需求日益迫切。几乎同步于肿瘤康复理念的推出，我国专家学者也在尝试肿瘤康复的临床实践，并呼吁及推广，然而在国内的妇科肿瘤诊疗推荐中，尚无针对妇科恶性肿瘤康复的指南或专家共识。鉴于肿瘤康复对妇科恶性肿瘤患者的重要性，中国抗癌协会中西整合卵巢癌专业委员会（Chinese Holistic Integrative Ovarian Cancer Society of China Anti-Cancer Association；CHIOC）联合山东省康复医学会妇科肿瘤康复分会、辽宁省医学会妇科肿瘤分会、浙江省康复医学会妇科肿瘤康复专业委员会，基于肿瘤整合诊治理念，严格遵循中国肿瘤整合诊治指南的“评（评估，Assessment）-扶（支持，Support）-控（控制，Control）-护（保护，Protection）-生（生存，Survival）（ASCPS）”核心理念，共同组织国内近百位妇科肿瘤、中医药、心理、营养、护理、康复、运动生理等领域专家联合进行专题讨论，广泛征询意见和建议，制订并形成了《妇科恶性肿瘤整合康复中国专家共识》，以期为妇科恶性肿瘤规范化整合康复提供有益参考。

《妇科恶性肿瘤整合康复中国专家共识》内容涵盖以下十大板块：妇科恶性肿瘤康复评定、妇科恶性肿瘤手术治疗相关损伤康复治疗、妇科恶性肿瘤化疗相关性损伤康复治疗、妇科恶性肿瘤放疗损伤康复治疗、妇科恶性肿瘤分子靶向药物治疗相关损伤康复、妇科恶性肿瘤营养康复、妇科恶性肿瘤康复护理、妇科恶性肿瘤心理康复、妇科恶性肿瘤相关疲乏及癌痛的康复治疗、妇科恶性肿瘤幸存者运动康复。本书依据上述相关内容，分别独立成章但又相互呼应，共计20余万字。虽然《妇科恶性肿瘤整合康复中国专家共识》已付梓出版，但是我们很清醒地认识到，尚有不少的观念、论点有待提升，甚或存在某些疏漏和不足，唯恐挂一漏万，恳请广大读者予以批评指正！尤其是将共识规范化落地实践尚需多方参与，呼吁社会各界共同努力，为健康中国做出应有的贡献。

《妇科恶性肿瘤整合康复中国专家共识》在撰写、出版过程中，得到了肿瘤学杂志社、辽宁科学技术出版社的大力支持，在此一并致谢。

总主编：张师前

中国抗癌协会整合妇科肿瘤委员会　副主任

中国抗癌协会中西整合卵巢癌专业委员会　主任委员

中国抗癌协会第六届妇科肿瘤专业委员会　副主任委员

山东省康复医学会妇科肿瘤康复分会　主任委员

CONTENTS

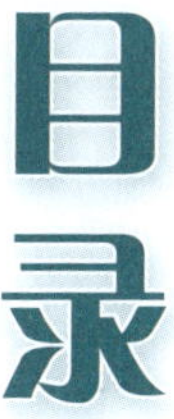

妇科恶性肿瘤康复评定中国专家共识（2024 年版） …… 001
1 妇科恶性肿瘤分期评定 …… 002
2 妇科恶性肿瘤的营养评定 …… 003
3 妇科恶性肿瘤的痛苦评定 …… 008
4 妇科恶性肿瘤机体功能损害与生活自理能力评定 …… 010
5 多学科综合诊疗与康复评定 …… 013
6 中医康复理论在妇科恶性肿瘤中的应用 …… 013
7 总　结 …… 014
8 声　明 …… 014
参考文献 …… 016

妇科恶性肿瘤手术治疗相关性损伤康复治疗中国专家共识（2024 年版） …… 020
1 淋巴囊肿的康复治疗 …… 021
2 淋巴漏的康复治疗 …… 025
3 淋巴水肿的康复治疗 …… 027
4 神经损伤的康复治疗 …… 029
5 肠道损伤的康复治疗 …… 031
6 肠梗阻的康复治疗 …… 033
7 泌尿系损伤的康复治疗 …… 035

8　MDT 在妇科恶性肿瘤手术治疗相关性损伤康复中的作用 ………… 037
9　总　结 ………… 037
10　声　明 ………… 038
参考文献 ………… 040

妇科恶性肿瘤化疗相关性损伤康复治疗中国专家共识（2024 年版）… 044
1　化疗相关性损伤 ………… 045
2　消化系统化疗相关性损伤的康复治疗 ………… 045
3　血液系统化疗相关性损伤的康复治疗 ………… 050
4　生殖系统化疗相关性损伤的康复治疗 ………… 054
5　神经系统化疗相关性损伤的康复治疗 ………… 055
6　化疗致心血管系统损伤的康复治疗 ………… 056
7　其他系统化疗相关性损伤的康复治疗 ………… 056
8　总　结 ………… 059
9　声　明 ………… 060
参考文献 ………… 061

妇科恶性肿瘤放疗损伤康复治疗中国专家共识（2024 年版）………… 066
1　放疗损伤机制 ………… 067
2　放射性直肠损伤及其康复治疗 ………… 068
3　放射性膀胱炎及其康复治疗 ………… 071
4　放射性阴道损伤及其康复治疗 ………… 074
5　妇科恶性肿瘤放疗损伤的中医药辅助康复治疗 ………… 076
6　妇科恶性肿瘤放疗损伤的预防 ………… 076
7　总　结 ………… 077
8　声　明 ………… 077
参考文献 ………… 079

妇科恶性肿瘤分子靶向药物治疗相关损伤康复中国专家共识
（2024 年版）………… 084
1　分子靶向药物治疗相关损伤 ………… 086
2　皮肤毒性的康复治疗 ………… 086

3 腹泻的康复治疗 …… 088
4 高血压的康复治疗 …… 089
5 血液毒性的康复治疗 …… 090
6 恶心、呕吐的康复治疗 …… 091
7 少见的分子靶向治疗相关不良反应 …… 092
8 心理损害康复 …… 093
9 总　结 …… 094
10 声　明 …… 094
参考文献 …… 096

妇科恶性肿瘤营养康复中国专家共识（2024 年版） …… 100
1 肿瘤相关性营养不良的定义及诊断 …… 101
2 妇科恶性肿瘤围手术期营养康复 …… 102
3 妇科恶性肿瘤围放化疗期营养康复 …… 106
4 妇科恶性肿瘤居家期营养康复 …… 108
5 妇科恶性肿瘤终末期营养康复 …… 110
6 总　结 …… 111
7 声　明 …… 111
参考文献 …… 113

妇科恶性肿瘤康复护理中国专家共识（2024 年版） …… 117
1 健康宣教相关的康复护理 …… 118
2 加速康复外科相关康复护理 …… 119
3 围手术期常规康复护理 …… 120
4 妇科恶性肿瘤诊疗中护理技术要点 …… 124
5 中医药技术相关康复护理 …… 127
6 总　结 …… 129
7 声　明 …… 129
参考文献 …… 131

妇科恶性肿瘤心理康复治疗中国专家共识（2024 年版） …… 135
1 心理痛苦 …… 137

2 焦虑和抑郁 …… 139
3 创伤性应激障碍 …… 143
4 癌症复发恐惧 …… 145
5 睡眠障碍 …… 147
6 自杀意念 …… 150
7 性健康问题 …… 151
8 病耻感 …… 154
9 终末期心理社会支持 …… 155
10 主要照护者的心理问题 …… 157
11 总 结 …… 159
12 声 明 …… 159
参考文献 …… 161

妇科恶性肿瘤相关疲乏及癌痛的康复治疗中国专家共识（2024 年版） …… 168
1 妇科恶性肿瘤相关疲乏的康复治疗 …… 169
2 妇科恶性肿瘤癌痛的康复治疗 …… 175
3 总 结 …… 179
4 声 明 …… 180
参考文献 …… 182

妇科恶性肿瘤幸存者运动康复中国专家共识（2024 年版） …… 186
1 运动对妇科恶性肿瘤幸存者的康复益处 …… 188
2 运动抑制肿瘤的机制 …… 191
3 运动处方 …… 192
4 总 结 …… 196
5 声 明 …… 197
参考文献 …… 199

妇科恶性肿瘤康复评定中国专家共识（2024年版）

中国抗癌协会中西整合卵巢癌专业委员会
山东省康复医学会妇科肿瘤康复分会
辽宁省医学会妇科肿瘤分会
浙江省康复医学会妇科肿瘤康复专业委员会

【摘　要】肿瘤康复理念早在50年前便提出，然而数十年来未得到重视，临床诊疗始终以治疗为核心。妇科恶性肿瘤治疗的进步提高了妇科恶性肿瘤患者的生存率，而治疗相关的损伤或后遗症成为影响肿瘤患者生活质量的重要因素，人们从一味追求存活，转变为追求回归正常生活，肿瘤康复越来越被重视。本共识针对肿瘤康复的第一步——康复评定制定适宜妇科恶性肿瘤患者的康复评定策略，主要包括肿瘤分期评定、营养评定、痛苦评定、身体功能损害及生活自理能力评定等方面，整个康复评定过程涉及多学科多专业，多学科综合诊疗（MDT）在其中发挥至关重要的作用，同时亦阐述了中医药在肿瘤康复评定中的重要地位。

【关键词】妇科恶性肿瘤；康复评定；中国专家共识

Chinese Expert Consensus on Rehabilitation Evaluation of Patients with Gynecologic Malignancies (2024 Edition)

Abstract: The concept of tumor rehabilitation was proposed as early as 50 years ago, but it has been ignored for decades, and clinical treatment are a major concern for doctors instead of rehabilitation. In recent years, gynecological tumor treatment programs have been diversified, and the survival period of patients has been greatly improved. Damage or sequelae related to tumor treatment have become an important factor affecting the quality of life of cancer patients. People have changed from only pursuing survival to pursuing a return to normal life, and cancer rehabilitation has been paid more and more attention. This consensus establishes a rehabilitation evaluation strategy suitable for gynecological cancer patients as the first step of tumor rehabilitation. It mainly includes the assessment of tumor staging, nutritional assessment, pain assessment, physical function injury and self-care ability assessment, etc. The whole rehabilitation assessment process involves multi-disciplinary and multiprofessional, multidisciplinary diagnosis and treatment(MDT) plays a crucial role in it. This consensus also elaborates the important position of traditional Chinese medicine in the assessment of tumor rehabilitation.

Key words: Gynecological malignant tumors, Rehabilitation assessment, Chinese expert consensus

1971 年美国国家癌症计划中首次正式提出肿瘤康复理念[1]，其定义为在癌症疾病本身和癌症治疗造成了不良后果时，帮助癌症患者最大程度地恢复身体、社会、心理和职业功能[2]。妇科恶性肿瘤的治疗主要包括手术、放疗、化疗、靶向治疗、免疫治疗、内分泌治疗等，且往往需要多种治疗方法联合应用，对患者躯体功能、生活质量、心理等都造成一定的伤害，肿瘤患者可能存在不同程度的身体、心理障碍，限制了其回归社会，肿瘤康复的需求日益迫切。20 世纪 70 年代末我国专家学者即开始肿瘤康复的呼吁及推广，然而目前国内外存在的妇科恶性肿瘤诊疗推荐中，尚无针对肿瘤康复的指南或专家共识。鉴于肿瘤康复对患者的重要性，现组织国内专家通过检索国内外文献，集体讨论，制定本共识，针对妇科恶性肿瘤康复中的康复评定部分进行阐述并提出推荐意见，为妇科肿瘤医生提供参考。本共识推荐级别及其代表意义见表 1。

表 1　本共识推荐级别及其代表意义

推荐级别	代表意义
1 类	基于高级别临床研究证据，专家意见高度一致。
2A 类	基于高级别临床研究证据，专家意见基本一致；或基于低级别临床研究证据，专家意见高度一致。
2B 类	基于低级别临床研究证据，专家意见基本一致。
3 类	不论基于何种级别临床研究证据，专家意见明显分歧。

1　妇科恶性肿瘤分期评定

妇科恶性肿瘤分期与其治疗方案的选择及预后密切相关，早期多采用手术治疗，中晚期以手术、放化疗、靶向免疫治疗等结合的综合治疗为主，因此不同期别肿瘤面临不同的康复需求，准确的分期是肿瘤康复的基础。

TNM 分期是目前国际上最为通用的肿瘤分期系统，也是临床上进行恶性肿瘤分期的标准方法，几乎适用于所有肿瘤，包括妇科恶性肿瘤。妇科恶性肿瘤中一般采用 TNM 分期系统通用定义：根据原发肿瘤的大小和侵袭范围（T）、是否累及区域淋巴结（N）以及是否存在远处转移（M）对癌症进行分期。一般 T_x 表示原发肿瘤不能确定，T_{is} 表示为原位癌、无浸润，T_1 ～ T_4 表示随着原发灶的肿瘤大小以及对邻近器官的侵犯范围增加；N_0 表示淋巴结未受累，N_1 ～ N_3 依次表示淋巴结转移程度和范围的增加，N_x 表示淋巴结状况无法评估；M_0 表示没有远处转移，M_1 表示有远处转移 [3]。

FIGO 分期系统是国际妇产科联盟（International Federation of Gynecology and Obstetrics）针对女性生殖系统肿瘤的分期标准，主要针对包括子宫颈恶性肿瘤 [4-5]、卵巢恶性肿瘤（包括输卵管及腹膜恶性肿瘤）[6]、子宫体恶性肿瘤 [7]、外阴恶性肿瘤等妇科恶性肿瘤。妇科恶性肿瘤分期中以 FIGO 分期为主，TNM 分期系统辅助评估肿瘤病情，此处不作赘述。

2 妇科恶性肿瘤的营养评定

2.1 饮食和营养与妇科恶性肿瘤发生有关

饮食和营养是维持女性健康的根本，营养缺乏会影响健康状况。营养可以通过多种机制改变基因表达以及对包括癌症在内的疾病的易感性和肿瘤发生具有一定的影响 [8]。文献显示，饮食和营养化合物可能导致全世界约 20% ～ 60% 的癌症 [9]。在妇科恶性肿瘤中，例如宫颈癌，饮食 / 营养最重要作用是预防和对抗人乳头瘤病毒（HPV）感染，研究显示，抗氧化剂可显著预防和减少宫颈癌的发生，如维生素 A、C、D 和 E、类胡萝卜素、蔬菜和水果等，这些抗氧化剂可能在与 HPV 感染相关的疾病中具有不同的干预能力 [10-11]。对于子宫内膜癌，肥胖女性脂肪组织中雄激素芳香化为雌激素导致的外周雌激素增加和胰岛素抵抗是其疾病发生及进展的危险因素，因此需注意避免脂肪能量和糖的持续摄入 [12]。目前卵巢癌的病因尚未完全阐明，但有研究认为长期食用“促炎食物”，包括饱和脂肪、碳水化合物和动物蛋白是危险因素之一 [13]。

需注意的是在营养良好的人群中，摄入维生素和矿物质化合物并不能降低癌症的发生风险。因此，它们不应用于标准的癌症预防。但某些水果和蔬菜的特定成分可能具有保护作用，目前这方面的研究很少，可以成为未来研究的方向。

2.2 妇科恶性肿瘤患者的营养评定

恶性肿瘤患者尤其是晚期恶性肿瘤患者普遍存在饮食差、肿瘤消耗、手术或放化疗等治疗相关副反应等，现有指南及共识针对骨髓、肝肾功能、心肺功能评估均有明确标准，然而实际治疗过程中，不良的营养状态对治疗影响较大，与治疗耐受性、不良的治疗效果和并发症密切相关，实际临床诊疗中却往往被忽略[14]。在接受卵巢癌初次肿瘤细胞减灭术患者中，低白蛋白患者术后90天内的死亡率是白蛋白正常患者的两倍多[15]。一项回顾性研究，纳入615例上皮性卵巢癌患者，其中34%患者存在体重减轻，58%存在低蛋白血症，86%存在异常的营养风险[16]。并有研究表明在卵巢癌的初始治疗后，较高水平的蛋白质摄入可能有利于无进展生存的延长，认为卵巢癌幸存者应养成摄入富含蛋白质食物的饮食习惯[17]。骨骼肌减少症在卵巢癌化疗患者中很普遍，导致较低的营养指数，与较低的生存率低有关[18]。综上所述，无论是在手术还是化疗患者中，营养状态均与患者治疗的疗效和安全性密切相关，营养评定应贯穿整个肿瘤治疗过程，有利于妇科恶性肿瘤患者诊疗方案的制定与调整[14，19]。

所谓营养评定就是对患者营养状态进行全面的评估，判断患者的营养状况，是否存在营养不良情况及其类型和程度，预测与营养不良相关的不良后果，也可以通过治疗前后分别各自评估来评价营养支持治疗的疗效。恶病质是一种与营养不良密切相关的代谢过程，其特点是由于脂肪组织和肌肉量的消耗而导致体重迅速减轻，影响到80%的晚期肿瘤患者，并导致30%以上的癌症患者死亡[20]。因此推荐恶性肿瘤患者应在确诊的第一时间进行营养风险筛查和营养不良的评估。2015年中国抗癌协会肿瘤营养与支持治疗专业委员会提出营养不良的三级诊断已被纳入《国民营养计划》（表2），成为国家政策[21]。

2.2.1 营养筛查

营养筛查（nutritional screening）是指应用量表化工具初步判断患者营养状态的过程。主要目的是判定患者是否具有营养风险或发生营养不良的风险。营养筛查包括营养风险筛查（nutritional risk screening，NRS）、营养不良风险筛查和营养不良筛查（malnutrition screening）。

营养风险筛查常用工具是营养风险筛查2002（NRS 2002）[22]，是目前唯一以临床结局是否改善为目标的营养风险筛查工具。NRS 2002适用于18～90岁且住院时间≥24小时的患者。NRS 2002包含四个评分项目，分别为：年龄、体重变化、饮食摄入变化和临床状况，来评估营养状况受损、疾病严重程度等，当评分≥3分考虑患者具有营养风险，即应该使用营养支持。而入院时筛查评分＜3分者虽暂时没有营养风险，但营养风险评估在患者初诊和复诊时均应进行，尤其是化疗或肿瘤进展的患者，一旦出现评分≥3分情况，即进入营养治疗程序。研究表明NRS 2002评分≥3分的营养不良卵巢癌患者围手术期补充营养并不能明显改善并发症发生率和住院时间，但可以减少因感染引起的并发症发生[23]。

表2 营养不良三级诊断

人群	诊断	筛查内容
所有患者	一级诊断：营养筛查	营养风险筛查 营养不良风险筛查 营养不良筛查
筛查阳性患者及特殊人群如所有肿瘤患者	二级诊断：营养评估	营养不良 营养不良严重程度
评估阳性患者	三级诊断：综合评估	营养不良的原因 营养不良的类型 营养不良的后果

营养不良风险筛查方法主要包括营养不良筛查工具（MST）、通用筛查工具（MUST）、营养风险指数、迷你营养评估简表（MNA-SF）等，应用时选择其中任何一项即可评估有无营养不良的风险及其程度。

营养不良筛查工具包括理想体重（IBW）、体重丢失率、体质指数（BMI）等，可发现营养不良及其严重程度。

2.2.2 营养评估

营养评估对肿瘤患者具有重要意义，对营养支持方案、肿瘤治疗方案、肿瘤治疗耐受性、治疗相关副反应耐受性、肿瘤预后判断等至关重要。肿瘤患者的营养评估应在患者初诊和每一次复诊进行营养干预前进行，根据评估结果对患者实施营养治疗，达到预防和治疗营养不良、增强抗肿瘤治疗效果、减少不良反应、提高患者生活质量的目的[21，24]。

目前有几种检查营养不良和营养评估的工具，包括NRS 2002、NRI（营养风险指数）和PG-SGA（患者主观总体评估）等。除了营养不良风险检查和相关评估工具外，肌肉质量、C反应蛋白、淋巴细胞等炎症状态指标的评估也非常重要。

一项国内的回顾性研究评价NRS 2002和PG-SGA被用作营养不良的筛查

工具的必要性。认为 PG-SGA 比 NRS 2002 提供了更全面的营养风险检测，仅仅依靠 NRS 2002 有可能忽视可能从营养支持中受益的高危患者。PG-SGA 的高灵敏度强调了其在癌症人群中识别需要干预的营养不良的价值。临床医生应该意识到，被 NRS 2002 分类为无风险的患者可能仍然处于通过深度 PG-SGA 检测到的与营养相关的风险中[25]。

NRI 由美国退伍军人协会提出，用于评估临床接受胸部和腹部大手术术前患者全肠外营养支持的效果。主要参考指标为体重减轻百分比和血清白蛋白水平[26]。NRI =［1.489× 血清白蛋白浓度（g/L）］+［41.7×（目前体重 / 既往体重）］，既往体重定义为疾病前 6 个月或更长时间内的稳定体重，如果目前体重与既往体重比值＞ 100%，则应用 100%。NRI ＞ 100 表示无营养不良，97.5 ～ 100 表示轻度营养不良，83.5 ～ 97.5 表示中度营养不良，＜ 83.5 表示重度营养不良。有研究表明，在晚期卵巢癌患者中，NRI 与存活时间显著相关，化疗前中度至重度营养不良患者的生存时间（48 个月）明显短于轻度至中度营养不良患者（80 个月）[27]。NRI 操作简单且使用方便，具有很好的敏感性和特异性。其主要缺点是患者当前和过去的体重数据的先决条件，如果患者因疾病而出现水肿，NRI 测量就会受到影响。此外由于应激对血清白蛋白浓度的影响，NRI 筛查的使用在临床环境中受到限制。

主观整体评估（SGA）是一种筛查工具，内容包含详细的病史和身体评估参数。患者主观总体评价（PG-SGA）是在患者主观总体评价的基础上建立的，包括患者的自我评价以及医务人员评价两部分。如果 PG-SGA 量表评分≥ 9 分，则应进行综合评估，然后进行营养干预，应暂停抗肿瘤治疗。根据 PG-SGA，与子宫内膜癌和宫颈癌相比，卵巢癌患者营养不良更为常见[28]。研究表明，经历发热性中性粒细胞减少症（febrile neutropenia，FN）的患者 PG-SGA 评分较高，这可能是接受多药联合化疗的妇科恶性肿瘤患者 FN 的合理预测指标，它也可能对预防性粒细胞集落刺激因子获益[29]。需要注意的是 SGA 不能准确反映急性营养状况的变化，而 PG-SGA 与客观和主观参数显著相关，被广泛认为是临床检查患者营养状况的相关方法。

预后营养指数（PNI）可用于评估手术患者的营养状况，预测手术风险，并用于预后判断，近年来，它已被用作判断胃肠道恶性肿瘤、妇科恶性肿瘤和肺癌患者预后的新指标[30-31]。PNI 反映术前营养不良，并用于预测术后并发症的发生率。它也是各种恶性肿瘤长期进展的预后预测因子。PNI 具有高效、简便的特点，被广泛应用于评价各种恶性肿瘤患者的治疗前状态，但目前 PNI 的最佳临界值没有统一的标准。一项旨在比较 BMI、NRS 2002 和 PNI 三种常用的营养评估方法对卵巢癌患者不同临床预后指标的预测价值的研究认为，对于卵巢癌患者，PNI 在预测 1 年死亡和出院后 30 天再入院方面较好，NRS 2002 在预测 1 年复发方面较好[32]。

腰肌指数（PMI）是通过测量两侧腰肌的横截面积得到的值。它的计算方法是面积的总和除以高度的平方。Yoshikawa 评估了 72 例接受紫杉醇和卡铂联合治疗的上皮性卵巢癌患者的数据，PMI 临界值为 5.4，与 PMI 较低的患者相比，PMI 较高的患者总生存期（overall survival,OS）明显改善。多因素分析显示，低 PMI 是一个不良预后的独立危险因素，PMI 可能作为上皮性卵巢癌潜在的预后生物标志物[33]。但有学者质疑腰肌面积的变化不能代表总肌肉面积的变化，总骨骼肌不能作为预测卵巢癌患者生存率的替代指标[34]。

2.2.3 综合评价

综合评价内容包括病史采集（现病史、既往史、健康状况评分、生活质量评分、心理调查等）、体格体能检查、实验室检查（血液学基础、炎症指标反应、激素水平、重要器官功能、代谢因子及产物）、仪器检查（代谢车、人体成分分析、PET-CT、其他影像学检查）。2017 年欧洲临床营养与代谢协会（European Society for Clinical Nutrition and Metabolism，ESPEN）发布的肿瘤相关性营养不良防治指南体现了三条重要原则，包括对所有治疗早期的患者进行常规营养筛查、拓展营养相关评估和采取个体化营养干预。其中第二条的拓展营养评估即是本文的第三级诊断——综合评价[35]，主要包括厌食评价、人体成分分析、炎症指标、静息时能量消耗和身体功能。

推荐意见：肿瘤营养评估决定营养支持方案、肿瘤治疗方案、肿瘤预后等，建议妇科恶性肿瘤初诊及复诊的患者均进行营养筛查和营养评估（推荐级别：2A 类）。

NRS 2002 操作简单，推荐作为临床妇科恶性肿瘤患者的初筛手段（推荐级别：2A 类）。

营养评估应在患者初诊和每一次复诊进行，主要方案包括 NRS 2002、PG-SGA、NRI 等，围手术期和化疗期间评估可考虑增加 PNI、PMI 等，辅助患者的预后判断（推荐级别：2A 类）。

各营养筛查和评估工具各有利弊，应根据临床实际需要进行单一或联合筛查（推荐级别：2B 类）。

3 妇科恶性肿瘤的痛苦评定

3.1 痛苦评定必要性和重要性

1997年，美国国立综合癌症网络（National Comprehensive Cancer Network，NCCN）成立痛苦管理多学科小组，首次使用痛苦（distress）来概括肿瘤患者存在的所有心理、精神、社会和实际问题，不仅仅局限于患者的焦虑、抑郁等心理问题。描述最多的症状包括：疲乏、疼痛、焦虑、抑郁等。

妇科恶性肿瘤诊断和治疗期间通常遭受生理和心理的双重痛苦，包括更年期症状、不孕不育、性功能障碍、大小便失禁、焦虑、抑郁和社会关系变化等。来自重要家庭成员和朋友的支持与鼓励有可能减轻妇科恶性肿瘤患者所感受到的心理困扰。然而，那些接受侵入性治疗方式或情感关系出现问题的患者，如近距离治疗需要使用阴道扩张器和性功能障碍，往往向家人或朋友隐瞒相关信息，这可能会增加面对疾病和治疗时的自我孤独感。临床医生可以通过及时提供心理支持、发起亲密问题的讨论以及满足患者对相关信息的需求来帮助减轻患者的心理压力[36]。

在一项研究中[37]，纳入了过去两年内接受妇科恶性肿瘤治疗的女性，最终共91名女性参与，其中57%的参与者报告了痛苦感受。报告的四个最常见的问题是疲劳（58%），手脚刺痛（54%），担忧（53%）和记忆/注意力问题（50%）。与痛苦相关的问题包括：与伴侣的关系、所有情绪问题（如抑郁、恐惧、紧张、悲伤、担心和对日常活动失去兴趣）、外貌、记忆力/注意力、疼痛、性、睡眠，以及身体耐力和肌肉力量的问题。与非痛苦组相比，痛苦组的妇女报告了更多未满足的康复需求。由此可见，在接受妇科恶性肿瘤治疗的妇女中，痛苦的发生率很高，有大量的问题和未满足的康复服务需求都与痛苦有关。因此，在评估对康复服务的需求时，痛苦评定是有必要的。

3.2 痛苦评定工具

目前痛苦评定工具主要分为三大类：症状筛查、心理社会问题筛查、痛苦来源筛查。具体包括：M.D.Anderson 症状量表（MDASI）、纪念斯隆凯瑟琳癌症中心症状评估量表（MSAS）、埃德蒙顿症状评估系统（ESAS）、痛苦温度计（DT）、综合医院焦虑抑郁量表（HADA）、广泛性焦虑自评量表、社会困难问卷（SDI-21）等。

DT是单项条目的心理痛苦自评工具，是NCCN推荐的癌症患者心理困扰筛查和管理工具。以0～10分的视觉模拟尺度类量表来快速筛查患者的心理痛苦程度，评分越高代表越痛苦。DT 评分可以有效地识别患有癌症相关痛苦的妇科恶性肿瘤幸存者，可用于妇科恶性肿瘤患者痛苦筛查。问题列表（PL）包括躯体问题、实际问题、情绪问题、家庭问题及精神 / 宗教信仰问题五方面。DT 和 PL 的实践应用中应了解不同患者群体中可能出现的痛苦来源，也许更能帮助临床医生更有效地解决患者的紧急问题[38]。

MDASI 是一种简洁的、患者报告的结果测量方法，用于衡量所有癌症类型中常见的 13 种癌症相关症状的影响和严重程度，并评估相关症状对日常生活的影响程度。MDASI 量表的 0 ～ 10 分制很容易理解，分数越高，表明症状越严重，导致对生活影响越大，量表措辞简单，可翻译成多种语言，并可通过各种媒介（纸张、电脑或电话）进行管理。其卵巢癌模块（MDASI-OC）可用于评估卵巢癌患者的癌症相关和治疗相关症状。但是也存在一定局限性，当疾病进展或治疗产生积极反应时症状的变化无法很好地体现出来，且没有评估随着时间的变化 MDASI 评分的变化[39]。

MSAS 主要评定恶性肿瘤患者治疗期间相关症状的发生率、频繁程度、严重程度以及给患者造成的困扰程度，剩余的项目则从症状的发生率、严重程度以及困扰程度对症状进行评定，包含生理症状、心理症状、中文版 MSAS（MSAS-Ch）、总困扰指数四个维度，共同评估恶性肿瘤患者的躯体症状和心理症状特征的工具，得分越高表明症状越严重。一项应用 MSAS 量表对 115 例中国卵巢癌患者在化疗前（T1）、第 1（T2）、第 3（T3）和第 6 次化疗（T4）4 个时间点的症状经历进行评估，结果提示 T1 为心理症状群，T2 为胃肠症状群，T3 和 T4 为身体形象症状群[40]，提示临床医生对卵巢癌患者应优先进行症状管理干预，不同时期重点关注最严重的症状群。

ESAS 广泛应用于肿瘤患者的症状评估，妇科恶性肿瘤中的应用提示临床医生采取适当的干预措施，以评估和改善恶性肿瘤患者治疗相关的焦虑和症状。主要包括疼痛、疲劳、恶心、抑郁、焦虑、气短、睡眠困难、心慌、食欲、干咳、体重下降等 11 项，0 ～ 10 分制，评分越高，表明症状越严重。一项研究中，ESAS 系统评分，妇科恶性肿瘤化疗的患者疲劳症状平均得分最高（6.53 ± 2.67），呼吸困难平均得分最低（1.53 ± 3.03）。患者状态焦虑平均得分为 43.1 ± 9.77 分，特质焦虑平均得分为 46.7 ± 7.01 分。将患者的症状与平均状态焦虑评分进行比较，发现疼痛、悲伤、失眠、健康状态、呼吸困难等症状的相关性有统计学意义[41]。

推荐意见：接受妇科恶性肿瘤治疗的患者存在大量的问题和未满足的康复服务需求都与痛苦有关，推荐对妇科恶性肿瘤患者常规进行痛苦评定（推荐级别：2A 类）。

DT 可作为痛苦筛查工具，简单快速筛选出可能存在痛苦的恶性肿瘤患者，MDASI、MSAS、ESAS 等可作为进一步评估工具，根据得分评估患者痛苦程度，作出相应初治干预（推荐级别：2A）。

4 妇科恶性肿瘤机体功能损害与生活自理能力评定

4.1 妇科恶性肿瘤患者机体功能损害评定

肿瘤患者机体功能损害评定是指针对肿瘤本身或肿瘤治疗而造成机体功能损害的肿瘤患者的功能状况和相关资料进行收集，并定性或定量描述。常用的功能评定方法包括：生命质量评定、吞咽功能评定、心肺功能评定、消化系统功能评定、泌尿系统功能评定、残疾评定等。

生命质量评定常用工具包括：①癌症患者功能评估量表（functional assessment of cancer therapy，FACT），由一个测量癌症病人生命质量共性部分的一般量表 FACT-G（functional assessment of cancer therapy-general）和一些特定癌症的子量表构成的量表群组成，例如妇科恶性肿瘤宫颈癌和卵巢癌具有其特异模块：宫颈癌患者生命质量测定量表（functional assessment of cancer therapy-cervix，FACT-CX）[42] 和卵巢癌患者生命质量测定量表（functional assessment of cancer therapy-ovary cancer，FACT-OC）[43]。评分以 FACT-G 和子量表的评分之和计算，分数越高，表示生活质量越好。② QLQ-C30 是欧洲癌症研究与治疗组织提出的生命质量核心量表[44]。由功能子量表、症状子量表、总体健康状况子量表和一些单一条目构成，妇科恶性肿瘤相关特异模块正在开发和设计中。③癌症康复评估系统（CARES）及其简表（CARES-SF），主要评估躯体、心理、医患关系、婚姻、性功能五方面 [45]。④癌症功能性评估（FLIC），比较全面地描述肿瘤相关症状、患者活动能力、社会交往和活动的能力、心理等方面，可用于评估肿瘤疗效、并发症、治疗反应等。⑤生活质量评价量表（SF-36），主要包含躯体功能、躯体角色、机体疼痛、总健康状况、活力、社会功能、情绪角色和心理等领域 [46]。总分 100 分，评分越高生活质量越好。一般认为低于 50 分的患者可能存在不同程度的生活和健康问题。⑥行为表现量表（KPS）[47]，由医务人员根据病情变化对肿瘤患者的身体功能状况进行测评，具有较好的可重复性，但不能评估患者的主观感受。总分 100 分，10 分一个等级，得分越低，健康状况越差，60 分以下的患者无法实施有效的抗肿瘤治疗。

膀胱功能评定对宫颈癌术后患者尤为重要。宫颈癌广泛性子宫切除术后膀胱功能损伤主要表现为尿潴留、膀胱麻痹、排尿困难、尿感消失和压力性尿失禁等[48]。评估宫颈癌术后患者膀胱功能包括病史采集、体格检查(症状评估)、专科检查（排尿后膀胱残余尿量监测、影像学检查、神经系统检查、尿动力学检查）等[49–50]。其中膀胱残余尿量监测是临床中最常用、最简单的评估方法，根据残余尿量，将膀胱功能分为 4 个等级：Ⅰ级为残余尿＜ 50 mL，表示膀胱功能恢复良好；Ⅱ级为残余尿在 50 ～ 100 mL，表示膀胱功能恢复稍差；Ⅲ级为残余尿＞ 100 mL，表示膀胱功能恢复差；Ⅳ级为拔除导尿管后患者经多种措施仍不能自行小便，表示膀胱功能未恢复[51]。

肠道功能评定在晚期卵巢癌患者中至关重要。16% ～ 9% 的癌性肠梗阻（malignant bowel obstruction，MBO）继发于卵巢癌[52]，多数发生在腹腔广泛转移者或术后。肠道功能评估主要包括：病史采集(患者腹胀、排气、排便情况等)、体格检查、影像学评估（CT、腹平片等）、肠梗阻类型、营养状态评估等。晚期卵巢癌患者多表现为多节段混合型肠梗阻，其最近端的梗阻部位与治疗决策密切相关， 如最近端梗阻部位能够保留 100 cm 的有效肠道， 可考虑在一般状况好转后请外科会诊直接进行造瘘，如果不能够保留 100 cm 的有效肠道，则需要考虑进行多次的侧侧吻合以恢复肠道功能，或者尝试肠道内支架，甚至直接采取营养支持疗法[53–54]，此类肠梗阻的治疗多以缓解症状为目的。术后肠梗阻相关推荐详见《妇科恶性肿瘤手术治疗相关损伤康复治疗中国专家共识》。

其他非妇科肿瘤特异性康复评定包括以下几类：吞咽功能评定常用方法包括：功能性吞咽量表、洼田饮水实验、反复唾液吞咽实验、标准吞咽功能评定量表等。心肺功能评定包括肺功能测定、心电图、运动测试等。消化功能评定包括胃瘫评定、排便功能评定等。残疾评定采用 Raven 残疾分类法[55]，根据肿瘤是否得到治疗、控制与残疾情况进行分成四类，需要根据分类等级不同制定不同的护理方案（表 3）。

推荐意见：妇科恶性肿瘤患者面临肿瘤本身及治疗带来不同程度的机体功能损害，机体功能评定对评估患者身体状态及对治疗的耐受性至关重要，整个评估应贯穿治疗始终（推荐级别：2B）。

表 3 Raven 残疾分类法

分类	评定标准
Ⅰ类	肿瘤已控制，无残疾。
Ⅱ类	肿瘤已控制，但遗留由治疗引起的残疾。①器官的截断或切除，如：乳房切除等。②器官的切开或大切除，如气管造口等。③内分泌置换治疗，如甲状腺切除等。④心理反应、精神、信念的改变等。
Ⅲ类	肿瘤已控制，因肿瘤而出现残疾。①全身性反应，如贫血、营养不良等。②局部性残疾，如软组织与骨的破坏等。
Ⅳ类	肿瘤未控制，因肿瘤与治疗而出现残疾。

4.2 妇科恶性肿瘤患者生活自理能力评定

肿瘤本身及肿瘤相关治疗可能对患者身体、心理造成不同程度的损害，影响患者日常生活活动（activities of daily living, ADL）及生活自理能力。Barthel 指数评定量表（Barthel Index, BI）和改良的 Barthel 指数评定量表（Modified Barthel Index, MBI）可用于评定肿瘤患者的基本生活自理能力[56]，评价治疗前后的恢复情况，以此制定治疗、随访等方案，应用简单且可信度及灵敏度较高。

BI 的内容包括涉及到日常生活活动的进食、洗澡、排便、行走等 10 项内容，总分 100 分，评分越高，自理能力越好（表 4），但需要注意的是评分较高的人也可能存在某一方面的完全无法自理，如残疾人。MBI 由 BI 改良而来，评估内容不变，评分等级重新划分，相比 BI 每个项目评分程度更加细化，级数越高代表独立能力程度越高。评分≥ 60 分者，基本能自理，59 ～ 41 分者需要少部分帮助，40 ～ 21 分者需要很大帮助，20 分及以下者完全需要他人照护[56]。

表 4 BI 评分自理能力等级划分

自理能力等级	等级划分标准	需要照护的程度
重度依赖	总分≤ 40 分	全部需要他人照护
中度依赖	总分 41 ～ 60 分	大部分需要他人照护
轻度依赖	总分 61 ～ 99 分	少部分需要他人照护
无需依赖	总分 100 分	无需他人照护

推荐意见：妇科恶性肿瘤患者生活自理能力的评估可通过 BI 或改良 BI 实现，根据自理能力给予不同等级的护理，BI 评分≤ 40 分或 MBI 评分≤ 20 分者，完全丧失独立生活能力，需提供更高级别的护理（推荐级别：2A 类）。

5 多学科综合诊疗与康复评定

多学科综合诊疗（multidisciplinary diagnosis and treatment，MDT）是妇科恶性肿瘤诊疗的新型模式，贯穿整个肿瘤诊治康的全过程。康复评定作为肿瘤康复的第一步，涉及妇科肿瘤学、影像学、营养学、精神心理学、运动医学、康复医学、护理学、共病所涉及的内科学等多个学科，充分的 MDT 讨论，有助于明确患者疾病程度诊断及诊疗方案制定、完成患者身体和心理状态评估及处理方案、评估合并症程度及处理方案、治疗结束后的一系列康复随访等。

针对卵巢癌，MDT 重点在于疾病分期、是否新辅助化疗、患者身体状态评估、营养及运动支持方案、分子病理解读、心理痛苦等；针对子宫内膜癌，MDT 重点在于肿瘤分期和病理的准确诊断、保留生育和内分泌功能相关的肿瘤本身及心理问题、晚期患者综合治疗及相关并发症的预期、肿瘤遗传咨询等；针对宫颈癌，MDT 重点在于肿瘤分期的确定、非手术患者放疗相关并发症预期和患者心理问题、特殊病理类型患者遗传性肿瘤综合征等[57，58]。

推荐意见：妇科恶性肿瘤康复评定需根据罹患妇科恶性肿瘤的特征，邀请涉及的科室专家进行初步评估，除了肿瘤及合并症、并发症相关的科室，推荐所有肿瘤康复评定时邀请精神心理科、营养科、康复科、中医科等共同参与（推荐级别：2A）。

6 中医康复理论在妇科恶性肿瘤中的应用

《尔雅 · 释诂》曰："康，安也"，《尔雅 · 释言》曰："复，返也"。肿瘤中医康复医学结合了中医肿瘤临床医学和中医养生学的理论知识，以整体观念和辨证论治为基础，以"治未病"的康复预防思想为指导，以全面功能康复为目标，结合多种中医特色的康复疗法，在临床肿瘤康复治疗中具有独特优势[59]。

中医康复一般是在接受常规肿瘤诊疗方案的基础上，联合中医康复理论进行疾病的整体管理。中医讲究整体康复，中医认为肿瘤的发生与饮食、情绪、环境、气血亏损、脏腑功能异常等相关，而非肿瘤所在单一器官病变[60]。肿瘤中医康复治疗可以根据病症表现及舌苔脉象，辨证论治，灵活运用益气养血、活血化瘀、清热解毒、化痰散结、理气通络、养阴生津、补肾培本、消肿止痛等治法，对于治疗肿瘤患者癌性疼痛、乏力、汗出、胃肠道反应、呼吸困难、肢体肿胀，或是感染、恶性胸腹腔积液、放化疗后的骨髓抑制等并发症具有很好的效果。采用中药内服外用，配合针灸、手法康复等多种方法综合康复，促使脏腑功能尽早恢复正常。可以明显改善患者不适症状，提高患者的生存质量，延长患者的生存期[61]。

推荐意见：中医康复医学在妇科恶性肿瘤中的应用主要通过合理中医药方剂、手法康复、针灸等多种方法，达到祛邪扶正，调和阴阳的目的，最终增强患者抗肿瘤能力、缓解肿瘤治疗过程中的不良反应，提高患者生活质量和生存期的目的，是妇科恶性肿瘤康复中的重要一环（推荐级别：2A）。

7 总 结

康复评定在妇科恶性肿瘤的诊疗过程中具有重要的地位，系统和规范的康复评定工作是肿瘤康复的第一步，奠定肿瘤康复诊疗的基础，本共识从肿瘤分期评定、营养评定、痛苦评定和机体功能损害与生活自理能力评定、MDT、中医康复等几方面阐述康复评定相关内容，推荐利用量表工具进行定性或定量评估。强调妇科恶性肿瘤患者的营养筛查和营养评估应贯穿治疗始终，及时调整营养干预方案；关注患者心理痛苦问题，针对痛苦来源进行个体化干预；在治疗过程中始终关注患者因肿瘤及治疗带来的机体功能损害，判断患者自理能力，提供不同级别的护理，以期为患者进行治疗肿瘤的同时，为患者今后回归正常社会群体做铺垫，达到真正的肿瘤康复。

8 声 明

本共识旨在为妇科恶性肿瘤康复评定提供指导性意见，但并非唯一的共识，不排除其他意见与建议的合理性。

利益冲突：所有作者均声明不存在利益冲突。

主　编：张师前

副主编：吴令英　张　颐　于爱军　邢　洁　朱前勇　王玉东　王建东　李芳梅

编　委（按姓氏笔画排序）：丁婷（山东中医药大学第二附属医院/山东省中西医结合医院）；于云海（山东大学第二医院）；于爱军（浙江省肿瘤医院）；于浩（山东第一医科大学附属肿瘤医院）；王小元（山东第一医科大学第一附属医院）；王长林（山东第一医科大学第二附属医院）；王化丽（大连市妇女儿童医疗中心）；王玉东（上海交通大学医学院国际和平妇幼保健院）；王巧荣（山东省菏泽市中医医院）；王世军（首都医科大学附属宣武医院）；王冬（重庆大学附属肿瘤医院）；王永军（首都医科大学附属积水潭医院）；王刚（四川省妇幼保健院）；王纪彪（山东省康复医院）；王丽（山东中医药大学附属医院）；王武亮（郑州大学第二附属医院）；王建东（首都医科大学附属北京妇产医院）；王健（济宁医学院附属枣庄市立医院）；王雅卓（河北省人民医院）；王锋（山东省康复医院）；王新波（山东省妇幼保健院）；牛菊敏（辽宁省沈阳市妇婴医院）；仇雅菊（浙江省肿瘤医院）；孔为民（首都医科大学附属北京妇产医院）；艾浩（锦州医科大学附属第三医院）；卢雯平（中国中医科学院广安门医院）；邢洁（浙江省肿瘤医院）；尧良清（广州医科大学附属妇女儿童中心）；师伟（山东中医药大学附属医院）；吕晓娟（浙江省肿瘤医院）；朱育焱（中国医科大学附属第一医院）；朱前勇（河南省人民医院）；刘军秀（中山大学附属第一医院）；刘畅（兰州大学第一医院）；刘肖然（中国医科大学附属盛京医院）；刘学健（山东省第一康复医院）；刘淑娟（空军军医大学西京医院）；安菊生（中国医学科学院肿瘤医院）；许天敏（吉林大学第二医院）；孙立新（山西省肿瘤医院）；孙阳（福建省肿瘤医院）；孙捷（中国医学科学院肿瘤医院）；孙蓬明（福建省妇幼保健院）；阳志军（广西医科大学附属肿瘤医院）；寿华锋（浙江省人民医院）；严建华（浙江省杭州市文仲中医院）；李大鹏（山东第一医科大学附属肿瘤医院）；李宁（中国医学科学院肿瘤医院）；李芳梅（中国医科大学附属第一医院）；李妍（中国医科大学附属盛京医院）；李学和（宁波大学附属人民医院）；李俊东（中山大学肿瘤防治中心）；杨英捷（贵州省肿瘤医院）；肖静（广东省中医院）；吴令英（中国医学科学院肿瘤医院）；

何尧（浙江省绍兴市妇幼保健院）；佐晶（中国医学科学院肿瘤医院）；佟晓光（中国医科大学附属第四医院）；邹雪梅（山东中医药大学第二附属医院 / 山东省中西医结合医院）；汪宏波（华中科技大学同济医学院附属协和医院）；汪期明（宁波大学附属妇女儿童医院）；沈文静（中国医科大学附属第一医院）；宋茜（浙江省台州市肿瘤医院）；张师前（山东大学齐鲁医院）；张梅（安徽医科大学第一附属医院）；张颐（中国医科大学附属第一医院）；张新（辽宁省肿瘤医院）；陆安伟（南方医科大学深圳医院）；陆琦（复旦大学附属金山医院）；陈卓（浙江省肿瘤医院）；陈亮（山东第一医科大学附属肿瘤医院）；陈洁（山东省康复医院）；陈鑫（浙江省肿瘤医院）；范江涛（广西医科大学第一附属医院）；周欣（中国医科大学附属盛京医院）；周春鹤（哈尔滨医科大学附属肿瘤医院）；周洪友（浙江省丽水市中心医院）；周薇（浙江省台州医院）；庞业梅（浙江省杭州市文仲中医院）；郎芳芳（山东省妇幼保健院）；屈庆喜（山东大学齐鲁医院）；赵虎（郑州大学第二附属医院）；赵昌盛（山东大学第二医院）；赵喜娃（河北医科大学第四医院）；胡东晓（浙江大学医学院附属妇产科医院）；胡燕（温州医科大学附属第一医院）；段萍（温州医科大学附属第二医院）；俞超芹（海军军医大学第一附属医院）；娄阁（哈尔滨医科大学附属肿瘤医院）；姚淑娟（山东中医药大学附属医院）；袁光文（中国医学科学院肿瘤医院）；耿敬芝（中国医学科学院肿瘤医院）；贾双征（中国医学科学院肿瘤医院）；高嵩（中国医科大学附属盛京医院）；郭瑞霞（郑州大学第一附属医院）；黄奕（湖北省肿瘤医院）；梅文（浙江省杭州市文仲中医院）；章杰捷（浙江省肿瘤医院）；商宇红（大连医科大学附属第一医院）；董延磊（山东大学第二医院）；韩凤娟（黑龙江中医药大学附属第一医院）；韩璐（大连市妇女儿童医疗中心）；焦伊胜（中国医科大学附属盛京医院）；游雯（浙江省杭州市文仲中医院）；楼寒梅（浙江省肿瘤医院）；蔡红兵（武汉大学中南医院）；薛凤霞（天津医科大学总医院）

参考文献

[1] Chasen MR, Dippenaar AP. Cancer nutrition and rehabilitation-its time has come[J]. Curr Oncol, 2008, 15(3): 117-122.

[2] Cromes GF. Implementation of interdisciplinary cancer rehabilitation[J]. Rehab Couns Bull, 1978, 21(3) : 2370-2372.

[3] Amin MB, Edge SB, Greene FL, et al. AJCC cancer staging manual[M]. 8th ed. New York: Springer,

2017:739-747.
[4] Bhatla N, Aoki D, Sharma DN, et al. Cancer of the cervix uteri: 2021 update[J]. Int J Gynaecol Obstet,2021 ,155(Suppl 1):28-44.
[5] Olawaiye AB, Baker TP, Washington MK, et al. The new (version 9) American Joint Committee on cancer tumor, node, metastasis staging for cervical cancer[J]. CA Cancer J Clin, 2021 ,71(4):287-298.
[6] Berek JS, Renz M, Kehoe S, et al. Cancer of the ovary, fallopian tube, and peritoneum: 2021 update[J]. Int J Gynaecol Obstet,2021 ,155 (Suppl 1):61-85.
[7] Berek JS, Matias-Guiu X, Creutzberg C, et al. FIGO staging of endometrial cancer: 2023[J]. Int J Gynaecol Obstet, 2023 ,34(5):e85.
[8] Ciebiera M, Esfandyari S, Siblini H, et al. Nutrition in gynecological diseases: current perspectives[J]. Nutrients,2021 ,13(4):1178.
[9] Koshiyama M. The effects of the dietary and nutrient intake on gynecologic cancers[J]. Healthcare (Basel),2019 ,7(3):88.
[10] Barchitta M, Maugeri A, Quattrocchi A,et al. The association of dietary patterns with high-risk human papillomavirus infection and cervical cancer: A cross-sectional study in Italy[J]. Nutrients, 2018, 10(4):469.
[11] Chih HJ, Lee AH, Colville L, et al. A review of dietary prevention of human papillomavirus-related infection of the cervix and cervical intraepithelial neoplasia[J]. Nutr Cancer, 2013, 65(3):317-328.
[12] Bravi F, Bertuccio F, Turati F,et al. Nutrient-based dietary patterns and endometrial cancer risk: An Italian case-control study[J]. Cancer Epidemiol,2015, 39(1): 66-72.
[13] Shivappa N, Hébert JR, Paddock LE, et al. Dietary inflammatory index and ovarian cancer risk in a New Jersey case-control study[J]. Nutrition, 2018,46:78-82.
[14] 江雨璐 , 刘丽丽 , 曹耀萍 , 等 . 卵巢癌患者围手术期营养状况现状调查与分析 [J]. 现代医药卫生 , 2024, 40 (7): 1177-1181.
[15] Chauhan S, Langstraat CL, Fought AJ, et al. Relationship between frailty and nutrition: Refining predictors of mortality after primary cytoreductive surgery for ovarian cancer[J]. Gynecol Oncol, 2024, 180:126-131.
[16] Benoit L, Boudebza A, Bentivegna E, et al. What is the most pertinent definition of malnutrition in epithelial ovarian cancer to assess morbidity and mortality?[J]. Gynecol Oncol,2024,181:12-19.
[17] Johnston EA, Ibiebele TI, Friedlander ML, et al. Association of protein intake with recurrence and survival following primary treatment of ovarian cancer[J]. Am J Clin Nutr,2023,118(1):50-58.
[18] Lee J, Weng CS, Chang CL, et al. Association of prognostic nutritional index with muscle loss and survival in patients with ovarian cancer treated with primary debulking surgery and chemotherapy[J]. Support Care Cancer, 2023 ,31(5):267.
[19] 荣欣 , 吴治敏 , 王艳 , 等 . 术前预康复在晚期卵巢癌患者中的临床应用效果 [J]. 肿瘤预防与治疗 , 2024, 37 (5): 421-428.
[20] von Haehling S, Anker S D. Cachexia as major underestimated unmet medical need: facts and numbers[J]. Int J Cardiol,2012 ,161(3):121-123.
[21] 中国抗癌协会肿瘤营养与支持治疗专业委员会 . 中国肿瘤营养治疗指南 [M]. 北京：人民卫生出版社 ,2015.
[22] Hersberger L, Bargetzi L, Bargetzi A, et al. Nutritional risk screening (NRS 2002) is a strong and modifiable predictor risk score for short-term and long-term clinical outcomes: secondary analysis

of a prospective randomised trial[J]. Clin Nutr, 2020,39(9):2720–2729.

[23] Hertlein L, Zeder–Göß C, Fürst S, et al. Peri–operative oral immunonutrition in malnourished ovarian cancer patients assessed by the nutritional risk screening[J]. Arch Gynecol Obstetr, 2018, 297(6):1533 - 1538.

[24] 许莉莉，胡引，王红燕，等．预康复在妇科恶性肿瘤患者中的应用进展 [J]. 中华护理杂志，2023, 58 (2): 238–243.

[25] Chen X, Liu X, Ji W, et al. The PG–SGA outperforms the NRS 2002 for nutritional risk screening in cancer patients: a retrospective study from China[J]. Front Nutr, 2023 ,10:1272420.

[26] Oh CA, Kim DH, Oh SJ, et al. Nutritional risk index as a predictor of postoperative wound complications after gastrectomy[J]. World J Gastroenterol, 2012, 18(7):673–678.

[27] Yoon JW, Yim GW, Kim SW, et al. Nutritional Risk Index as a significant prognostic factor in advanced–stage epithelial ovarian cancer patients[J]. Gynecol Oncol,2014, 133:10.

[28] Chantragawee C, Achariyapota V. Utilization of a scored patient–generated subjective global assessment in detecting a malnourished status in gynecologic cancer patients[J]. Asian Pac J Cancer Prev, 2016, 17(9):4401–4404.

[29] Phippen NT, Lowery WJ, Barnett JC, et al. Evaluation of the Patient–Generated Subjective Global Assessment (PG–SGA) as a predictor of febrile neutropenia in gynecologic cancer patients receiving combination chemotherapy: a pilot study[J]. Gynecol Oncol,2011,123(2):360–364.

[30] Matsumoto H, Okamoto Y, Kawai A,et al. Prognosis prediction for postoperative esophageal cancer patients using Onodera’ s prognostic nutritional index[J]. Nutr Cancer,2017,69(6):849–854.

[31] 黄茜玥．PNI、SII 及临床病理参数与上皮性卵巢癌的预后分析及模型建立 [D]. 大连：大连医科大学，2022.

[32] Xing L, Chen R, Qian J, et al. A comparison of three preoperative nutritional assessment methods for predicting ovarian cancer patient prognosis: which is better?[J]. Support Care Cancer,2022, 30(6):5221–5229.

[33] Yoshikawa T, Miyamoto M, Aoyama T, et al. Psoas muscle index at the fifth lumbar vertebra as a predictor of survival in epithelial ovarian cancers[J]. Mol Clin Oncol, 2021, 15(3):177.

[34] Rutten IJG, Ubachs J, Kruitwagen RFPM, et al. Psoas muscle area is not representative of total skeletal muscle area in the assessment of sarcopenia in ovarian cancer[J]. J Cachexia Sarcopenia Muscle, 2017, 8(4):630–638.

[35] Arends J, Baracos V, Bertz H ,et al. ESPEN expert group recommendations for action against cancerrelated malnutrition[J].Clin Nutr, 2017, 36(5):1187–1196.

[36] Li CC, Feng TH. Talk about psychological distress and support in women with gynecological cancer: NOT just the disease[J]. Hu Li Za Zhi,2022 ,69(4):20–26.

[37] Seland M, Skrede K, Lindemann K, et al. Distress, problems and unmet rehabilitation needs after treatment for gynecological cancer[J]. Acta Obstet Gynecol Scand, 2022 ,101(3):313–322.

[38] Jewett PI, Teoh D, Petzel S, et al. Cancer–related distress: revisiting the utility of the National Comprehensive Cancer Network distress thermometer problem list in women with gynecologic cancers[J]. JCO Oncol Pract,2020 ,16(8):e649–e659.

[39] Sailors MH, Bodurka DC, Gning I, et al. Validating the M. D. Anderson Symptom Inventory (MDASI) for use in patients with ovarian cancer[J]. Gynecol Oncol, 2013 ,130(2):323–328.

[40] Huang J, Gu L, Zhang L, et al. Symptom clusters in ovarian cancer patients with chemotherapy after surgery: a longitudinal survey[J]. Cancer Nurs,2016 , 39(2):106–116.

[41] Nazik E, Arslan S, Nazik H, et al. Anxiety and symptom assessment in Turkish gynecologic cancer patients receiving chemotherapy[J]. Asian Pac J Cancer Prev, 2012,13(7):3129–3133.

[42] dos Santos LN, Castaneda L, de Aguiar SS, et al. Health–related quality of life in women with cervical cancer[J]. Rev Bras Ginecol Obstet,2019 ,41(4):242–248.

[43] Fish LS, Lewis BE. Quality of life issues in the management of ovarian cancer[J]. Semin Oncol,1999, 26(1 Suppl 1): 32–39.

[44] Husson O, de Rooij BH, Kieffer J,et al. The EORTC QLQ–C30 summary score as prognostic factor for survival of patients with cancer in the "Real–World": results from the population–based PROFILES registry[J]. Oncologist,2020 ,25(4):e722–e732.

[45] Ganz PA. Cancer rehabilitation evaluation system (CARES) and CARES–SF now publicly available[J]. J Clin Oncol, 2012, 30(32):4046–4047.

[46] Brown JC, Damjanov N, Courneya KS, et al. A randomized dose–response trial of aerobic exercise and health–related quality of life in colon cancer survivors[J]. Psychooncology, 2018 , 27(4):1221–1228.

[47] Stathaki M, Stamatiou ME, Magioris G, et al. The role of kisspeptin system in cancer biology[J]. Crit Rev Oncol Hematol, 2019 , 142:130–140.

[48] 唐玲玲，李力. 保留盆腔自主神经宫颈癌根治术对患者的远期 疗效 meta 分析 [J]. 现代妇产科进展，2021，30(11):810–814.

[49] 吕永利，李沙沙，李霞，等. 宫颈癌患者根治术后尿潴留预防及 管理的最佳证据总结 [J]. 中华护理杂志，2019，54(7):1097– 1102.

[50] 陈彦丽 , 王延洲 , 荣欣 , 等 . 宫颈癌术后膀胱功能康复的管理研究进展 [J]. 肿瘤预防与治疗 , 2022, 35 (5): 481–486.

[51] 陈艳蕾，佟玉静，王坤，等. 盆底康复训练对宫颈癌术后膀胱功 能恢复及减少尿潴留的临床效果 [J]. 现代肿瘤医学，2021，29 (19):3443–3447.

[52] Fanelli V， R anieri VM. Mechanisms and clinical consequences of acute lung injury[J]. Ann Am Thorac Soc，2015，12(Suppl 1):S3–S8.

[53] 江波 . 以肠道功能保护与恢复为核心的癌性肠梗阻多学科综合治疗决策 [J]. 实用临床医药杂志 , 2019, 23 (23): 1–4,23.

[54] 毛远天 , 陈俊强 , 吴向华 . 癌性肠梗阻的外科治疗进展 [J]. 肿瘤代谢与营养电子杂志 , 2021, 8 (4): 445–449.

[55] Steensma DP. The Raven[J]. J Clin Oncol,2018,36(5):512–513.

[56] Bouwstra H, Smit E B, Wattel E M, et al. Measurement properties of the Barthel Index in geriatric rehabilitation[J]. J Am Med Dir Assoc, 2019, 20(4): 420–425. e1.

[57] 中国抗癌协会妇科肿瘤专业委员会 . 妇科恶性肿瘤多学科诊疗中国专家共识 (2022 年版) [J]. 中国癌症杂志 , 2022, 32 (8): 747–756.

[58] 田小娟 , 李卫涛 , 刘鹏举 , 等 . 卵巢癌病人化疗期间多学科全程化营养管理方案的构建 [J]. 肠外与肠内营养 , 2023, 30 (5): 298–303.

[59] 戴小军 , 丁健 , 张晓春 , 等 . 肿瘤中医康复治疗优势特色探讨 [J]. 中国肿瘤 , 2014, 23 (6): 514–517.

[60] 中华中医药学会 . 发挥中医优势，注重转化医学——2013 年全国中医肿瘤学术年会论文汇编 [C]. 扬州 : 扬州市中医院肿瘤科 , 扬州大学临床中医学院 , 2013: 4.

[61] 董倩，刘娅宁，吴皓，等 . 中医肿瘤综合康复治疗的尝试与初探 [J]. 中国肿瘤临床与康复，2013，20(1)：76–79.

妇科恶性肿瘤手术治疗相关性损伤康复治疗中国专家共识(2024年版)

中国抗癌协会中西整合卵巢癌专业委员会
山东省康复医学会妇科肿瘤康复分会
辽宁省医学会妇科肿瘤分会
浙江省康复医学会妇科肿瘤康复专业委员会

【摘　要】手术是妇科恶性肿瘤的重要治疗手段，手术相关的特异性损伤是影响患者预后的重要因素之一。妇科恶性肿瘤手术相关的特异性损伤较为常见，临床中以淋巴管损伤、神经损伤、肠道损伤及泌尿系统损伤为主。目前临床中针对以上手术相关损伤的康复治疗方法各异，缺乏统一的指导方案。本共识根据国内外多年来手术治疗相关特异性损伤的康复实践和研究，结合中医中药，制定妇科恶性肿瘤手术治疗相关性损伤康复专家共识，以期为妇科同道提供参考和借鉴。

【关键词】妇科恶性肿瘤；手术治疗相关性损伤；损伤康复；中国专家共识

Chinese Expert Consensus on Rehabilitation Treatment of Surgery-Related Injuries in Patients with Gynecological Malignant Tumor(2024 Edition)

Abstract: Surgery is an important treatment method for gynecological malignant tumors, and surgery-related idiosyncratic injury is one of the important factors affecting patients' prognosis. Surgery-related specific injuries of gynecological malignant tumors are relatively common, with lymphatic vessel injuries, nerve injuries, intestinal injuries, and urinary system injuries dominating in the clinic. At present, the rehabilitation treatment methods for the above surgical injuries in clinical practice are different, and there is a lack of unified guidance program. Based on years of practice and research on the rehabilitation of specific injuries related to surgical treatment at home and abroad, and combined with traditional Chinese medicine, this consensus is formulated as an expert consensus on the rehabilitation of injuries related to surgical treatment of gynecological malignant tumors, with a view to providing reference for gynecologists.

Key words：Gynecological malignant tumors, Surgery–related injury, Injury rehabilitation, Chinese expert consensus

妇科恶性肿瘤严重危害女性的身心健康，目前手术是早期妇科恶性肿瘤的重要治疗方式，大大改善了患者预后。手术治疗相关的特异性损伤也逐渐引起大家的注意，妇科恶性肿瘤手术治疗相关性损伤以淋巴管、神经、肠道、泌尿系解剖及其功能受损为主，一旦出现，通常会延误辅助治疗的进行，进而影响患者预后，并加重患者的经济负担，因此妇科恶性肿瘤手术治疗相关性损伤的术后康复至关重要。针对妇科恶性肿瘤手术治疗相关性损伤康复治疗的迫切需求，为此组织国内妇科恶性肿瘤专家及康复专家联合进行专题讨论，广泛征询意见和建议制定并形成专家共识，以期为妇科恶性肿瘤手术治疗相关性损伤康复治疗的临床应用提供参考。本共识推荐级别及其代表意义见表 1。

表 1　本共识推荐级别及其代表意义

推荐级别	代表意义
1 类	基于高级别临床研究证据，专家意见高度一致。
2A 类	基于高级别临床研究证据，专家意见基本一致；或基于低级别临床研究证据，专家意见高度一致。
2B 类	基于低级别临床研究证据，专家意见基本一致。
3 类	不论基于何种级别临床研究证据，专家意见明显分歧。

1　淋巴囊肿的康复治疗

淋巴结切除术在妇科恶性肿瘤的治疗中具有重要的临床意义，淋巴囊肿是妇科恶性肿瘤患者在接受淋巴结切除术后常见的一种并发症。其发生率目前的报道不尽相同，这可能与所采用的检查方法有关，Logmans 等报道妇科恶性肿瘤术后淋巴囊肿的发生率为 20% ～ 32%[1]，但也有报道的发生率仅为 10% ～ 25%[2]。文献报道约 80% 的淋巴囊肿在手术后 2 周出现，96% 在手术后 6 周出现 [3]。症状型淋巴囊肿通常会延误辅助治疗的进行，影响患者预后，因此术后淋巴囊肿的康复治疗具有重要意义。

1.1 发生原因

淋巴囊肿是淋巴液聚集形成的薄壁囊肿，伴或不伴分隔。手术导致淋巴管受损，术后淋巴液渗漏量过大，无法完全被腹膜吸收，多余的淋巴液在淋巴结切除后形成的间隙内聚集形成囊肿是其产生的原因之一[4]。

1.2 诊断

在以往的研究中，妇科手术后淋巴囊肿多数病例无症状并可自行消失[2]。在5%～10%的患者中，淋巴囊肿会出现症状，常表现为发热、腹痛、肠梗阻、里急后重、肾积水、下肢淋巴水肿、下肢静脉血栓、压迫性神经痛等，可能导致住院时间延长甚至再次住院[5]，

淋巴囊肿可以通过临床检查、盆腔超声、CT或MRI等技术进行诊断[6]。在鉴别诊断中，需要排除泌尿系肿瘤、血肿、脓肿和囊性肿瘤等。通常情况下，淋巴囊肿会在术后3～8周内被发现。如果术后1年后出现类似临床症状，应首先除外是否出现了肿瘤复发。

1.3 康复治疗

淋巴囊肿康复治疗包括保守治疗、中医中药、介入治疗、手术治疗、心理康复等。

1.3.1 保守治疗

诊断明确的无症状淋巴囊肿可考虑随诊观察。对于体积较小无压迫症状的感染性淋巴囊肿，通常保守治疗（使用广谱抗生素）可以达到满意疗效，使患者免受一定的创伤。保守治疗疗效欠佳者可考虑介入治疗或手术治疗。

1.3.2 中医中药

中医理论强调，妇科恶性肿瘤患者在实施淋巴结切除术后，冲任二脉流通受阻，气血平衡失调，导致血液无法正常循行而形成“离经之血”，进而在局部蓄积成瘀，长时间积聚则可能使病灶周围的纤维组织增生，形成硬结肿块。从现代药理学的视角来看，这一现象主要归因于气血循环的不足。手术是妇科恶性肿瘤治疗的重要组成部分，然而它亦会显著消耗患者的元气，致使气血双亏。手术期间，经络血脉可能遭受损伤，进而引发腹部带脉、任脉、冲脉、足阳明胃经及足三阴经的血瘀、血滞现象。这些病理变化将导致积液在腹腔内滞留，从而增加淋巴囊肿的发生风险[7]。在临床实践中，对于淋巴囊肿的治疗，常采取大黄与芒硝联合使用。可将大黄与芒硝以温水调和成糊状，并外敷于患者腹部。这种治疗方式基于大黄与芒硝所具备的清火消肿、活血止痛的药理特性，能够有效促进毛细血管扩张，加快血液循环，从而加速囊

肿的消退过程。此外，该方法还能显著减轻患者的不适感，并有助于缩短康复周期。相关研究已证实，大黄芒硝的外用治疗方式通过热敷机制，能够促进淋巴循环，加速药物透皮吸收，进而充分发挥其抑菌消炎的治疗效果。同时，外敷药物还能有效促进皮肤腠理的吸收能力，改善囊肿部位的血液循环状况，消除角质层对药物吸收的潜在障碍。因此，通过大黄芒硝的热敷治疗，患者淋巴囊肿的症状能够获得显著的康复效果[8]。

1.3.3 简单抽吸

简单抽吸往往用于减轻淋巴囊肿所致的压迫症状，同时排除肿瘤复发。在超声引导下用细针刺破囊肿并抽吸其内容物[9]。可以将液体样本送病理进行细胞学检查，以排除原发疾病的复发。若同时合并感染症状，可将囊液送细菌培养，可明确致病菌，根据药敏试验结果选择抗生素。然而，该方法治疗淋巴囊肿的成功率较低，大多数患者（80% ～ 90%）复发，还存在继发感染的风险（25% ～ 50%）[9]，目前临床中已较少单独使用。

1.3.4 介入方法

1.3.4.1 经皮引流

较大或有症状的淋巴囊肿可以通过超声或者 CT 扫描引导下放置经皮导管引流治疗。导管留置于淋巴囊肿内，直至引流量减少到每 24 小时小于 50mL，使用这种方法清除淋巴囊肿的成功率在 79% ～ 82% 之间[10]。该方法的优点是成功率高且创伤小，但不适用于部分因位置特殊难以穿刺的淋巴囊肿。

1.3.4.2 介入方法—经皮硬化引流术

硬化疗法可以使用不同的药物：聚维酮碘、乙醇、多西环素、四环素、博来霉素、氨苄西林、纤维蛋白胶、滑石粉等。乙醇和聚维酮碘是两种最常用的硬化剂。硬化剂的注入量应控制在囊液的 1/3 至 2/3 之间，单次治疗中，硬化剂的最大注入量一般不超过 100 mL，并在注入后保留一段时间，通常为 10 ～ 30 分钟，以确保药物能够充分作用。对于囊肿体积较大的情况，可以采取置管引流的方式进行处理，并在引流后多次重复进行硬化治疗。硬化剂注射入淋巴囊肿腔内会产生化学反应，然后闭合淋巴管，防止进一步的淋巴液渗漏，可以显著降低穿刺引流后淋巴囊肿复发。这一方法的成功率为 88% ～ 97%，复发率为 3% ～ 7%[11]。超声引导下经皮硬化引流术操作简单，并发症少[12]，在临床中应用广泛。

1.3.4.3 淋巴管栓塞

经多种方法治疗后淋巴囊肿持续存在或反复发作的患者可以尝试淋巴管

栓塞。术前通过 CT 或超声确定同侧腹股沟区合适的淋巴结，在操作过程中，需将 22G 微穿针精准置于淋巴结的皮质与髓质之间，以每分钟 0.2 ~ 0.4mL 的速度匀速泵入超液化碘油。同时，利用数字减影血管造影（digital subtraction angiography，DSA）严密监测淋巴管的显影状况，一旦发现与淋巴囊肿相连接的淋巴管，立即实施栓塞治疗[13]。对于栓塞剂的选择，应遵循规范，常规采用生物胶与碘化油按照 1 ∶ 3 至 1 ∶ 4 的比例进行混合后使用[14]。为了防止肺栓塞的发生，一般建议碘化油的使用量小于 20 mL[15]。

1.3.5　经腹或腹腔镜手术治疗

淋巴囊肿很少需要经腹或腹腔镜手术治疗。手术治疗可以通过探查腹腔并将淋巴囊肿壁切开剥除，使淋巴液可以被腹膜吸收，同时可以对影像学怀疑复发的肿块进行有效的组织学验证[16]。在某些情况下，经腹手术是治疗耐药性或复发性感染性淋巴囊肿或者无法进行经皮引流的淋巴囊肿的唯一选择。症状性淋巴囊肿的腹腔镜治疗是一项对术者手术技巧要求较高的手术，中转开腹的风险相对较高。风险的来源主要在于先前手术后盆腹腔内的粘连情况，特别是淋巴囊肿本身引起的粘连，在淋巴囊肿感染的情况下，盆腹腔内的粘连更甚。手术方法的选择必须始终根据患者的具体情况量身定制，同时考虑患者的临床情况、治疗史以及妇科医生的经验和专业知识，近年来介入方法已逐渐取代手术治疗成为首选。

1.3.6　心理康复

淋巴囊肿患者的心理康复同样具有重要意义。医护人员应积极安抚患者情绪，维护其自尊，最大限度地提高患者的生理和心理舒适度。鼓励患者树立信心，向其解释各种治疗手段以及各种引流管的目的，并密切关注患者隐私，以消除其恐惧和焦虑情绪。通过积极介绍淋巴囊肿的医学知识及康复要点，借鉴成功案例，协助患者建立信心，正确认识自身疾病，加强医患之间配合，从而促进患者康复[17]。

推荐意见：症状性淋巴囊肿建议积极处理，症状较轻者可选择保守治疗或中医中药治疗；症状性淋巴囊肿首选介入穿刺引流术，必要时硬化处置；保守治疗或介入穿刺治疗失败或者复发性淋巴囊肿可尝试介入淋巴管栓塞术；无法行介入治疗或介入治疗失败，囊肿反复感染、复发者，可行腹腔镜或经腹手术治疗（推荐级别：2B）。

2 淋巴漏的康复治疗

淋巴漏是妇科恶性肿瘤手术之后一种较为少见但潜在危害极大的并发症。根据淋巴损伤的解剖位置，术后出现淋巴漏的淋巴液分为乳糜性和淋巴性两类。研究显示妇科恶性肿瘤淋巴漏的发生率约为 0.17% ～ 11%[18]，其中乳糜漏发生率为 1.6% ～ 3.1%[19]。淋巴漏造成的体液、甘油三酯、淋巴细胞和免疫球蛋白流失可导致脱水、营养缺乏和免疫功能障碍。即使微生物检测结果为阴性，淋巴漏也会增加术后感染率。术后淋巴漏的发生延长患者的住院时间并增加住院费用，影响患者的术后恢复和生活质量，并延误后续治疗。

2.1 发生原因

妇科手术导致局部淋巴循环途径受损或中断，术中受累部位淋巴管内压力高于体腔内压或组织液压力，从而引发淋巴漏现象。

2.2 诊断

淋巴漏目前尚无统一的诊断标准。研究表明[7]，淋巴漏的诊断标准包括：术后引流管内持续引流出非血性液体（乳糜样或淡黄色），进食后尤其高脂饮食后引流液迅速增加，术后 3 ～ 7 天内每日引流液量＞ 300ml；乳糜试验阳性或者引流液的甘油三酯浓度＞ 110 mL/dL 或 1.2 mmol/L，且排除尿瘘。

2.3 康复治疗

淋巴漏的康复治疗主要为保守治疗，保守治疗无效可采取手术治疗。

2.3.1 禁食、限制饮食以及营养支持治疗

长链脂肪酸的输送依赖于淋巴管和静脉的作用，然而中链脂肪酸则无需经过淋巴管，能够直接通过门静脉输送至肝脏，进而实现其分解与产能的功能。基于上述生理机制，对于淋巴漏的高风险人群及已确诊淋巴漏的患者，建议其饮食方案应以中链脂肪酸为主要构成，辅以蛋白质、维生素及微量元素的均衡摄入，同时适当减少长链脂肪酸的摄取量，以降低淋巴液渗漏的风险[20]。对于每日引流量超过 500 mL 的患者，需采取禁食措施，并为其提供全肠外营养（total parenteral nutrition，TPN）治疗。TPN 中的脂肪乳剂能够直接进入静脉血液，无需经过淋巴转运，从而显著减少乳糜微粒的生成。为了确保术后淋巴漏患者的临床症状得到显著改善，TPN 的应用应至少持续 3 周。据研究，TPN 在 60% ～ 100% 的术后淋巴漏病例中展现出显著的治疗效果[21]。

2.3.2 药物治疗

生长抑素及其类似物，例如奥曲肽，能够抑制胰液与胃酸的分泌，同时

能抑制胃肠道与胆道的运动。此外，还能抑制肠道对脂肪的吸收，减少淋巴管内淋巴液的生成与流动速度。生长抑素及类似物通过抑制肠壁淋巴管中的特异性受体，进而收缩内脏血管，降低淋巴液的形成与泄漏[22]。临床中常使用奥曲肽 0.1 ～ 0.2 mg/（8 ～ 12 h）皮下注射，用药 1 ～ 3 天起效，通常需持续应用 7 ～ 14 天。

螺内酯，作为广泛使用的保 K^+ 排 Na^+ 利尿剂，能够显著降低淋巴管内的压力，同时预防患者因淋巴液流失而导致的低钾血症。基于临床实践，推荐螺内酯的剂量为 20 ～ 40 mg，每日 3 次口服。一般在 48 ～ 72 小时的治疗后，患者的淋巴液分泌将显著的减少[23]。

奥利司他是一种胰脂肪酶抑制剂，可减少十二指肠内的脂质吸收，可以辅助治疗淋巴漏，一般餐时或餐后 1 小时内用药，常用剂量为 120 mg，每日 3 次。

2.3.3 中医中药

有研究认为妇科恶性肿瘤术后淋巴漏属“水饮病”范畴。其治疗应以扶正祛邪，温化水饮为主。研究显示以苓桂术甘汤为主方，辅以益气、健脾、补肾、利水的方剂对妇科恶性肿瘤术后淋巴漏有较好的疗效[24]。

2.3.4 介入治疗

介入淋巴管显影常用于难治性患者。淋巴管造影术[25]、超声引导下结内淋巴管造影术[26]可以有效定位淋巴液渗漏部位并进行栓塞封堵术，创伤轻、患者痛苦小。

2.3.5 手术治疗

手术治疗常用于保守治疗失败的难治性患者。手术旨在对破损的淋巴管进行缝扎。目前手术指征无统一标准，一般选择持续 4 ～ 8 周以上引流量＞1 000 mL/d 且保守治疗无效的淋巴漏病人[27]。术前 6 小时饮食用油 50 ～ 60 mL，可帮助术中辨认淋巴管及淋巴管损伤部位，手术风险大且可能术后无法缓解症状，需谨慎选择。

推荐意见：淋巴漏需积极处理，以保守治疗为主，在常规治疗欠佳的情况下可选择中医中药治疗以及介入治疗，手术治疗需谨慎选择（推荐级别：2B）。

3 淋巴水肿的康复治疗

下肢淋巴水肿是妇科恶性肿瘤患者淋巴结清扫后的另一并发症，缓慢进展且难以治愈，严重影响患者生活质量。研究表明，在下肢淋巴水肿患者中，27% 的患者经济负担增加，51% 的患者日常活动改变。下肢形态的改变和功能受损导致患者出现抑郁、焦虑等症状。严重的淋巴水肿患者日常生活能力受限[28]。

3.1 发生原因

区域淋巴结清扫导致淋巴循环受阻是下肢淋巴水肿的最常见原因。

3.2 诊断

淋巴水肿的早期准确诊断极为关键，在特定的解剖标志处或沿着肢体的长轴用无弹性卷尺测量肿胀下肢的周长。通常与对侧下肢的差异＞ 2cm 就足以诊断淋巴水肿。这种方法成本低且易于推广，但无法检测到微小的变化，测量通常不够灵敏。此外，这种方法需要一个正常的对侧下肢作为对照，不适用于双侧下肢淋巴水肿[29]。其他方法还包括生物阻抗光谱法和组织张力测定法。影像学检查可以用于难以诊断的淋巴水肿病例，放射性核素淋巴血管造影术可以更好地显示淋巴回流的程度，目前已取代传统淋巴造影术[30]。

3.3 康复治疗

下肢淋巴水肿的预防至关重要。当下肢淋巴水肿发生时，治疗旨在缓解症状，减少并发症，改善生活质量。国际淋巴学会（ISL）将下肢淋巴水肿分为以下四期，见表 2。

表 2 国际淋巴学会下肢淋巴水肿分期

分期	代表意义
0 期	又称亚临床前期淋巴水肿，该期患肢肿胀等主观感受不明显，双侧下肢体积相差＜ 20%，仅有个别患者表现为间歇性疼痛、疲劳、患肢沉重等。
Ⅰ期	淋巴水肿表现为富含蛋白质的液体积聚引起的患肢肿胀和可凹性水肿，抬高患肢可完全减轻肿胀，双侧下肢体积相差 20% ～ 40%。
Ⅱ期	淋巴水肿主要表现为非可凹性水肿。皮肤纤维化明显，脂肪组织增殖，抬高患肢不能完全减轻肿胀。
Ⅲ期	淋巴水肿受累患肢相比健侧体积增加＞ 40%，并有皮下组织增生，皮肤皱褶生成、角化过度，新生疣状物和皮肤乳头状瘤等。该期也被称为淋巴性象皮病，可致下肢畸形甚至严重伤残等并发症。

国际淋巴学会建议对早期或亚临床阶段的淋巴水肿患者进行特定干预，因为 0 期和Ⅰ期淋巴水肿是可逆的。相比之下，2 期和 3 期淋巴水肿对治疗的

反应较弱，并发症较多[31]。

3.3.1 完全减充血疗法

完全减充血疗法（complete decongestion therapy，CDT）作为当前公认的治疗淋巴水肿的高效手段，特别适用于早期至中期症状性下肢淋巴水肿。本质上，它是一种姑息性疗法，主要目的在于缓解相关症状并预防淋巴水肿的进一步恶化，而非根治性治疗。CDT 包含以下两个主要阶段：

第一阶段为强化治疗阶段，针对 0 期或 I 期下肢淋巴水肿患者，早期保守治疗措施包括使用加压袜（Ⅲ级）或非弹性加压绷带[32]，有助于淋巴液的回流，并避免皮肤纤维化和淋巴液的进一步淤积。在基础加压方法无法取得理想效果时，将采取进一步治疗手段，如手法淋巴引流（manual lymphatic drainage，MLD）和间歇气动按压（intermittent pneumatic compression，IPC）装置。其中，MLD 通过专业的按摩和身体运动促进淋巴液从受损组织转移至正常组织，最终流入淋巴循环系统。此外，在康复过程中，强调保持皮肤清洁以及适时使用乳液和润肤剂，以有效降低蜂窝组织炎和皮肤感染的风险。

第二阶段为维持治疗阶段，当患肢的症状得到有效控制后，患者需按照医生建议继续穿着压缩袜，并定期（每 6 个月）复查，以评估是否需要进行再次强化治疗。患者在该阶段的充分配合将显著降低下肢淋巴水肿的复发率。

3.3.2 药物治疗

下肢淋巴水肿的西医药物治疗较有限，Rockson 等[33]对酮洛芬的一项研究表明，连续 4 个月每天 3 次口服酮洛芬可显著改善下肢淋巴水肿患者的水肿程度。其他药物如苯吡喃酮类药物、迈之灵、七叶皂苷钠、地奥司明、利尿剂等也可用于下肢淋巴水肿的治疗[34]。

3.3.3 中医中药

中医将下肢淋巴水肿可归属于中医“大脚风”“象皮肿”“水肿”“尰病”等范畴。可以给予益气活血、活血利水、清热利湿、疏肝通络的中药内服，辅以中药熏洗、芒硝、冰片外敷、针灸等外治疗法，可以减轻淋巴水肿，提高患者的生活质量[35]。

3.3.4 减肥和日常锻炼

针对非妇科肿瘤的研究表明，通过 12 周的节食减肥、增加肢体运动可以有效降低患慢性淋巴水肿的风险[36]。NCCN 2019 癌症生存指南指出，淋巴水肿不是体育活动的禁忌证，在医生的指导下，应鼓励下肢淋巴水肿的患者进行适当的日常锻炼。

3.3.5 手术治疗

下肢淋巴水肿的外科治疗主要应用于保守治疗失败的中晚期下肢淋巴水肿患者。主要可分为两大类别：从患肢中去除多余纤维和脂肪组织的还原手术（主要包括患肢病变组织切除术和抽脂术），以及恢复淋巴组织连续性和功能的移植或重建手术（主要为血管化淋巴结移植术和淋巴旁路手术）[37]。近年来，随着医学研究的深入，已探索出新的治疗方法，低强度激光治疗。此疗法通过低强度激光刺激淋巴水肿组织，发挥其抗炎与抗纤维化的效果，从而有效减轻患者患肢的疼痛和肿胀[38]。

推荐意见：下肢淋巴水肿需早期识别并干预，完全减充血疗法是早期至中期下肢淋巴水肿治疗的金标准；减肥和日常锻炼能够改善患者的症状，保守治疗失败的中晚期下肢淋巴水肿患者可选择手术治疗（推荐级别：2B）。

4 神经损伤的康复治疗

4.1 闭孔神经损伤

在妇科淋巴结切除术中最容易损伤的是闭孔神经及生殖股神经。生殖股神经对患者生理功能影响小，只引起大腿内侧 1/3 皮肤感觉障碍。由于闭孔神经支配范围广泛，闭孔神经损伤后的副作用较大。

4.1.1 发生原因

闭孔神经损伤可能是由于术中切割、电热凝固、拉伸或压迫神经造成的，损伤的发生率在 0.5% ～ 2%[39]。

4.1.2 诊断

多数可在术中发现，若术中未发现，可根据患者术后症状进行诊断。由于神经支配存在代偿，闭孔神经损伤后症状不一，患者可能无症状、可能出现大腿内侧或腹股沟疼痛、由于内收肌受累而导致腿部内收无力、大腿感觉丧失、姿势和步态的改变等。

4.1.3 康复治疗

4.1.3.1 手术治疗

闭孔神经完全离断损伤的处理方法是通过神经吻合术修复神经，尽早行神经吻合术有利于患者早期康复[40]。术后应用神经营养药物，绝大多数病人的症状会逐渐缓解，功能逐渐恢复。若术后患者神经症状经物理治疗效果不好，应考虑闭孔神经粘连所致，可行神经松解术。如果病人持续性疼痛，下肢运动功能障碍，可行腹腔镜探查术。

4.1.3.2　保守治疗

急性期患者的康复旨在调节周围神经损伤引起的疼痛和神经病变症状，使患者能够自由和安全地活动。对于疼痛的调节，可以采用物理方法，如冷冻疗法。疼痛难以忍受者，可给予药物封闭治疗（具体为：2% 的利多卡因 3 mL、盐酸泼尼松龙 50 mg）。为了实现安全的活动，在初始阶段应评估能够提供骨盆稳定性的未受损肌肉群，并根据患者步态，确定使用辅助活动工具（如拐杖）的必要性[41]。

4.1.3.3　中医中药

中医康复治疗在改善感觉和运动功能障碍方面的神经损伤疗效显著。闭孔神经损伤是一种周围神经损伤，属于经络伤范畴。损伤早期，表现为痹症，如肢体疼痛、肌肤麻木、屈伸不利等，在损伤中后期，肢体筋肉失去濡养，肌肉失去神经支配，导致肢体痿废、软弱无力，甚至瘫痪，此症状可归于“痿证”范畴。中医认为，“痿证”病变部位在筋脉肌肉，但根于五脏虚损，致使精血津液亏损，临证常表现为因虚致实、因实致虚、虚实错杂的复杂病机，治疗时要结合标本虚实传变，兼顾运行气血，以通利经脉，濡养筋脉。

中医药治疗周围神经损伤的疗效确切。研究发现黄芪、川芎、枸杞、牛膝、葛根、丹参、夏天无、银杏等单味药具有促进周围神经损伤修复的作用。补阳还五汤、黄芪桂枝五物汤、复方红芪减方或提取液、独活寄生汤等改善血液循环，修复神经纤维，缓解损伤引起的麻木、疼痛等症状[42]。

除中药内治外，中医外治法也是其主要治疗方法[43]。常用治疗方式包括针灸、推拿；其他方法如中药熏洗、穴位注射、足浴疗法、穴位贴敷、中药封包疗法等，对神经损伤康复均有较好疗效。

4.2　盆腔自主神经损伤

4.2.1　发生原因

在子宫颈周围的正常组织结构内包括支配膀胱和直肠等盆腔脏器的交感神经和副交感神经。在宫颈癌行根治性子宫切除术过程中，为保证足够的手术范围，不可避免地会损伤和切除部分神经。

4.2.2　诊断

若未行保留盆腔自主神经的宫颈癌根治术，术中均会发生盆腔自主神经损伤，可根据术后症状判断损伤程度。盆腔自主神经损伤常表现为膀胱、肠道以及性功能障碍，对患者的生活质量产生不同程度的负面影响。临床中膀胱功能障碍较常见，术后发生率为 8.0% ～ 80%[44]。

4.2.3 康复治疗[45]

4.2.3.1 药物干预

药物干预主要有以下 3 种方法：第一种方法是使用胆碱酯酶抑制剂，如新斯的明（0.5 ～ 1 mg 肌肉注射）[46]。第二种方法是使用交感神经特异性阻断剂，如坦索罗辛（自根治性子宫切除术后第 10 天开始口服坦索罗辛 0.2 mg/d，共 3 天）[47]。第三种方法是使用膀胱冲洗，将含抗生素类药物的生理盐水溶液注入膀胱，同时将附着于膀胱壁的炎性细胞及坏死物冲出[48]，以上方法均可有效促进术后尿潴留的康复。

4.2.3.2 非药物干预

非药物干预包括一系列物理治疗措施，目的是恢复膀胱功能和控制排尿能力，改善患者的生活质量。膀胱训练通过模拟正常膀胱充盈和排空来被动维持或恢复膀胱肌张力[49]；间歇性自主清洁导尿可改善膀胱顺应性和排尿功能，已被国际尿控协会推荐为管理神经源性膀胱的“金标准”[50]；耻骨上导尿可缓解下尿路梗阻和神经源性膀胱麻痹[51]；盆底康复治疗一般通过盆底肌训练，促进膀胱功能的恢复[52]。

4.2.3.3 中医中药

中医认为针灸治疗是治疗根治性子宫切除术后膀胱麻痹的一种可靠方法[53]。益气活血利水汤联合脏时相调法针刺，主穴选择水道、中极、关元、三阴交、至阴，申时针刺，可以显著减少残余尿量，缩短平均每次排尿时间和恢复自主排尿时间，改善患者临床症状，促进患者术后康复[54]。

推荐意见：闭孔神经离断性损伤尽早行神经吻合术可能有利于患者早期康复，术后康复的目的主要为恢复正常活动，中医治疗在改善感觉和运动功能障碍方面的神经损伤疗效显著；盆腔自主神经损伤常见于根治性子宫切除术，临床干预可促进患者尿潴留症状的改善，中医疗法对尿潴留有较好的疗效（推荐级别：2A）。

5 肠道损伤的康复治疗

妇科手术中肠道损伤的发生率为 0.13% ～ 0.54%； 75% 的肠道损伤发生

在小肠[55]。对于任何类型肠道损伤，术者都应该了解肠道损伤修复的方式，并对术后肠瘘和其他并发症的处理方面拥有足够的专业知识。

5.1 发生原因

肠道损伤发病率取决于治疗的性质和手术类型，恶性肿瘤粘连或侵犯肠管，为了保证充分的手术范围，常需行部分肠管切除。此外，缺乏经验以及腹部手术史会增加肠道损伤的风险。

5.2 诊断

早期发现并采取措施干预肠道损伤对于降低其发生率和死亡率具有至关重要的意义。如果在手术期间未能及时诊断并处理肠道损伤，可能会危及患者的生命。手术与诊断小肠损伤之间的平均时间为 3.3 天，电外科损伤的诊断时间平均为 4.8 天。对于结直肠损伤的诊断，手术与诊断之间的平均时间为 1.3 天，而电外科损伤的诊断平均时间为 10.4 天[56]。研究显示，63% 的漏诊肠道损伤是在手术后 2 天或更长时间才被诊断出来的[57]。

5.3 康复治疗

肠道损伤术后康复涉及多个方面，包括促进肠道功能恢复、营养支持、疼痛管理以及早期活动。

5.3.1 促进肠道功能恢复及营养支持

术后 5 ～ 6 小时起，患者可开始摄入少量水分。术后第一天，患者可尝试摄入少量流食，至第三天，患者可完全依赖口服液体和流质食物，同时停止肠外静脉营养支持。康复计划应根据患者的需求和耐受程度制定，鼓励患者尽早进食，逐步增加摄入量，确保无腹胀、恶心、呕吐等不适症状。

肛门排气排便虽为肠道功能恢复的重要指标，但并不能作为评估肠道功能完全恢复及经口进食的标准[58]。肠道损伤修复术后，与禁食相比，早期肠内营养可降低术后感染率，缩短住院时长。经吻合口处营养灌注不增加肠吻合口瘘风险[59]。

5.3.2 疼痛管理及早期活动

在给予规范镇痛且疼痛可耐受的情况下，鼓励患者尽早下床活动。尽早活动有助于肌肉、呼吸系统和肠道功能的恢复，降低术后血栓栓塞和胰岛素抵抗的发生。若患者无法耐受下床活动，也可进行床上功能锻炼，如指端训练、上臂上举训练等，以避免牵拉腹壁。对于高龄患者，更应积极鼓励其尽早下床活动。

5.3.3 中医中药

目前有研究表明，肠道术后在常规术后护理措施的基础上，避开肠道手术部位，采用中药饼（大黄粉、火麻仁、肉苁蓉、决明子、麦冬、枳实、厚朴）

外敷中脘穴，配合穴位按压（天枢穴、足三里、上巨虚），能够促进术后肠功能的恢复，促进排气排便，缩短首次进食时间[60]。

5.3.4 预防并发症发生

肠道损伤康复过程中最常见的并发症包括肠瘘、腹腔内脓肿或瘘管。研究数据显示，无论术中使用何种方式进行肠道损伤修复，仍有大约 10% 的患者在小肠吻合术后出现并发症[61]。临床可能表现为疼痛、白细胞升高、发热、盆腔引流增多以及增强成像时造影剂外溢。术后护理此类患者的妇科医生必须对整体病程恶化且出现上述临床表现的患者保持高度警惕。

推荐意见：肠道损伤早期发现并采取干预措施对于降低其死亡率具有至关重要的意义，术后通过规范的疼痛管理，早期恢复饮食和早期活动，必要时加以中医疗法，加速患者康复（推荐级别：2A）。

6 肠梗阻的康复治疗

术后肠梗阻（postoperative ileus，POI）是腹部手术肠道功能损伤的表现，可导致患者不适并影响后续治疗进程，如恶性肿瘤手术患者的化疗。据文献统计，术后第一周内 POI 的发生率在 3% ～ 50%[62]。妇科恶性肿瘤术后肠梗阻发生率达 30%，卵巢癌肿瘤细胞减灭术伴肠切除时肠梗阻发生率增至 40%[63]。

6.1 发生原因

POI 的发病机制是多因素的，尚不完全清楚，目前认为与局部创伤和手术的全身应激反应（由于肾上腺素能活动）之间的相互作用有关[64]。

6.2 诊断

患者术后出现腹痛、呕吐、腹胀、肛门排气排便停止，查体见腹部肠型、压痛，肠鸣音异常。腹部 X 线或 CT 示肠腔扩张、液平面。符合以上诊断要点可确诊为肠梗阻。

6.3 康复治疗

妇科恶性肿瘤术后发生肠梗阻需评估是否需急诊手术，若无肠坏死或肠穿孔等急诊手术指征，可暂选择保守治疗。

6.3.1 保守治疗

6.3.1.1 胃肠减压

胃肠减压是妇科恶性肿瘤术后肠梗阻康复治疗的核心措施，目的在于降低胃肠道内的气体和液体滞留，减轻肠腔膨胀，促进肠壁血液循环恢复，缓解肠壁水肿。

6.3.1.2 营养支持

在治疗期间，患者需严格遵循禁食禁水的原则，并通过肠外营养进行支持治疗。由于恶性肿瘤患者通常存在蛋白质消耗与合成的不平衡（负氮平衡），因此，为保障患者营养摄入的均衡与充足，建议积极补充蛋白质和氨基酸，确保蛋白质的摄入量不低于 1.0 g/（kg・d）。对于活动能力受限或伴有全身炎症的患者，由于蛋白质合成可能受到一定影响，欧洲肠外肠内营养学会建议将蛋白质摄入量提高到 1.5 g/（kg・d），以满足患者康复过程中的营养需求[65]。

6.3.1.3 药物治疗

在充分营养支持后应积极给予解除肠梗阻的药物治疗，药物治疗包括抑制消化液分泌、止痛、止吐、抑制炎症、促进胃肠排空等。临床抑制消化液分泌的首选药物是生长抑素类似物奥曲肽[66]，可以间断给药或者持续泵入，抑制胃肠道消化液分泌。在医疗实践中，对于粘连性肠梗阻的治疗，口服水溶性显影剂泛影酸钠和泛影葡胺的高渗溶液已被证实为一种有效的干预手段。这种方法能够显著提高粘连性肠梗阻的缓解率，为患者的康复提供了有力的支持[67]。在肠梗阻的治疗过程中，防止感染和抑制炎症至关重要。抗生素的应用主要针对肠道细菌，糖皮质激素作为常见的抗炎药物，能同时减轻患者的呕吐症状。一般建议使用小剂量地塞米松，以达到治疗效果[68]。

6.3.1.4 中医中药

中医学认为肠梗阻属于“腹痛、小腹痛”范畴。目前研究表明血府逐瘀汤、祛瘀渗湿汤联合艾灸神阙穴、大承气汤、四君子汤、大黄芒硝散脐周外敷以及穴位刺激在术后肠梗阻的治疗中疗效显著[69]。

6.3.2 手术治疗

针对年龄偏高、健康状况欠佳、术后难以恢复进食功能及存在肠道功能紊乱的患者，推荐采用肠梗阻导管置入结合药物保守治疗的综合方案，缓解患者的不适症状，并促进肠道功能的恢复。通常情况下，肠梗阻患者在接受规范的保守支持治疗 10 天左右，病情会有所改善。若症状持续不缓解，应考虑行手术治疗。肠梗阻时间过长会导致肠道水肿加重，可能引发肠坏死、穿孔、腹腔感染以及继发性感染性休克等严重后果，从而失去手术机会，危及患者生命。

推荐意见：妇科恶性肿瘤术后肠梗阻较常见，一般首选保守治疗，胃肠减压及营养支持治疗是康复治疗中重要的保守治疗措施，同时给予抑制分泌、止痛、止吐、抑制炎症、促进胃肠排空药物，必要时加以中医疗法，加速患者康复。存在急诊手术指征或保守治疗无效者应手术治疗（推荐级别：2A）。

7 泌尿系损伤的康复治疗

妇科手术中泌尿道损伤的发生率为 0.3% ～ 0.8%；膀胱损伤发生率范围为 0.05% ～ 0.66%[70]，输尿管损伤的总发生率在 0.5% ～ 1.5%[71]，在妇科治疗手术中，较为常见的输尿管损伤部位：骨盆漏斗韧带的背侧；输尿管与子宫动脉交汇处；骨盆侧壁宫颈韧带的上方；输尿管汇入膀胱的肌层部分。

7.1 发生原因

肿瘤侵及膀胱及输尿管，盆腹腔粘连、术中解剖结构分辨不清，手术经验缺乏是泌尿系统损伤的主要原因。

7.2 诊断

在手术过程中，若怀疑出现泌尿系统损伤，可以采用膀胱输尿管镜来协助进行诊断。若在手术后怀疑发生了泌尿系统损伤，排泄期延迟的 CT 扫描则被视为最佳的诊断工具 [72]。

7.3 康复治疗

7.3.1 膀胱损伤康复治疗

7.3.1.1 留置尿管

任何膀胱损伤修复后均应长期留置尿管。为了保持膀胱完整性，留置尿管的时间至少 7 天，具体取决于初始损伤的程度。非膀胱三角区损伤且损伤小于 1cm 的，可以行修复术，术后留置尿管 1 周；非膀胱三角区损伤且损伤大于 1cm 的，修复术后留置尿管 1 ～ 2 周，拔除尿管前根据情况决定是否行膀胱造影；三角区、复杂性、坏死性、感染性损伤，由泌尿外科专家修复，必要时放入支架并行 CT 膀胱造影检查修复情况，术后留置膀胱区引流管及导尿管，在拔除 Foley 尿管之前可行 CT 膀胱造影，确保膀胱愈合。一般来说，在任何大型或复杂的膀胱修复中，建议在 Foley 尿管拔除之前进行 CT 膀胱造影。膀胱修复术后，由于缝合线和留置 Foley 尿管，患者可能会出现不适或膀胱痉挛。此时可以用抗胆碱能药物（如奥昔布宁）来缓解症状 [73]。

7.3.1.2 中医中药

研究显示，采用中药油膏剂穴位贴敷治疗（冰心玉壶膏与青龙涎白膏）并结合抗胆碱能药物，能更为有效地缓解膀胱痉挛，促进膀胱损伤修复，从而加快患者康复进程。具体实施方案如下：首先，取出指甲盖大小的油膏剂，将其放置于敷贴上，对准患者穴位所在皮肤，利用敷贴紧密贴合。冰心玉壶膏选用肾俞（双侧）与关元，青龙涎白膏则选用阳陵泉（双侧）与三阴交（双侧）。每日更换两次油膏剂贴敷穴位[74]。

推荐意见：膀胱损伤＜1cm者，术后留置尿管1周；膀胱损伤＞1cm者，术后留置导尿管1～2周；复杂膀胱损伤修补术后拔除尿管之前，原则上建议行CT膀胱造影，明确膀胱恢复情况，中药穴位贴敷可以减轻膀胱痉挛症状（推荐级别：2B）。

7.3.2 输尿管损伤康复

7.3.2.1 输尿管支架置入

输尿管支架置入术通常用于输尿管损伤，目前倾向将输尿管支架保留至少6周。事实上，一些研究已经证明，输尿管全层损伤后3～6周内输尿管壁可以完全再生。对于输尿管挫伤伴漏尿的病例，对83%～88%的病例可通过经皮肾造口术和输尿管支架置入术至少6周解决[75]。根据损伤类型和损伤程度以及术者的偏好，输尿管支架留置时间不一。例如，有些人会建议在输尿管再植入后12天取出输尿管支架，但有些人会建议保留支架2个月，以便输尿管彻底愈合[76]。

输尿管损伤后的随访时间及方式尚未达成共识。部分研究建议在手术后2～3周，即移除支架之前，使用CT尿路造影来证明没有任何吻合口或输尿管渗漏。CT尿路造影、静脉肾盂造影、肾超声和血清肌酐的长期随访可以在术后3～6个月内进行，并在12个月时重复上述检查，以避免晚期狭窄或并发症。部分人则主张应至少随访2年。

7.3.2.2 中医中药

中医认为手术所致输尿管损伤是外部原因造成，患者局部气血凝滞，气阻络闭，治疗讲究活血化瘀、行气利水。双J管置管治疗术后给予化瘀通淋汤，可以有效地减轻患者血尿、腰痛等症状，同时能够较好调节患者机体炎症反应，减轻输尿管损伤瘢痕形成[77]。

推荐意见：发生输尿管损伤的患者，术后应遵循泌尿外科医生意见决定取出输尿管支架的时机以及术后随访时间，中药治疗可以减轻患者症状（推荐级别：2A）。

8 MDT 在妇科恶性肿瘤手术治疗相关性损伤康复中的作用

MDT 在妇科恶性肿瘤手术治疗相关性损伤康复中起着至关重要的作用。它集结了妇科、外科、肿瘤科、营养科、康复科等多领域的专家，共同为患者制定个性化的治疗方案和康复计划。通过 MDT 模式，可以全面评估患者的身体状况、手术效果及康复需求，确保治疗与康复的连贯性和系统性。MDT 团队通过多学科协作，为患者提供全方位、多角度的康复支持，帮助患者尽快恢复身体功能，提高生活质量，实现早日康复，改善患者预后。

9 总　结

妇科恶性肿瘤手术治疗相关性损伤总体发生率不高，但由于术后患者常伴随着后续治疗，若出现损伤不利于快速康复，常延误后续治疗，影响患者预后，因此有效的康复治疗十分重要。有症状的术后淋巴囊肿需积极处理，康复治疗包括保守治疗、中医中药、介入治疗、手术治疗、心理康复等。淋巴漏的康复治疗主要为保守治疗，保守治疗无效可采取手术治疗。下肢淋巴水肿需早期识别并干预，保守治疗或晚期的患者可行手术治疗。神经损伤主要为闭孔神经和盆腔自主神经损伤，主要针对疼痛和神经病变症状进行康复，主要包括药物康复治疗和物理康复治疗。肠道损伤的康复治疗术后需促进肠道功能恢复、营养支持、疼痛管理以及早期活动。发生肠梗阻的患者需评估是否需急诊手术，若无肠坏死或肠穿孔等急诊手术指征，可先选择保守治疗，包括胃肠减压、抑制分泌、止痛、止吐、抑制炎症、促进胃肠排空，促进肠道功能的康复。泌尿系损伤康复治疗术后留置输尿管支架或尿管，促进泌尿系功能的康复。以上损伤的康复均可联合中医中药治疗，目前显示取得了良好的效果。MDT 团队可以为患者提供全方位、多角度的康复支持，加速患者康复，提高患者生活质量。目前妇科恶性肿瘤手术治疗相关性损伤的康复治疗方法各异，效果难以保证，通过本共识，深入了解妇科恶性肿瘤手术治疗相关性损伤的发生原因及康复方法，积极进行早期干预，以避免患者后续治疗延误、住院时间延长、治疗费用增加，对提高妇科恶性肿瘤患者生活质量及延长患者生存期有重要的临床意义。

10 声 明

本共识旨在为妇科恶性肿瘤手术治疗相关性损伤康复治疗提供指导性意见，但并非唯一的共识，不排除其他意见与建议的合理性。

利益冲突：所有作者均声明不存在利益冲突。

主 编：张颐

副主编：于爱军 刘淑娟 沈文静 范江涛 章杰捷 邓 雷 娄 阁

编 委（按姓氏笔画排序）：丁婷（山东中医药大学第二附属医院/山东省中西医结合医院）；于云海（山东大学第二医院）；于爱军（浙江省肿瘤医院）；于浩（山东第一医科大学附属肿瘤医院）；王小元（山东第一医科大学第一附属医院）；王长林（山东第一医科大学第二附属医院）；王化丽（大连市妇女儿童医疗中心）；王玉东（上海交通大学医学院国际和平妇幼保健院）；王巧荣（山东省菏泽市中医医院）；王世军（首都医科大学附属宣武医院）；王冬（重庆大学附属肿瘤医院）；王永军（首都医科大学附属积水潭医院）；王刚（四川省妇幼保健院）；王纪彪（山东省康复医院）；王丽（山东中医药大学附属医院）；王武亮（郑州大学第二附属医院）；王建东（首都医科大学附属北京妇产医院）；王健（济宁医学院附属枣庄市立医院）；王雅卓（河北省人民医院）；王锋（山东省康复医院）；王新波（山东省妇幼保健院）；牛菊敏（辽宁省沈阳市妇婴医院）；仇雅菊（浙江省肿瘤医院）；孔为民（首都医科大学附属北京妇产医院）；邓雷（中国医科大学附属第一医院）；艾浩（锦州医科大学附属第三医院）；卢雯平（中国中医科学院广安门医院）；邢洁（浙江省肿瘤医院）；尧良清（广州医科大学附属妇女儿童中心）；师伟（山东中医药大学附属医院）；吕晓娟（浙江省肿瘤医院）；朱育焱（中国医科大学附属第一医院）；朱前勇（河南省人民医院）；刘军秀（中山大学附属第一医院）；刘畅（兰州大学第一医院）；刘岿然（中国医科大学附属盛京医院）；刘学健（山东省第一康复医院）；刘淑娟（空军军医大学西京医院）；安菊生（中国医学科学院肿瘤医院）；许天敏（吉林大学第二医院）；孙立新（山西省肿瘤医院）；孙阳（福建省肿瘤医院）；孙捷（中国医学科学院肿瘤医院）；孙蓬明（福建省妇幼保健院）；

阳志军（广西医科大学附属肿瘤医院）；寿华锋（浙江省人民医院）；严建华（浙江省杭州市文仲中医院）；李大鹏（山东第一医科大学附属肿瘤医院）；李宁（中国医学科学院肿瘤医院）；李芳梅（中国医科大学附属第一医院）；李妍（中国医科大学附属盛京医院）；李学和（宁波大学附属人民医院）；李俊东（中山大学肿瘤防治中心）；杨英捷（贵州省肿瘤医院）；肖静（广东省中医院）；吴令英（中国医学科学院肿瘤医院）；何尧（浙江省绍兴市妇幼保健院）；佐晶（中国医学科学院肿瘤医院）；佟晓光（中国医科大学附属第四医院）；邹雪梅（山东中医药大学第二附属医院/山东省中西医结合医院）；汪宏波（华中科技大学同济医学院附属协和医院）；汪期明（宁波大学附属妇女儿童医院）；沈文静（中国医科大学附属第一医院）；宋茜（浙江省台州市肿瘤医院）；张师前（山东大学齐鲁医院）；张梅（安徽医科大学第一附属医院）；张颐（中国医科大学附属第一医院）；张新（辽宁省肿瘤医院）；陆安伟（南方医科大学深圳医院）；陆琦（复旦大学附属金山医院）；陈卓（浙江省肿瘤医院）；陈亮（山东第一医科大学附属肿瘤医院）；陈洁（山东省康复医院）；陈鑫（浙江省肿瘤医院）；范江涛（广西医科大学第一附属医院）；周欣（中国医科大学附属盛京医院）；周春鹤（哈尔滨医科大学附属肿瘤医院）；周洪友（浙江省丽水市中心医院）；周薇（浙江省台州医院）；庞业梅（浙江省杭州市文仲中医院）；郎芳芳（山东省妇幼保健院）；屈庆喜（山东大学齐鲁医院）；赵虎（郑州大学第二附属医院）；赵昌盛（山东大学第二医院）；赵喜娃（河北医科大学第四医院）；胡东晓（浙江大学医学院附属妇产科医院）；胡燕（温州医科大学附属第一医院）；段萍（温州医科大学附属第二医院）；俞超芹（海军军医大学第一附属医院）；娄阁（哈尔滨医科大学附属肿瘤医院）；姚淑娟（山东中医药大学附属医院）；袁光文（中国医学科学院肿瘤医院）；耿敬芝（中国医学科学院肿瘤医院）；贾双征（中国医学科学院肿瘤医院）；高嵩（中国医科大学附属盛京医院）；郭瑞霞（郑州大学第一附属医院）；黄奕（湖北省肿瘤医院）；梅文（浙江省杭州市文仲中医院）；章杰捷（浙江省肿瘤医院）；商宇红（大连医科大学附属第一医院）；董延磊（山东大学第二医院）；韩凤娟（黑龙江中医药大学附属第一医院）；韩璐（大连市妇女儿童医疗中心）；焦伊胜（中国医科大学附属盛京医院）；游雯（浙江省杭州市文仲中医院）；楼寒梅（浙江省肿瘤医院）；蔡红兵（武汉大学中南医院）；薛凤霞（天津医科大学总医院）

参考文献

[1] Logmans A, Kruyt RH, de Bruin HG, et al. Lymphedema and lymphocysts following lymphadenectomy may be prevented by omentoplasty: A pilot study[J]. Gynecol Oncol，1999, 75(3):323-327.

[2] Benedetti-Panici P, Maneschi F, Cutillo G. Pelvic and aortic lymphadenectomy[J]. Surg Clin North Am, 2001,81(4):841-858.

[3] Tam KF, Lam KW, Chan KK, et al. Natural history of pelvic lymphocysts as observed by ultrasonography after bilateral pelvic lymphadenectomy[J]. Ultrasound Obstet Gynecol, 2008,32(1):87-90.

[4] Ilancheran A, Monaghan JM. Pelvic lymphocyst--a 10-year experience[J]. Gynecol Oncol, 1988, 29(3):333-336.

[5] Leblanc E, Narducci F, Frumovitz M, et al. Therapeutic value of pretherapeutic extraperitoneal laparoscopic staging of locally advanced cervical carcinoma[J]. Gynecol Oncol, 2007,105(2):304-311.

[6] Conte M, Panici PB, Guariglia L, et al. Pelvic lymphocele following radical para-aortic and pelvic lymphadenectomy for cervical carcinoma: incidence rate and percutaneous management[J]. Obstet Gynecol,1990 ,76(2):268-271.

[7] 李培全，刘青，刘开江，等．妇科恶性肿瘤腹腔镜淋巴结清扫术后淋巴漏的影响因素及治疗方法 [J]. 中国内镜杂志，2018, 24(1):43-49.

[8] 沈志莹，王芳，丁四清，等．综合消肿治疗在头颈部肿瘤淋巴水肿患者中的研究现状 [J]. 中华耳鼻咽喉头颈外科杂志，2020, 55(5):558-561.

[9] Atray NK, Moore F, Zaman F, et al. Post transplant lymphocele: a single centre experience[J]. Clin Transplant,2004,18(12):46-49.

[10] White M, Mueller PR, Ferrucci JT, et al. Percutaneous drainage of postoperative abdominal and pelvic lymphoceles[J]. AJR Am J Roentgenol，1985,5:1065-1069.

[11] Sawhney R, D'Agostino HB, Zinck S, et al. Treatment of postoperative lymphoceles with percutaneous drainage and alcohol sclerotherapy[J]. J Vasc Interv Radiol, 1996,7(2):241-245.

[12] Klode J, Klotgen K, Korber A, et al. Polidocanol foam sclerotherapy is a new and effective treatment for post-operative lymphorrhea and lymphocele[J].J Eur Acad Dermatol Venereol, 2010,24(8):904-909.

[13] Nadolski GJ, Chauhan NR, Itkin M. Lymphangiography and lymphatic embolization for the treatment of refractory chylous ascites[J].Cardiovasc Intervent Radiol, 2018, 41(3):415-423.

[14] Chu HH, Shin JH, Kim JW, et al. Lymphangiography and lymphatic embolization for the management of pelvic lymphocele after radical prostatectomy in prostatic cancer[J].Cardiovasc Intervent Radiol, 2019,42(6):873-879.

[15] Kim J, Won JH. Percutaneous treatment of chylous ascites[J].Tech Vasc Interv Radiol, 2016,19(4):291-298.

[16] Karcaaltincaba M, Akhan O. Radiologic imaging and percutaneous treatment of pelvic lymphocele[J]. Eur J Radiol, 2005,55(3):340-354.

[17] 董玄．妇科肿瘤盆腔淋巴结清扫术后淋巴囊肿的护理分析 [J]. 中外女性健康研究 ,2017, (24):112, 119.

[18] Zhou GN, Xin WJ, Li XQ, et al. The role of oral oil administration in displaying the chylous tubes

and preventing chylous leakage in laparoscopic para-aortic lymphadenectomy[J]. J Surg Oncol, 2018, 118(6): 991–996.

[19] Thiel FC, Parvanta P, Hein A, et al. Chylous ascites after lymphadenectomy for gynecological malignancies[J]. J Surg Oncol, 2016,114(5):613–618.

[20] Creavin B, Ryan E, Martin ST, et al. Organ preservation with local excision or active surveillance following chemoradiotherapy for rectal cancer[J]. Br J Cancer, 2017,116(2):169–174.

[21] Lv S, Wang Q, Zhao W, et al. A review of the postoperative lymphatic leakage[J]. Oncotarget, 2017,8(40):69062–69075.

[22] Mukerji AN, Tseng E, Karachristos A, et al. Chylous ascites after liver transplant: case report and review of literature[J]. Exp Clin Transplant, 2013, 11(4):367–374.

[23] 张啸宇，沈杨．盆腹腔淋巴切除术后淋巴漏的诊治现状[J]. 协和医学杂志，2020,11(6):732–736.

[24] 何舒凡，蔡彩云，李奕祺，等．基于三焦理论治疗妇科恶性肿瘤腹腔镜术后淋巴漏[J]. 中医肿瘤学杂志，2023, 5(4):70–74.

[25] Yamagami T, Masunami T, Kato T, et al. Spontaneous healing of chyle leakage after lymphangiography[J]. Br J Radiol, 2005,78(933):854–857.

[26] Inoue M, Nakatsuka S, Yashiro H, et al. Lymphatic Intervention for Various Types of Lymphorrhea: Access and Treatment[J]. Radiographics, 2016,36(7):2199–2211.

[27] 张艳辉，韩彦华，段高静．胃肠道恶性肿瘤术后淋巴漏原因分析及处理对策[J]. 中国现代普通外科进展，2016,19(7):576–577，580.

[28] Dessources K, Aviki E, Leitao M J. Lower extremity lymphedema in patients with gynecologic malignancies[J]. Int J Gynecol Cancer, 2020,30(2):252–260.

[29] Sharkey AR, King SW, Kuo RY, et al. Measuring limbvolume: Accuracy and reliability of tape measurement versus perometer measurement[J]. Lymphat Res Biol, 2018(6):182 – 186.

[30] O'Donnell TF Jr, Rasmussen JC, Sevick–Muraca EM. New diagnostic modalities in the evaluation of lymphedema[J]. J Vasc Surg Venous Lymphat Disord, 2017, 5(2):261–273.

[31] Lymphology ISO. The diagnosis and treatment of peripheral lymphedema: 2016 consensus document of the international society of lymphology[J]. Lymphology, 2016, 49(4):170 – 184.

[32] Wu X, Liu Y, Zhu D, et al. Early prevention of complex decongestive therapy and rehabilitation exercise for prevention of lower extremity lymphedema after operation of gynecologic cancer[J]. Asian J Surg, 2021,(44):111–115.

[33] Rockson SG, Tian W, Jiang X, et al. Pilot studies demonstrate the potential benefits of anti-inflammatory therapy in human lymphedema[J]. JCI Insight, 2018, 3:e123775.

[34] 郭昊然，赵天易，赵美丹，等．妇科恶性肿瘤术后下肢淋巴水肿治疗的中西医临床研究进展[J]. 环球中医药，2020,13(3):511–517.

[35] 郭雨潮，白炫宇，杜云云．中西医治疗下肢淋巴水肿的研究进展[J]. 婚育与健康，2023,29(10):73–75.

[36] Shaitelman S F, Cromwell K D, Rasmussen J C, et al. Recent progress in the treatment and prevention of cancer–related lymphedema[J]. CA Cancer J Clin, 2015, 65(1):55 – 81.

[37] Dayan JH, Ly CL, Kataru RP, et al. Lymphedema: Pathogenesis and novel therapies[J]. Annu Rev Med,2018,(69):263–276.

[38] Smoot B, Chiavola–Larson L, Lee J, et al. Effect of lowlevel laser therapy on pain and swelling in women with breast cancer–related lymphedema: A systematic review and meta–analysis[J]. J Cancer

Surviv,2015(9):287 - 304.

[39] Yıkılmaz TN, Öztürk E, Hamidi N, et al. Management of obturator nevre injury during pelvic lymph node dissection[J]. Turk J Urol, 2019,45(Supp 1):S26-S29.

[40] Nezhat FR, Chang-Jackson SR, Acholonu UC, et al. Robotic-assisted laparoscopic transection and repair of an obturator nerve during pelvic lymphadenectomy for endometrial cancer[J]. Obstet Gynecol,2012,119(2 Pt 2):462-464.

[41] Colini B, Dario A, de Carolis G, et al. Peripheral nerve stimulation in the treatment of chronic pain syndromes from nerve injury: A multicenter observational study[J]. Neuromodulation, 2017,20(4):369-374.

[42] 谢翠梅，许林杰，钱长晖．中医药对周围神经损伤修复的研究进展[J]. 中国民族民间医药,2022,31(17):73-78.

[43] 郑思，王佳音，陈龙菊．中医外治法在周围神经损伤治疗中的研究进展[J]. 湖北民族大学学报(医学版),2022,39(1):78-80.

[44] Plotti F, Angioli R, Zullo MA, et al.Update on urodynamic bladder dysfunctions after radical hysterectomy for cervical cancer[J].Crit Rev Oncol Hematol, 2011,80(2):323-329.

[45] 张颐，庞晓燕，孔为民，等．根治性子宫切除术后尿潴留综合治疗的中国专家共识（2022 年版）[J]. 中国实用妇科与产科杂志,2022,38(11):1111-1115.

[46] 邹丹，吴逢波，徐珽．新斯的明穴位注射对比肌肉注射治疗术后尿潴留疗效的 Meta 分析[J]. 中国药房,2014,25(16):1490-1493.

[47] 曲学玲，姜继勇，曹锐，等．坦索罗辛治疗根治性子宫切除术后尿潴留的临床研究[J]. 中国医师进修杂志,2010,12(9):18-19.

[48] 闫秀玲，纪妹，单家治．子宫颈癌根治术后尿潴留的防治[J]. 中国综合临床，2003，15（11）：90-91.

[49] Goldfarb M,Medina-Cue R.Urologic complications of abdominoperineal surgery[J]. Dis Colon Rectum,1967,10(5):379-383.

[50] Naik R,Maughan K,Nordin A,et al. A prospective randomised controlled trial of intermittent self-catheterisation vs. supra-pubic catheterisation for post-operative bladder care following radical hysterectomy[J]. Gynecol Oncol, 2005,99(2):437-442.

[51] Hilton P. Bladder drainage: a survey of practices among gynaecologists in the British Isles[J].Br J Obstet Gynaecol,1988,95(11):1178-1189.

[52] Li H,Zhou CK,Song J, et al. Curative efficacy of low frequency electrical stimulation in preventing urinary retention after cervical cancer operation[J].World J Surg Oncol,2019,17(1):141.

[53] Wang XY. Effect of acupuncture on bladder function in patients with radical hysterectomy[J]. Zhen Ci Yan Jiu,2007,32(2):132-135.

[54] 孙立盼，王翠娟，赵小辉，等．益气活血利水汤配合脏时相调法针刺治疗宫颈癌术后尿潴留的临床疗效分析[J]. 天津中医药,2023,40(9):1150-1154.

[55] Llarena NC, Shah AB, Milad MP. Bowel injury in gynecologic laparoscopy: a systematic review[J]. Obstet Gynecol,2015,125(6):1407-1417.

[56] Harkki-Siren P, Kurki T. A nationwide analysis of laparoscopic complications[J]. Obstet Gynecol, 1997,89(1):108-112.

[57] Baggish MS. One hundred and thirty small- and large bowel injuries associated with gynecologic laparoscopic operations[J]. J Gynecol Surg, 2007, 23(3): 83-95.

[58] 朱丽，赵梅珍．快速康复外科多模式镇痛在肠道手术病人中的应用[J]. 全科护理，2015,

13(6): 481–483.

[59] 刘洪杰 . 结直肠癌患者应用加速康复外科治疗的围手术期护理 [J]. 河北医药 , 2010, 32(22): 3245–3246.

[60] 范花 , 邢健红 , 沈憬宏 , 等 . 中药饼穴位敷贴配合穴位按压对结直肠癌病人术后肠功能恢复的临床研究 [J]. 全科护理 ,2021,19(30):4239–4242.

[61] Wong JMK, Bortoletto P, Tolentino J, et al. Urinary tract injury in gynecologic laparoscopy for benign indication: a systematic review[J]. Obstet Gynecol ,2018,131(1):100–108.

[62] Vather R, Trivedi S, Bissett I. Defining postoperative ileus: results of a systematic review and global survey[J]. J Gastrointest Surg, 2013,17(5):962–972.

[63] Pujara D, Chiang YJ, Cormier JN, et al. Selective approach for patients with advanced malignancy and gastrointestinal obstruction[J]. J Am Coll Surg, 2017,225(1):53–59.

[64] Tabata T, Kihira T, Shiozaki T, et al. Efficacy of a sodium hyaluronate–carboxycellulose membrane (Seprafilm) for reducing the risk of early postoperative small bowel obstruction in patients with gynecologic malignancies[J]. Int J Gynecol Canc, 2010,20(1):188–193.

[65] Arends J, Bachmann P, Baracos V, et al. ESPEN guidelines on nutrition in cancer patients[J].Clin Nutr,2017,36(1) :11–48.

[66] Fackche NT, Johnston FM. Malignant Bowel Obstruction[J]. Adv Surg,2021,55:35–48.

[67] Ceresoli M, Coccolini F, Catena F,et al. Water–soluble contrast agent in adhesive small bowel obstruction: a systematic review and meta–analysis of diagnostic and therapeutic value[J]. Am J Surg, 2016,211(6):1114–1125.

[68] Hsu K, Prommer E, Murphy MC,et al. Pharmacologic management of malignant bowel obstruction: when surgery is not an option[J]. J Hosp Med,2019,14(6):367–373.

[69] 王茹茹 , 宋太平 . 中医辨证治疗肠梗阻的临床研究概况 [J]. 中医临床研究 ,2019,11(35):139–141.

[70] Ozdemir E, Ozturk U, Celen S, et al. Urinary complications of gynecologic surgery: iatrogenic urinary tract system injuries in obstetrics and gynecology operations[J]. Clin Exp Obstet Gynecol, 2011,38(3):217–220.

[71] Dowling RA, Corriere JN Jr, Sandler CM. Iatrogenic ureteral injury[J]. J Urol, 1986,135(5):912–915.

[72] Lynch TH, Martínez–Piñeiro L, Plas E, et al. EAU guidelines on urological trauma[J]. Eur Urol,2005, 47(1):1–15.

[73] Glaser LM, Milad MP. Bowel and bladder injury repair and follow–up after gynecologic surgery[J]. Obstet Gynecol,2019,133(2):313–322.

[74] 牛文杰 . 中药油膏剂穴位贴敷治疗经尿道膀胱手术后膀胱挛缩的临床效果 [J]. 黑龙江中医药 ,2021,50(4):62–63.

[75] st Lezin MA, Stoller ML. Surgical ureteral injuries[J]. Urology, 1991,38(6):497–506.

[76] Sakellariou P , Protopapas AG, Voulgaris Z, et al. Management of ureteric injuries during gynecological operations: 10 years’ experience[J]. Eur J Obstet Gynecol Reprod Biol, 2002,101(2):179–184.

[77] 曾永威 , 高婉仪 , 赵敏 , 等 . 化瘀通淋汤联合输尿管镜下双 J 管置管对盆腔肿瘤手术所致输尿管损伤的治疗效果观察 [J]. 中医药临床杂志 ,2023,35(2):357–361.

妇科恶性肿瘤化疗相关性损伤康复治疗中国专家共识(2024年版)

中国抗癌协会中西整合卵巢癌专业委员会
山东省康复医学会妇科肿瘤康复分会
辽宁省医学会妇科肿瘤分会
浙江省康复医学会妇科肿瘤康复专业委员会

【摘　要】化疗作为妇科恶性肿瘤重要的治疗方式，杀伤肿瘤细胞的同时，对人体正常细胞也产生一定损伤。本共识总结了妇科恶性肿瘤患者化疗相关性损伤及康复的相关内容，主要涉及消化系统、血液系统、生殖系统、神经系统、心血管系统及其他系统等，以期为妇科肿瘤医生提供一定的参考和指导，提高妇科恶性肿瘤化疗患者的生活质量。

【关键词】妇科恶性肿瘤；化疗相关性损伤；损伤康复；中国专家共识

Chinese Expert Consensus on Rehabilitation Treatment of Chemotherapy-Related Injuries in Patients with Gynecological Malignant Tumor (2024 Edition)

Abstract：As an important treatment method for gynecological malignant tumors, chemotherapy not only kills tumor cells, but also causes certain damage to normal human cells. This consenus summarizes the related content of chemotherapy–related injury and rehabilitation of patients with gynecological malignant tumors, mainly involving the digestive system, blood system, reproductive system, nervous system，cardiovascular system and other systems, in order to provide certain reference and guidance for gynecological oncologists and improve the quality of life of patients with chemotherapy.

Key words: Gynecological malignant tumors, Chemotherapy–related injury, Injury rehabilitation, Chinese expert consensus

化疗作为妇科恶性肿瘤的重要治疗方式，临床效果显著，但同时也会对正常人体组织造成一定损伤，降低患者的依从性及治疗耐受性，影响其生活质量。因此如何改善妇科恶性肿瘤患者化疗相关耐受性，帮助其康复，意义重大。而目前针对妇科恶性肿瘤患者化疗损伤康复治疗缺乏统一的规范，临床医生的处理方案存在差异。因此本团体通过查阅文献、集体讨论，制定本专家共识，以期为妇科肿瘤医生提供一定的参考。本共识推荐级别及其代表意义见表 1。

表 1　本共识推荐级别及其代表意义

推荐级别	代表意义
1 类	基于高级别临床研究证据，专家意见高度一致。
2A 类	基于高级别临床研究证据，专家意见基本一致；或基于低级别临床研究证据，专家意见高度一致。
2B 类	基于低级别临床研究证据，专家意见基本一致。
3 类	不论基于何种级别临床研究证据，专家意见明显分歧。

1　化疗相关性损伤

化疗是妇科恶性肿瘤综合治疗的重要内容，常用化疗药物包括紫杉醇、多西他赛、白蛋白紫杉醇、卡铂、顺铂、脂质体阿霉素等。化疗药物在对肿瘤细胞发挥杀伤或抑制作用的同时，因其选择性较差，也会对机体正常细胞，尤其是处于增殖期的细胞造成不同程度的损伤，因此常引起各种不良反应。妇科恶性肿瘤化疗可致消化系统、血液系统、生殖系统、神经系统、心血管系统及其他系统的损伤，因此，相关康复治疗涉及各大系统，包括对各个系统化疗副反应的处理，涉及中西医结合的康复治疗手段。

2　消化系统化疗相关性损伤的康复治疗

消化系统不良反应是妇科恶性肿瘤化疗过程中最常见的损伤之一，多表现为食欲减退、恶心呕吐、腹泻等，其中以恶心呕吐最为常见[1]，对患者的生理、心理造成一定影响，严重者出现水电解质紊乱、休克等并发症。

2.1　化疗致恶心呕吐

化疗致恶心呕吐（chemotherapy-induced nausea and vomiting，CINV）是指由化疗药物引起或与化疗药物相关的恶心和呕吐[2]。CINV 的发病机制涉及神经递质、中枢神经系统通路、外周神经系统通路以及多个器官系统，腹部迷走神经的传入纤维被认为与 CINV 的发生最为相关[3]。按照发生时间，可分为急性、延迟性、预期性、爆发性及难治性 5 种类型[4]。抗肿瘤药物的致吐风险分为轻微、低度、中度和高度 4 个等级，对应的急性呕吐发生概率分别为＜ 10%、10% ～ 30%、30% ～ 90% 和＞ 90%[5]。常用的妇科恶性肿瘤化疗方案中，顺铂、表柔比星、卡铂（AUC ≥ 4）、异环磷酰胺均属高致吐风险药物，而多西他赛、紫杉醇、白蛋白紫杉醇、脂质体阿霉素、卡铂（AUC ＜ 4）均属低致吐风险药物。

药物是 CINV 康复治疗的首要内容。现有的止吐药物按作用对象的不同可分为 5- 羟色胺受体（5-HT_3）受体拮抗剂、糖皮质激素、NK-1 受体拮抗剂、多巴胺受体阻滞药、非典型抗精神类药物及吩噻嗪类[6]。预防 CINV 的发生是治疗的关键。化疗开始前，应充分评估本次化疗 CINV 发生的风险，制定适合患者的个体化止吐方案[7]。止吐药的选择应基于化疗药物的致吐风险、既往化疗的恶心呕吐史以及患者自身因素综合考虑。对使用含高致吐风险化疗药物的患者，推荐 5-HT_3 受体拮抗剂 +NK-1 受体拮抗剂 + 地塞米松的三药联合方案或 5-HT_3 受体拮抗剂 +NK-1 受体拮抗剂 + 地塞米松 + 奥氮平的四药联合方案；中致吐风险的方案推荐 5-HT_3 受体拮抗剂 + 地塞米松的标准双药方案；而低致吐风险，通常推荐单一止吐药物；对于轻微致吐风险，不推荐常规预防性止吐[6]。在预防和治疗恶心、呕吐的同时，还应该注意处理止吐药物自身的不良反应，见图 1。

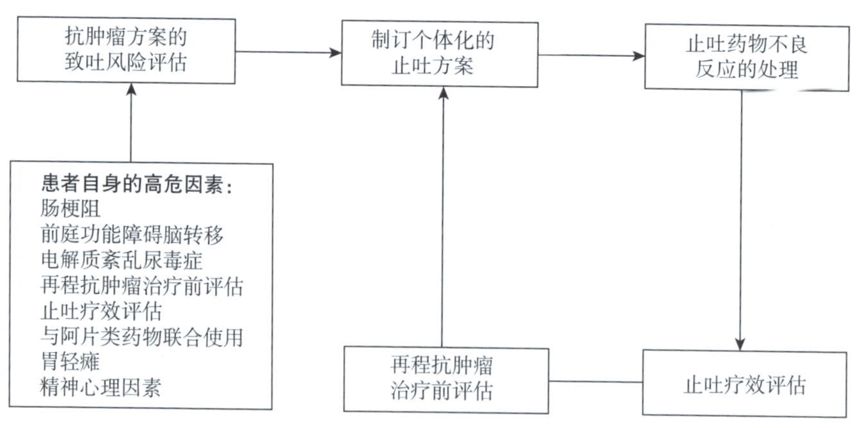

图 1　化疗致恶心呕吐康复治疗流程

物理治疗和中医治疗也是 CINV 不可或缺的康复治疗方法。物理治疗是指经皮神经电刺激通过将双电机放置于人体特定位置的皮肤处，然后将低频脉冲电流输入人体，从而达到促进患者康复的目的，该方法已广泛应用于镇痛、缓解痉挛等方面。中医治疗方式包括中药汤剂口服、针灸治疗、穴位按摩法或指压法[8]。中药方面，如为“痰饮内阻证”，可口服小半夏合苓桂术甘汤加减；如为“肝气犯胃证”，可口服四七汤；如为“脾胃气虚证”，可口服香砂六君子加减；如为“脾胃阳虚证”，可口服理中汤加减；如为“胃阴不足证”，可口服麦门冬汤加减等。针灸治疗方面，主穴包括中脘、胃俞、内关、足三里，配穴方面，寒吐者加上脘、公孙；热吐者加商阳、内庭，并用金津、玉液点刺出血。穴位按摩法或指压法操作相对简单，是目前治疗 CINV 的常用方式。

推荐意见：化疗造成恶心呕吐，药物是康复治疗的首要内容，化疗开始前，应充分评估本次治疗呕吐发生的风险，化疗时根据化疗药物的致吐风险，选择相对应的预防方案。物理治疗和中医治疗也是 CINV 不可或缺的康复治疗方法（推荐级别：2A 类）。

2.2 化疗致腹泻

化疗致腹泻（chemotherapy-induced diarrhea， CID）是指应用化疗药物后出现排便次数多，便质稀薄，或带有黏液、脓血或未消化的食物[2, 9]。如黏液便，每日 3 次以上，或每日粪便总量大于 200 g，其中粪便含水量大于 80%，则可诊断 CID。目前 CID 的机制尚不完全清楚，多认为是化疗药物可直接抑制或破坏肠道细胞，干扰其分裂，引起肠壁黏膜损伤，破坏了小肠吸收和分泌能力之间的平衡，从而导致粪便中液体和电解质的分泌增加[10]。妇科恶性肿瘤化疗中，CID 多见于 5- 氟尿嘧啶，其次为甲氨蝶呤，少数为紫杉醇类化疗药[11]。伊立替康则可引起伪膜性肠炎致严重腹泻。

药物是 CID 康复治疗的重要内容。常用治疗腹泻药物包括：洛哌丁胺、蒙脱石散、奥曲肽、阿片酊、布地奈德、益生菌及抗生素等[12-13]。其中，洛哌丁胺是治疗腹泻的一线用药，阿片类药物，M 受体激动剂，通过直接影响肠道平滑肌来降低肠道蠕动，直接在肠壁吸收，很少到达体循环，全身副作用小[14]，仅限于治疗轻度腹泻，对于严重腹泻几乎无效。奥曲肽是治疗腹泻的二线用药，具有抗分泌活性的合成生长抑素类似物，可增加肠道对液体和电解质的吸收，可作为洛哌丁胺治疗 48 小时后无效的难治性腹泻的二线治疗。

化疗患者 CID 的发生率高达 50% ～ 80%，但它往往没有得到充分认识和管理。按照腹泻的严重程度有无合并症，可分为简单性腹泻和复杂性腹泻[9]。针对简单性腹泻的处理，初始管理包括饮食调整、饮水补液、少食多餐、指导患者记录腹泻情况并报告危及生命的症状（例如发热或站立时头晕），对于 2 级腹泻，考虑在下一周期化疗药物减量，同时应增加治疗腹泻药物治疗。针对复杂性腹泻，必要时请消化科会诊，首先静脉补液，根据血清钠、钾及酸碱平衡情况选择等渗盐水或平衡盐溶液，其次奥曲肽皮下注射，同时使用抗生素预防感染。此外，腹泻患者应进行全血计数、电解质状况和粪便检查，以评估并指导治疗[15]。

CID 其他康复治疗包括中药治疗和针灸治疗，可有效促进患者恢复[16]。中药方面，如为“寒湿证”，可口服藿香正气散加减；如为“湿热证”，可口服葛根芩连汤加减；如为“食滞证”，可口服保和丸或枳实导滞丸加减等[17]。针灸治疗方面，主穴为天枢、水分、上巨虚、阴陵泉；配穴方面，寒湿加神阙，湿热加内庭，食滞加中脘。

推荐意见：化疗致腹泻，药物是康复治疗的重要内容，其中洛哌丁胺是治疗腹泻的一线用药，同时按照腹泻的严重程度针对性的给予补液、奥曲肽及抗生素，其他康复治疗包括中药治疗和针灸治疗（推荐级别：2A 类）。

2.3 化疗致肝损伤

药物性肝损伤（drug-induced liver injury，DILI）是指用药治疗疾病过程中，在药物治疗量内，肝脏因受药物及其代谢产物作用而发生的功能和结构的损害，病程一般短于 3 个月，胆汁淤积型肝损伤可超过 1 年。其中化疗致肝损伤（chemotherapy-induced liver injury，CILI）是指各类化疗药物及其代谢产物乃至辅料等所诱发的肝损伤[2]。各类抗肿瘤药物均能引起不同程度肝损伤，多种药物联合化疗引起的肝损伤更为严重[18]。DILI 发病机制尚不明确，现有报道大致包括：药物及其肝内代谢产物的直接肝毒性、药物介导的免疫损伤、遗传多态性、氧化应激、线粒体损伤、炎症反应、内质网应激和肝组织修复能力缺失[19]。其高危因素包括化疗药物剂量、化疗联合用药、患者年龄、遗传因素及合并基础疾病等[20]。DILI 临床分型分为急性和慢性，临床上，急性 DILI 占绝大多数，其中 6% ～ 20% 可发展为慢性。目前国际上通常将急性 DILI 严重程度分为 1 ～ 5 级，详见表 2。

表 2 急性 DILI 严重程度分级

分级	程度	定义
0	无肝损伤	患者对暴露药物可耐受，无肝毒性反应。
1	轻度肝损伤	血清 ALT 和（或）ALP 呈可恢复性升高，TBil < 2.5 × ULN 且 INR < 1.5。
2	中度肝损伤	血清 ALT 和（或）ALP 升高，且 TBil ≥ 2.5 × ULN，或虽无 TBil 升高但 INR ≥ 1.5。
3	重度肝损伤	血清 ALT 和（或）ALP 升高，且 TBil ≥ 5 × ULN，伴或不伴 INR ≥ 1.5。
4	急性肝衰竭	血清 ALT 和（或）ALP 升高，且 TBil ≥ 10 × ULN 或每日上升 ≥ 17.1 μmol/L（1.0 mg/dL），且 INR ≥ 2.0，或 PTA < 40%。可同时出现：①腹腔积液或肝性脑病；或②与中药药源性肝损伤相关的其他器官系统衰竭。
5	致命	因中药药源性肝损伤死亡，或需接受肝移植才能存活。

一旦 DILI 诊断明确，应立即停用可能导致肝损伤的相关药物，正确使用保肝类药物，积极治疗基础肝病。临床上常用的保肝药物分为抗炎、解毒、抗氧化、肝细胞膜保护和利胆等五大类。其中抗炎类代表药物为异甘草酸镁，解毒类代表药物为硫普罗宁；抗氧化类常用双环醇及水飞蓟素；肝细胞膜保护剂常用多烯磷脂酰胆碱；利胆类多为熊去氧胆酸[21]。同时积极治疗基础疾病，包括基础肝病。改变不良生活方式，引导患者进行清淡饮食、戒酒、控制体重、监测血脂血糖等。对于疗效不佳或肝功能衰竭的患者，需及时请消化内科专家会诊或组织多学科综合诊疗（multidisciplinary diagnosis and treatment，MDT），适时使用糖皮质激素，严重者需人工肝支持或肝移植治疗[22]。

康复治疗中，中医治疗发挥着重要作用。中医治疗包括中药治疗和针灸疗法。中药方面，如为“肝胆湿热证”，可口服茵陈蒿汤加减；如为“肝郁脾虚证”，可口服逍遥散加减，如为“肝阴亏虚证”，可口服一贯煎加减等。针灸治疗方面，主穴为期门、阳陵泉、足三里；配穴方面，肝郁脾虚者配合艾灸脾俞；痰湿阻滞者配合艾灸足三里。

推荐意见：化疗致肝损伤，应立即停用可能导致肝损伤的相关药物，正确使用保肝类药物，积极治疗基础肝病，中医治疗亦发挥着重要作用（推荐级别：2A 类）。

3 血液系统化疗相关性损伤的康复治疗

骨髓抑制主要表现为白细胞减少（以中性粒细胞减少最常见）、血小板减少、贫血等，是化疗中最常见的限制性毒性反应。化疗后骨髓抑制分级见表 3。严重骨髓抑制可合并感染、出血，严重者可危及生命[2]。妇科恶性肿瘤化疗方案中，以卡铂、环磷酰胺、表柔比星等造成的骨髓抑制最为显著，对于接受过放疗的患者，即便使用骨髓抑制不严重的药物（如顺铂），也更易发生骨髓抑制。

表 3　化疗后骨髓抑制分级

血液学指标	Ⅰ级	Ⅱ级	Ⅲ级	Ⅳ级
白细胞计数（$\times 10^9$）	正常值下限～ 3.0	3.0～2.0	2.0 ～ 1.0	＜ 1.0
中性粒细胞计数（$\times 10^9$）	正常值下限～ 1.5	1.5～1.0	1.0 ～ 0.5	＜ 0.5
血红蛋白（g/L）	正常值下限～ 100	100～80	80	危及生命，需要紧急治疗
血小板（$\times 10^9$）	正常值下限～ 75	75 ～ 50	50 ～ 25	＜ 25

3.1　化疗致中性粒细胞减少

化疗致中性粒细胞减少（chemotherapy-induced neutropenia，CIN）是指化疗后外周血中性粒细胞绝对计数（absolute neutrophil counting，ANC）下降至正常值以下；发热性中性粒细胞减少症（febrile neutropenia，FN）特指 ANC ＜ 1.0×10^9/L 且单次体温＞ 38.3℃或两次体温≥ 38.0℃超过 1 小时为特征的疾病（CTCAE 5.0）[23]。

重组人粒细胞集落刺激因子（recombinant human granulocyte colony-stimulating factor，rhG-CSF）是一种人工合成的促进中性粒细胞增殖，分化、激活的细胞因子，短效 rhG-CSF 主要经肾脏清除，聚乙二醇化重组人粒细胞集落刺激因子（pegylated recombinant human granulocyte colony-stimulating factor，PEG-rhG-CSF）是 rhG-CSF 长效剂型，主要经中性粒细胞介导清除[24]，两者均是预防和治疗化疗引起的中性粒细胞减少的有效药物[25]。

预防性使用粒细胞集落刺激因子（G-CSF）可以降低肿瘤患者 FN 的发生率、持续时间和严重程度，降低随后的感染率和住院率，并改善患者按期进行全剂量强度化疗的情况[26]。G-CSF 预防使用可根据患者自身情况选择短效 rhG-CSF 多次注射，或者选择半衰期更长的 PEG-rhG-CSF 单次注射。rhG-

CSF 每日剂量为 5 μg/（kg · d），化疗后次日即开始每日使用，直至中性粒细胞恢复正常或接近正常水平。PEG–rhG–CSF 单次剂量为成人 6mg，可用于 3 周或 2 周化疗方案后中性粒细胞下降的预防，周疗不推荐使用；化疗后 24 ～ 72 小时开始使用，推荐与下一周期化疗至少间隔时间为 12 天。治疗性使用 G–CSF 是指针对已经出现中性粒细胞减少的患者进行治疗性应用 G–CSF。治疗性使用 G–CSF 的具体用法为 rhG–CSF 5μg/（kg · d）皮下注射，直至 ANC 恢复至正常或接近正常水平。需要说明的是治疗性 G–CSF 不推荐使用 PEG–rhG–CSF[25]。

国际癌症支持治疗协会（Multinational Association for Supportive Care in Cancer，MASCC）风险指数（表 4）被证实可以预测 FN 相关的内科并发症风险，可以作为临床医师选择整体护理和治疗策略的基本工具[27]。对已发生 FN 的患者首先应进行 MASCC 的评估，MASCC 评分≥ 21 的为低风险患者，MASCC 评分＜ 21 的为高风险患者。针对不同风险人群进行分层管理个体化治疗。低风险患者应接受口服或门诊静脉注射经验性抗生素治疗，初始治疗主要针对细菌病原体，建议喹诺酮类药物与阿莫西林 – 克拉维酸盐联合口服[28]。高危患者需要住院接受静脉注射经验性抗生素，建议使用抗假单胞菌 β – 内酰胺类药物联合氨基糖苷类药物，不推荐初始治疗使用万古霉素。对于血培养检出耐甲氧西林金黄色葡萄球菌、耐万古霉素肠球菌等特殊菌群的患者，应及时更换敏感抗生素。目前不推荐经验性抗病毒治疗。在初始经验性抗菌药物治疗 48 小时后，应重新评估危险分层，确诊病原菌，并综合患者对初始治疗的反应，以决定后续如何调整抗菌药物[28]。

表 4　MASSC 评分标准

特征	得分
疾病程度：轻度或无症状	5
疾病程度：中等程度症状	3
疾病程度：严重症状	0
无低血压（收缩压≥ 90 mmHg）	5
无慢性阻塞性肺疾病	4
实体瘤 / 淋巴瘤，既往无真菌感染史	4
无脱水	3
院外（发热刚开始时）	3
年龄小于 60 岁	2

另外，中医治疗也具有促进患者康复的作用。中医治疗包括中药治疗和针灸疗法。中药方面，如为“气血两虚证”，可口服八珍汤加减；如为“脾肾阳虚证”，可口服金匮肾气丸合黄芪建中汤加减，如为“肝肾阴虚证”，可口服生脉饮合六味地黄丸加减等。针灸治疗方面，主穴为关元、足三里、三阴交、合谷、太溪等穴，针对补法，并可加用温针灸。

推荐意见：化疗致中性粒细胞减少的康复治疗，需充分评估骨髓抑制分级，可预防性使用 G-CSF，针对已经出现 CIN 的患者进行治疗性应用 G-CSF。对已发生 FN 的患者首先应进行 MASCC 的评估，针对不同风险人群进行分层管理个体化治疗。中医治疗也具有促进患者康复的作用（推荐级别：2A 类）。

3.2 化疗致血小板减少

化疗所致血小板减少症（chemotherapy-induced thrombocytopenia，CIT）是指化疗药物对骨髓中巨核系细胞产生抑制作用，导致血小板生成不足和破坏过多，从而使外周血中血小板计数小于正常值下限。妇科恶性肿瘤化疗中，基于吉西他滨和铂类的化疗方案的发生率最高[29]。

CIT 治疗应首先明确病因，评估出血风险，再根据病因及血小板减少的严重程度采取相应的治疗策略。主要治疗措施包括输注血小板、应用各类促血小板生成药物，以及减少血小板破坏的治疗[29]。输注血小板是纠正重度血小板减少症的最快、最有效的治疗方法[30]。当血小板≤ 10×10^9/L 时，特别是合并高出血风险的实体瘤或血液系统恶性肿瘤患者，需预防性输注血小板以预防致命性出血[31]。

促血小板生成的药物主要指促血小板生长因子，包括重组人白细胞介素 -11（recombinant human interleukin，rhIL-11）、重组人血小板生成素（recombinant human thrombopoietin，rhTPO）和血小板生成素受体激动剂（TPO-RAs）等[32]。rhIL-11 作为促血小板生长因子，对于不符合血小板输注指征的血小板减少患者，实体瘤患者应在血小板计数：25×10^9 ～ 75×10^9/L 时应用，从而明显增加外周血血小板的数量[33]。rhIL-11 的常规推荐剂量为 25 ～ 50 μg/kg，皮下注射，1 次 / 天，连用 7 ～ 10 天直至达到停药标准[29]。rhTPO 是目前国内外最常用的一类促血小板生长因子。推荐在血小板计数 < 75×10^9/L 时应用。用药剂量为 300 U/kg，每日 1 次，连续用药。使用过程

中监测血常规，一般 2 次 / 周，特殊患者可根据情况隔日 1 次直至达到停药标准。停药标准：当血小板已经恢复至≥ 100×10^9/L 或血小板较用药前升高 50×10^9/L 时，建议及时停药。目前国内上市的 TPO-RAs 类药物包括海曲泊帕、艾曲泊帕、阿伐曲泊帕、罗米司亭等[34]。2022 年美国血液学年会（ASH）大会上公布的一项海曲泊帕治疗 CIT 的回顾性研究显示，与单用 rhTPO 相比，海曲泊帕联合 rhTPO 可更快且更有效地提升血小板水平[29]。虽然国内外均有研究显示 TPO-RAs 在 CTIT 中有一定疗效，临床上可以考虑使用，但 TPO-RAs 的疗效和治疗潜力还需要更多大样本随机对照临床研究证据[29，35]。

另外，中医治疗也具有促进患者康复的作用。中医治疗主要包括中药治疗，如为“气血亏虚证”，可口服归脾汤加减；如为“阴虚火旺证”，可口服六味地黄丸合茜根散加减，如为“肝火上炎证”，可口服龙胆泻肝汤加减；如为“血热妄行证”，可口服十灰散加减。

推荐意见：化疗致血小板减少康复治疗应首先明确病因，评估出血风险，再根据病因及血小板减少的严重程度采取相应的治疗策略，主要治疗措施包括输注血小板、应用各类促血小板生成药物，以及减少血小板破坏的治疗。中医治疗也具有促进患者康复的作用（推荐级别：2A 类）。

3.3 化疗致贫血

化疗致贫血（chemotherapy-induced anemia，CIA）是指化疗期间或化疗后血红蛋白（hemoglobin，Hb）浓度减少至正常值下限，可诊断为贫血[2]。细胞毒性化疗药物通过直接损害骨髓中的血细胞生成导致贫血，而某些特定细胞毒性药物（例如铂类）的肾毒性还可降低促红细胞生成素的生成进而导致贫血。

CIA 的治疗方法主要包括促红细胞生成、补充铁剂和输血等[36]。红细胞生成刺激剂（erythropoiesis-stimulating agent，ESA）可用于治疗非骨髓性恶性肿瘤患者化疗诱导的贫血[37]。其中促红细胞生成素（erythropoietin，EPO）是临床上最常用的 ESA 类药物。Hb ＜ 100 g/L 的化疗相关性贫血患者，可考虑开始 ESA 治疗；当 Hb 在 100 ～ 120 g/L 时，应根据临床情况判断应用 ESA 的益处与风险；Hb 达到 120 g/L 时应及时停药，否则可能会增加死亡风险。在进行 ESA 治疗之前应进行基线铁监测（血清铁、总铁结合力、血清铁蛋白）。目前补充铁剂的方式主要为口服和静脉注射两种。大多数研究表明，静脉注射铁优于口服铁[38]。常用的口服铁剂有硫酸亚铁、葡萄糖酸亚铁和富马酸亚铁；

静脉用铁剂有蔗糖铁、低分子量右旋糖酐铁、葡萄糖酸铁等。输注红细胞或全血是临床上治疗 CIA 的重要方法，可应用于严重贫血患者（Hb < 70 g/L），纠正贫血导致的多脏器缺血状态；也可用于急性出血引发贫血的肿瘤患者，迅速升高血红蛋白水平；另外，对于合并心脏病、慢性肺病、脑血管病的无症状性贫血患者，也可进行输血治疗，改善患者预后。

另外，中医治疗也具有促进患者康复的作用。中医治疗主要包括中药治疗，如为“脾胃虚弱证”，可口服香砂六君子汤合当归补血汤加减；如为“心脾两虚证”，可口服归脾汤加减，如为“脾肾阳虚证”，可口服实脾饮合四神丸加减；如为“肝肾阴虚证”，可口服左归丸加减。针灸治疗方面，主穴为足三里、三阴交、上脘、中脘、阳陵泉、阴陵泉等。

推荐意见：化疗致贫血的康复治疗需根据患者骨髓抑制程度，合理选择包括促红细胞生成素、补充铁剂和输血等治疗方式。其他康复治疗还包括中药治疗及针灸治疗（推荐级别：2A 类）。

4 生殖系统化疗相关性损伤的康复治疗

化疗相关性生殖系统损伤是主要指绝经前患者接受化疗后引起卵巢功能损害，从而导致卵巢功能不全和不孕症。造成卵巢功能损害的影响因素主要包括肿瘤患者年龄、化疗药物种类、剂量及化疗方案等[39]。妇科化疗方案中，烷化剂类化疗药如环磷酰胺对卵巢的毒性最强，在化疗过程中，细胞毒药物会导致卵泡的凋亡，降低雌激素和抑制素的水平，从而增加 FSH 的水平，从而刺激原始卵泡的募集，通过直接和间接方式损害卵巢储备功能和激素功能[40]。

卵母细胞 / 胚胎冷冻保存是为有意进行未来生育计划的年轻女性提供的一种标准生育力保存策略，但它无法在化疗期间保护性腺功能[41]。而促性腺激素释放激素激动剂（GnRHa）可通过降低 FSH 水平从而减缓卵泡细胞的增殖，保护它们免受细胞毒损伤，延迟静止细胞的卵泡池的募集。因此，建议在化疗期间使用进行卵巢抑制，以降低发生性腺毒性的风险，从而避免接受细胞毒性治疗的绝经前女性出现卵巢功能过早不全的不良后果[42]。由于初次应用 GnRHa 时，可短暂刺激腺垂体释放促性腺激素，刺激卵巢激素的分泌，持续 1 ～ 2 周，因此建议化疗前 2 周第 1 次给药，以后与化疗同步使用。

化疗后患者出现卵巢功能损害时，需积极进行康复治疗，主要包括调整生活方式、社会心理支持和激素补充治疗等[39]。规律健康饮食、加强体育锻炼等生活方式有助于卵巢功能的改善。良好的心理支持治疗可以缓解患者的焦虑不安，释放心理压力，减缓卵巢功能的衰退[41]。激素补充治疗可有效缓解卵巢功能不全带来的潮热盗汗、骨质疏松等不良事件。

推荐意见：化疗造成生殖系统损伤，推荐化疗期间予 GnRHa 药物治疗预防损伤，以保护卵巢功能；化疗后积极进行康复对症治疗，包括调整生活方式、社会心理支持和激素补充治疗（推荐级别：2A 类）。

5 神经系统化疗相关性损伤的康复治疗

由某些具有神经毒性的化疗药物引起的周围神经损伤或功能障碍称为化疗致周围神经病变（chemotherapy-induced peripheral neuropathy，CIPN）[2]。CIPN 临床症状包括手脚刺痛、灼热、麻木、疼痛，肌肉无力，耳毒性，视力改变，头晕感等。导致 CIPN 的主要化疗药物包括铂类（尤其是奥沙利铂和顺铂）、长春碱（尤其是长春新碱和长春花碱）、紫杉醇、多西他赛等[43]。

目前仍无任何一种药物对 CINP 有明确疗效，也不推荐因 CINP 而减少或停止化疗。然而，如果患者治疗期间发生了明显的神经病变，则可以考虑停用诱因药物。同时可予以营养神经药物如 B 族维生素及甲钴胺。针对 CIPN 常用的治疗药物包括抗惊厥药物、抗抑郁药物、膜稳定剂、阿片类药物和非阿片类药物等[44]。由于缺乏证据级别高的大型随机对照研究的数据，至今美国食品药品管理局（FDA）尚未批准任何明确的预防和治疗方法或药物[45]。

康复治疗还包括中药治疗及针灸治疗。中药方面，如为“热毒入络证”，可口服犀角地黄汤加减，如为“湿热阻络证”，可口服四妙散合柴葛解肌汤加减，如为“寒湿痹阻证”，可口服乌头汤合防己黄芪汤加减，如为“肺脾气虚证”，可口服补中益气汤加减，如为“肾气不足证”，可口服金匮肾气丸加减等。针灸治疗中，可根据病情辩证循经取穴或局部取穴，采用温针灸、直接灸或间接灸法，也可采用多功能艾灸仪治疗。

推荐意见：化疗后周围神经病变，目前无特效药，可予患者药物支持治疗，包括抗惊厥药物、抗抑郁药物、阿片类药物和非阿片类药物等，辅以中药治疗及针灸治疗促进康复（推荐级别：2A 类）。

6　化疗致心血管系统损伤的康复治疗

化疗药物致心脏毒性（chemotherapy drugs-induced cardiotoxicity，CDIC）是指接受某些抗肿瘤药物治疗的患者，由于药物对心肌和/或心电传导系统毒性作用引起的心脏病变[2]。导致CDIC的主要化疗药物包括蒽环类药物、抗细胞微管药物如紫杉类和长春碱类以及烷化剂类化疗药物如顺铂、环磷酰胺等[46]。其主要临床表现可为胸闷、心悸、呼吸困难、心电图异常、左心室射血分数下降及心肌酶谱的变化，甚至导致致命性的心力衰竭[46-47]。

CDIC的康复治疗以控制化疗药物剂量为主，辅以心脏保护剂、对症支持治疗及中医治疗[48]。右雷佐生是唯一被美国FDA批准用于蒽环类药物所致心脏毒性的心脏保护剂，能够将肿瘤化疗引起的心力衰竭发生率降低80%以上。其他常用的拮抗CDIC的药物包括辅酶Q10、左卡尼汀、N-乙酰半胱氨酸、谷胱甘肽、抗氧化剂以及其他的铁螯合剂[46]。对症治疗可采用利尿剂、正性肌力药物等。中药方面，如为“气血两虚证”，可口服归脾汤或养心汤加减，如为“心虚胆怯证”，可口服安神定志丸加减，如为“痰热忧心证”，可口服黄连温胆汤加减等。针灸治疗中，主穴选择神门、心俞、巨阙等，配穴方面，心气虚可配合内关、足三里；气阴两虚可配厥阴俞、脾俞、三阴交等。

推荐意见：化疗药物致心脏毒性，以控制化疗药物剂量为主，辅以心脏保护剂、对症支持治疗、中药及针灸治疗进行康复治疗，其中心脏保护剂首选右雷佐生（推荐级别：2B类）。

7　其他系统化疗相关性损伤的康复治疗

7.1　化疗致脱发康复治疗

化疗致脱发（chemotherapy-induced alopecia, CIA）是化疗过程中最明显的症状之一，表现为机体特定部位的毛发密度较正常状态出现降低。化疗患者中，CIA的发病率约为65%[49]。CIA的风险和脱发程度因药物、剂量、频率、持续时间和给药途径而异[50]。CIA一般发生于化疗后1～3周，通常在化疗停止后3～6个月可逆（新头发可能呈现不同的质地和颜色），但一些患者没有头发再生或只有部分头发再生。如果化疗停止后6个月没有头发再生或头发再生不完全，则诊断为永久性CIA。CIA对患者的自尊、身体形象、性欲和整体生活质量有显著的负面影响。

CIA 的康复治疗包括非药物治疗、药物治疗及中医治疗[51]。非药物治疗主要指头皮冷疗，目前，头皮冷疗主要有 2 种方法：一种是被美国 FDA 许可的 2 种自动头皮冷却设备（DigniCap 和 Paxman 系统）；另一种是冷凝胶帽。该方法通过降低头皮表明温度，促进局部血管收缩，减少头皮部位的化疗药物摄取，从而减缓毛囊细胞的代谢率[52]。药物治疗主要包括米诺地尔，该药通过延长毛发生长期降低 CIA 的严重程度或缩短持续时间，但不能预防 CIA，可以在化疗停药后使用，以获得更好的再生[53]。

中药干预方面，如为“肝肾不足证”，可口服七宝美髯丹加减，如为“血热风燥证”，可口服四物汤合六味地黄丸加减，如为“气阴两虚证”，可口服人参养荣汤加减，如为“气滞血瘀证”，可口服通窍活血汤加减等。针灸治疗方面，局部脱发处可用梅花针叩刺。

推荐意见：化疗致脱发，可通过非药物治疗、药物治疗及中医治疗等方式进行康复治疗，其中非药物治疗主要采用头皮冷疗（冰帽），药物治疗主要包括米诺地尔（推荐级别：2A 类）。

7.2 化疗致肾损伤康复治疗

化疗致肾损伤（chemotherapy-induced kidney injury，CIKI）是指由抗肿瘤药物导致的新发肾功能损害或者在原有肾功能损害基础上出现的肾功能损害加重，主要表现为肾毒性反应及过敏反应[2]。常见的致肾损伤的抗肿瘤药物：顺铂、异环磷酰胺、甲氨蝶呤、丝裂霉素及吉西他滨[54]。

临床中一旦确诊 CIKI，即应立即停止使用化疗相关药物，同时给予支持治疗、药物治疗，防治并发症，避免多器官功能衰竭，降低 CIKI 患者病死率。支持治疗包括充分补液、控制感染、维持血流动力学稳定。药物治疗方面，明确 CIKI 时应及早使用糖皮质激素，迅速缓解全身过敏症状，促进肾脏功能恢复，防止肾脏发生间质纤维化[55]。还原型谷胱甘肽适用于治疗急性肾小管坏死，具有保护肾小管上皮细胞作用。美司钠是临床上应用广泛的细胞保护剂，降低使用环磷酰胺化疗患者的出血性膀胱炎的发生率。氨磷汀可结合烷化剂及铂类化疗药的代谢产物，减轻肾脏毒性。另外，甲氨蝶呤化疗患者，可通过碳酸氢钠片碱化尿液促进尿酸盐的溶解，预防结晶沉积。当患者出现危及生命的水电解质及酸碱平衡紊乱时，应紧急开启肾脏替代治疗。

中医治疗对 CIKI 的康复治疗具有重要意义，包括中药治疗及针灸治疗。

中药治疗方面，如为“脾肾气虚证”，可口服异功散加减，如为“肺肾气虚证”，可口服益气补肾汤加减，如为“气阴两虚证”，可口服参芪地黄汤加减，如为“脾肾阳虚证”，可口服附子理中丸或济生肾气丸加减，如为“肝肾阴虚证”，可口服杞菊地黄丸加减，如为“水湿证”，可口服五皮饮加减，如为“湿热证”，可口服龙胆泻肝汤加减，如为“血瘀证”，可口服血府逐瘀汤加减，如为“湿浊证”，可口服胃苓汤加减。针灸方面，选穴为中脘、关元、气海；足三里、涌泉；肾俞、命门。

推荐意见： 化疗后造成肾损伤，应立即停药，同时给予支持治疗、药物治疗，防治并发症，避免多器官功能衰竭，同时可辅以中药及针灸治疗（推荐级别：2A 类）。

7.3 化疗相关心理损伤康复治疗

妇科恶性肿瘤患者大多数对于化疗方面的知识缺乏，加之化疗不良反应、化疗并发症、化疗周期较长及化疗过程中干扰因素较多，多数病人情绪极其低落，表现出焦虑障碍、恐惧心理甚至抑郁障碍等不良的心理反应，严重影响预后[56]。

化疗相关心理损伤康复治疗包括心理干预治疗和药物治疗[57]。常用的心理治疗方法有：支持性心理治疗、认知行为治疗等[58]。利用心理学知识给病人指导和宣传教育，做好病人家属的配合工作，并要求患者的丈夫及其他家属充分理解患者心理上的痛苦，积极鼓励和支持病人。通过与病人接触、交流和沟通，给予同情理解，积极鼓励和进行心理开导，帮助病人消除困扰，建立战胜疾病的信心，从而调节患者心理障碍。药物治疗方面，苯二氮䓬类药物是治疗焦虑障碍的主要药物，具有抗焦虑、镇静催眠、抗惊厥和松弛骨骼肌的作用。选择性 5- 羟色胺再摄取抑制剂是治疗抑郁障碍的一线用药，广泛用于临床，具有疗效好，耐受性好，不良反应少等特点[59]。临床中可根据心理损伤的不同程度和类型，可在心理科的指导下行相关药物治疗。

推荐意见： 化疗相关心理损伤康复治疗包括心理干预治疗和药物治疗，常用的心理治疗方法有：支持性心理治疗、认知行为治疗等（推荐级别：2A 类）。

7.4 化疗致皮肤不良反应康复治疗

化疗药物在正常剂量抗肿瘤应用过程中造成的皮肤及其附属器官的异常反应，统称为化疗相关的皮肤及附件不良反应，属于药物致皮肤不良反应（cutaneous adverse drug reactions）范畴，临床表现为皮肤瘙痒、皮疹、颜面水肿、静脉炎、手足综合征等[2]。

多数情况下，化疗药物所致的非严重的皮肤不良反应是可逆的。此类不良反应的治疗基本上是支持性的，建议停用致病药物的同时给予短周期的糖皮质激素和全身 H_1 抗组胺药。如致病药物对患者有重要的治疗作用，建议在今后的治疗中使用结构不同的非交叉反应药物[60]。皮肤不良反应通常无瘢痕愈合，但皮肤色素沉着或色素减少可能持续数月至数年。静脉注射免疫球蛋白治疗尚有争议[61]。

康复治疗还包括中药治疗及针灸治疗。中药治疗方面，针对皮疹患者，如为“肝经郁热证”，可口服龙胆泻肝汤加减，如为“脾虚湿蕴证”，可口服除湿胃苓汤加减，如为“血虚风燥证”，可口服清营汤加减，如为“气阴两虚证”，可口服增液汤合益胃汤加减等；针对手足综合征患者，如为“热毒蕴肤证”，可口服黄连解毒汤加减，如为“气血不足证”，可口服黄芪桂枝五物汤加减，如为“湿热蕴脾证”，可口服除湿胃苓汤加减。针灸治疗皮疹，主穴为曲池、足三里、气海；配穴为内关、天枢、飞扬。

推荐意见：化疗造成皮肤及附件不良反应等，建议停用致病药物的同时给予短周期的糖皮质激素和全身 H_1 抗组胺药，康复治疗主要包括中药治疗及针灸治疗（推荐级别：2A 类）。

8 总 结

化疗是妇科恶性肿瘤治疗过程中重要的治疗方式之一，但同时化疗也对人体各器官系统造成不同程度的损伤，对消化系统、血液系统、生殖系统、神经系统、心血管系统及其他系统产生各种不良反应，严重影响患者的生活质量，甚至危及生命。患者如合并多系统损伤，可行多学科综合诊疗（MDT），予患者行系统的综合治疗。本共识列举了妇科恶性肿瘤化疗常见的损伤及国内外的治疗标准，对妇科恶性肿瘤患者化疗损伤康复临床应用具有参考意义。

9 声 明

本共识旨在为妇科恶性肿瘤化疗相关性损伤康复治疗提供指导性意见，但并非唯一的共识，不排除其他意见与建议的合理性。

利益冲突：所有作者均声明不存在利益冲突。

主　编：于爱军

副主编：吴令英　张　颐　孔为民　陈　亮　吕晓娟　宿钟化　李芳梅　庞晓燕

编委（按姓氏笔画排序）：丁婷（山东中医药大学第二附属医院／山东省中西医结合医院）；于云海（山东大学第二医院）；于爱军（浙江省肿瘤医院）；于浩（山东第一医科大学附属肿瘤医院）；王小元（山东第一医科大学第一附属医院）；王长林（山东第一医科大学第二附属医院）；王化丽（大连市妇女儿童医疗中心）；王玉东（上海交通大学医学院国际和平妇幼保健院）；王巧荣（山东省菏泽市中医医院）；王世军（首都医科大学附属宣武医院）；王冬（重庆大学附属肿瘤医院）；王永军（首都医科大学附属积水潭医院）；王刚（四川省妇幼保健院）；王纪彪（山东省康复医院）；王丽（山东中医药大学附属医院）；王武亮（郑州大学第二附属医院）；王建东（首都医科大学附属北京妇产医院）；王健（济宁医学院附属枣庄市立医院）；王雅卓（河北省人民医院）；王锋（山东省康复医院）；王新波（山东省妇幼保健院）；牛菊敏（辽宁省沈阳市妇婴医院）；仇雅菊（浙江省肿瘤医院）；孔为民（首都医科大学附属北京妇产医院）；艾浩（锦州医科大学附属第三医院）；卢雯平（中国中医科学院广安门医院）；邢洁（浙江省肿瘤医院）；尧良清（广州医科大学附属妇女儿童中心）；师伟（山东中医药大学附属医院）；吕晓娟（浙江省肿瘤医院）；朱育焱（中国医科大学附属第一医院）；朱前勇（河南省人民医院）；刘军秀（中山大学附属第一医院）；刘畅（兰州大学第一医院）；刘肖然（中国医科大学附属盛京医院）；刘学健（山东省第一康复医院）；刘淑娟（空军军医大学西京医院）；安菊生（中国医学科学院肿瘤医院）；许天敏（吉林大学第二医院）；孙立新（山西省肿瘤医院）；孙阳（福建省肿瘤医院）；孙捷（中国医学科学院肿瘤医院）；孙蓬明（福建省妇幼保健院）；阳志军（广西医科大学附属肿瘤医院）；寿华锋（浙江省人民医院）；严建华（浙江省杭州市文仲中医院）；李大鹏（山东第一医科大学附属肿瘤医院）；

李宁（中国医学科学院肿瘤医院）；李芳梅（中国医科大学附属第一医院）；李妍（中国医科大学附属盛京医院）；李学和（宁波大学附属人民医院）；李俊东（中山大学肿瘤防治中心）；杨英捷（贵州省肿瘤医院）；肖静（广东省中医院）；吴令英（中国医学科学院肿瘤医院）；何尧（浙江省绍兴市妇幼保健院）；佐晶（中国医学科学院肿瘤医院）；佟晓光（中国医科大学附属第四医院）；邹雪梅（山东中医药大学第二附属医院 / 山东省中西医结合医院）；汪宏波（华中科技大学同济医学院附属协和医院）；汪期明（宁波大学附属妇女儿童医院）；沈文静（中国医科大学附属第一医院）；宋茜（浙江省台州市肿瘤医院）；张师前（山东大学齐鲁医院）；张梅（安徽医科大学第一附属医院）；张颐（中国医科大学附属第一医院）；张新（辽宁省肿瘤医院）；陆安伟（南方医科大学深圳医院）；陆琦（复旦大学附属金山医院）；陈卓（浙江省肿瘤医院）；陈亮（山东第一医科大学附属肿瘤医院）；陈洁（山东省康复医院）；陈鑫（浙江省肿瘤医院）；范江涛（广西医科大学第一附属医院）；周欣（中国医科大学附属盛京医院）；周春鹤（哈尔滨医科大学附属肿瘤医院）；周洪友（浙江省丽水市中心医院）；周薇（浙江省台州医院）；庞业梅（浙江省杭州市文仲中医院）；庞晓燕（中国医科大学附属第一医院）；郎芳芳（山东省妇幼保健院）；屈庆喜（山东大学齐鲁医院）；赵虎（郑州大学第二附属医院）；赵昌盛（山东大学第二医院）；赵喜娃（河北医科大学第四医院）；胡东晓（浙江大学医学院附属妇产科医院）；胡燕（温州医科大学附属第一医院）；段萍（温州医科大学附属第二医院）；俞超芹（海军军医大学第一附属医院）；娄阁（哈尔滨医科大学附属肿瘤医院）；姚淑娟（山东中医药大学附属医院）；袁光文（中国医学科学院肿瘤医院）；耿敬芝（中国医学科学院肿瘤医院）；贾双征（中国医学科学院肿瘤医院）；高嵩（中国医科大学附属盛京医院）；郭瑞霞（郑州大学第一附属医院）；黄奕（湖北省肿瘤医院）；梅文（浙江省杭州市文仲中医院）；章杰捷（浙江省肿瘤医院）；商宇红（大连医科大学附属第一医院）；宿钟化（中国医科大学附属第一医院）；董延磊（山东大学第二医院）；韩凤娟（黑龙江中医药大学附属第一医院）；韩璐（大连市妇女儿童医疗中心）；焦伊胜（中国医科大学附属盛京医院）；游雯（浙江省杭州市文仲中医院）；楼寒梅（浙江省肿瘤医院）；蔡红兵（武汉大学中南医院）；薛凤霞（天津医科大学总医院）

参考文献

[1] Toniolo J, Delaide V, Beloni P. Effectiveness of inhaled aromatherapy on chemotherapy-induced nausea and vomiting: a systematic review[J]. J Altern Complement Med, 2021, 27(12): 1058-1069.

[2] 凌昌全 . 肿瘤康复指南 [M]. 北京：人民卫生出版社，2021：1-268.

[3] Gupta K, Walton R, Kataria SP. Chemotherapy-induced nausea and vomiting: pathogenesis, recommendations, and new trends[J]. Cancer Treat Res Commun, 2021, 26: 100278.

[4] Adel N. Overview of chemotherapy-induced nausea and vomiting and evidence-based therapies[J]. Am J Manag Care, 2017, 23(14 Suppl): s259-s265.

[5] Patel P, Robinson PD, Cohen M, et al. Prevention of acute and delayed chemotherapy-induced nausea and vomiting in pediatric cancer patients: A clinical practice guideline[J]. Pediatr Blood Cancer, 2022, 69(12): e30001.

[6] 中国抗癌协会肿瘤临床化疗专业委员会 , 中国抗癌协会肿瘤支持治疗专业委员会 . 中国肿瘤药物治疗相关恶心呕吐防治专家共识（2022 年版）[J]. 中华医学杂志 ,2022,102(39):3080-3094.

[7] Choi J, Lee J, Kim K, et al. Effects of ginger intake on chemotherapy-induced nausea and vomiting: a systematic review of randomized clinical trials[J]. Nutrients, 2022, 14(23):4982.

[8] 肖彩芝 , 王维 , 夏冬琴，等 . 化疗所致恶心呕吐中西医诊治专家共识 [J]. 中国医院用药评价与分析，2023，23（12）:1409-1421.

[9] Akbarali HI, Muchhala KH, Jessup DK, et al. Chemotherapy induced gastrointestinal toxicities[J]. Adv Cancer Res, 2022, 155: 131-166.

[10] Kornblau S, Benson A B, Catalano R, et al. Management of cancer treatment-related diarrhea. Issues and therapeutic strategies[J]. J Pain Symptom Manage, 2000, 19(2): 118-129.

[11] Richardson G, Dobish R. Chemotherapy induced diarrhea[J]. J Oncol Pharm Pract, 2007, 13(4): 181-198.

[12] Lu D, Yan J, Liu F, et al. Probiotics in preventing and treating chemotherapy-induced diarrhea: a meta-analysis[J]. Asia Pac J Clin Nutr, 2019, 28(4): 701-710.

[13] Thet D, Areepium N, Siritientong T. Effects of probiotics on chemotherapy-induced diarrhea[J]. Nutr Cancer, 2023, 75(10): 1811-1821.

[14] Stein A, Voigt W, Jordan K. Chemotherapy-induced diarrhea: pathophysiology, frequency and guideline-based management[J]. Ther Adv Med Oncol, 2010, 2(1): 51-63.

[15] Mcquade RM, Stojanovska V, Abalo R, et al. Chemotherapy-induced constipation and diarrhea: pathophysiology, current and emerging treatments[J]. Front Pharmacol, 2016, (7): 414.

[16] Zhang X, Qiu H, Li C, et al. The positive role of traditional Chinese medicine as an adjunctive therapy for cancer[J]. Biosci Trends, 2021, 15(5): 283-298.

[17] Śliwa J, Kryza-Ottou A, Zimmer-Stelmach A, et al. A new technique of laparoscopic fixation of the uterus to the anterior abdominal wall with the use of overfascial mesh in the treatment of pelvic organ prolapse[J]. International Urogynecology Journal, 2020, 31(10): 2165-2167.

[18] Meunier L, Larrey D. Chemotherapy-associated steatohepatitis[J]. Ann Hepatol, 2020, 19(6): 597-601.

[19] White MA, Fong Y, Singh G. Chemotherapy-associated hepatotoxicities[J]. Surg Clin North Am, 2016, 96(2): 207-217.

[20] Tao G, Huang J, Moorthy B, et al. Potential role of drug metabolizing enzymes in chemotherapy-

induced gastrointestinal toxicity and hepatotoxicity[J]. Expert Opin Drug Metab Toxicol, 2020, 16(11): 1109–1124.

[21] European Association for the Study of the Liver. EASL Clinical Practice Guidelines: Drug–induced liver injury[J]. J Hepatol, 2019, 70(6): 1222–1261.

[22] Verma S, Kaplowitz N. Diagnosis, management and prevention of drug–induced liver injury[J]. Gut, 2009, 58(11): 1555–1564.

[23] Patel K, West HJ. Febrile Neutropenia[J]. JAMA Oncol, 2017, 3(12): 1751.

[24] Boccia R, Glaspy J, Crawford J, et al. Chemotherapy–induced neutropenia and febrile Neutropenia in the US: a beast of burden that needs to be tamed?[J]. Oncologist, 2022, 27(8): 625–636.

[25] 中国抗癌协会肿瘤临床化疗专业委员会，中国抗癌协会肿瘤支持治疗专业委员会．肿瘤化疗导致的中性粒细胞减少诊治中国专家共识 (2023 版)[J]. 中华肿瘤杂志 ,2023,45(7):575–583.

[26] Blayney DW, Schwartzberg L. Chemotherapy–induced neutropenia and emerging agents for prevention and treatment: A review[J]. Cancer Treat Rev, 2022, (109): 102427.

[27] Klastersky J, Paesmans M, Rubenstein EB, et al. The multinational association for supportive care in cancer risk index: a multinational scoring system for identifying low–risk febrile neutropenic cancer patients[J]. J Clin Oncol, 2000, 18(16): 3038–3051.

[28] Boeriu E, Borda A, Vulcanescu DD, et al. Diagnosis and management of febrile neutropenia in pediatric oncology patients–a systematic review[J]. Diagnostics (Basel), 2022, 12(8):1800.

[29] 中国抗癌协会肿瘤临床化疗专业委员会，中国抗癌协会肿瘤支持治疗专业委员会．中国肿瘤药物相关血小板减少诊疗专家共识 (2023 版)[J]. 中华医学杂志，2023, 103(33):2579–2590.

[30] Gao A, Zhang L, Zhong D. Chemotherapy–induced thrombocytopenia: literature review[J]. Discov Oncol, 2023, 14(1): 10.

[31] Kuter DJ. Treatment of chemotherapy–induced thrombocytopenia in patients with non–hematologic malignancies[J]. Haematologica, 2022, 107(6): 1243–1263.

[32] Schiffer CA, Bohlke K, Delaney M, et al. Platelet transfusion for patients with cancer: American Society of Clinical Oncology Clinical Practice Guideline Update[J]. J Clin Oncol, 2018, 36(3): 283–299.

[33] Kuter DJ. Managing thrombocytopenia associated with cancer chemotherapy[J]. Oncology (Williston Park), 2015, 29(4): 282–294.

[34] Jiang Y, Cheng YJ, Ma SL, et al. Systemic lupus erythematosus–complicating immune thrombocytopenia: From pathogenesis to treatment[J]. J Autoimmun, 2022, 132: 102887.

[35] Gilreath J, Lo M, Bubalo J. Thrombopoietin Receptor Agonists (TPO–RAs): drug class considerations for pharmacists[J]. Drugs, 2021, 81(11): 1285–1305.

[36] 中国抗癌协会肿瘤临床化疗专业委员会，中国抗癌协会肿瘤支持治疗专业委员会．中国肿瘤化疗相关贫血诊治专家共识 (2019 年版)[J]. 中国肿瘤临床 ,2019,46(17):869–875.

[37] Abdel–Razeq H, Hashem H. Recent update in the pathogenesis and treatment of chemotherapy and cancer induced anemia[J]. Crit Rev Oncol Hematol, 2020, 145: 102837.

[38] Razzaghdoust A, Mofid B, Peyghambarlou P. Predictors of chemotherapy–induced severe anemia in cancer patients receiving chemotherapy[J]. Support Care Cancer, 2020, 28(1): 155–161.

[39] 王世宣．女性恶性肿瘤患者化疗时卵巢损伤的防治策略专家共识 [J]. 实用妇产科杂志 ,2020,36(9):667–670.

[40] Arecco L, Ruelle T, Martelli V, et al. How to protect ovarian function before and during

chemotherapy?[J]. J Clin Med, 2021, 10(18):4192.

[41] Hao X, Anastácio A, Liu K, et al. Ovarian follicle depletion induced by chemotherapy and the investigational stages of potential fertility-protective treatments-a review[J]. Int J Mol Sci, 2019, 20(19):4720.

[42] Lambertini M, Peccatori FA, Demeestere I, et al. Fertility preservation and post-treatment pregnancies in post-pubertal cancer patients: ESMO Clinical Practice Guidelines(†)[J]. Ann Oncol, 2020, 31(12): 1664-1678.

[43] Seretny M, Currie GL, Sena ES, et al. Incidence, prevalence, and predictors of chemotherapy-induced peripheral neuropathy: A systematic review and meta-analysis[J]. Pain, 2014, 155(12): 2461-2470.

[44] Bidari A, Moazen-Zadeh E, Ghavidel-Parsa B, et al. Comparing duloxetine and pregabalin for treatment of pain and depression in women with fibromyalgia: an open-label randomized clinical trial[J]. Daru, 2019, 27(1): 149-158.

[45] Smith EM, Pang H, Cirrincione C, et al. Effect of duloxetine on pain, function, and quality of life among patients with chemotherapy-induced painful peripheral neuropathy: a randomized clinical trial[J]. JAMA, 2013, 309(13): 1359-1367.

[46] Deidda M, Madonna R, Mango R, et al. Novel insights in pathophysiology of antiblastic drugs-induced cardiotoxicity and cardioprotection[J]. J Cardiovasc Med (Hagerstown), 2016, 17(Suppl 1): e76-e83.

[47] Huang W, Xu R, Zhou B, et al. Clinical manifestations, monitoring, and prognosis: a review of cardiotoxicity after antitumor strategy[J]. Front Cardiovasc Med, 2022, 9: 912329.

[48] Li WN, Cheng XZ, Zhu GH, et al. A review of chemotherapeutic drugs-induced arrhythmia and potential intervention with traditional Chinese medicines[J]. Front Pharmacol, 2024, 15: 1340855.

[49] Wikramanayake TC, Haberland NI, Akhundlu A, et al. Prevention and treatment of chemotherapy-induced alopecia: what is available and what is coming?[J]. Curr Oncol, 2023, 30(4): 3609-3626.

[50] Chon SY, Champion RW, Geddes ER, et al. Chemotherapy-induced alopecia[J]. J Am Acad Dermatol, 2012, 67(1): e37-e47.

[51] Tr ü eb RM. Chemotherapy-induced alopecia[J]. Curr Opin Support Palliat Care, 2010, 4(4): 281-284.

[52] Silva GB, Ciccolini K, Donati A, et al. Scalp cooling to prevent chemotherapy-induced alopecia[J]. An Bras Dermatol, 2020, 95(5): 631-637.

[53] Rossi A, Caro G, Fortuna MC, et al. Prevention and treatment of chemotherapy-induced Alopecia[J]. Dermatol Pract Concept, 2020, 10(3): e2020074.

[54] Crona DJ, Faso A, Nishijima TF, et al. A systematic review of strategies to prevent Cisplatin-induced nephrotoxicity[J]. Oncologist, 2017, 22(5): 609-619.

[55] Radi ZA. Kidney pathophysiology, toxicology, and drug-induced injury in drug development[J]. Int J Toxicol, 2019, 38(3): 215-227.

[56] Vega JN, Albert KM, Mayer IA, et al. Subjective cognition and mood in persistent chemotherapy-related cognitive impairment[J]. J Cancer Surviv, 2022, 16(3): 614-623.

[57] Hutchinson AD, Hosking JR, Kichenadasse G, et al. Objective and subjective cognitive impairment following chemotherapy for cancer: a systematic review[J]. Cancer Treat Rev, 2012, 38(7): 926-934.

[58] Mulholland MM, Prinsloo S, Kvale E, et al. Behavioral and biologic characteristics of cancer-related cognitive impairment biotypes[J]. Brain Imaging Behav, 2023, 17(3): 320-328.

[59] Farrell C, Brearley SG, Pilling M, et al. The impact of chemotherapy-related nausea on patients' nutritional status, psychological distress and quality of life[J]. Support Care Cancer, 2013, 21(1): 59-66.

[60] Owen CE, Jones JM. Recognition and management of severe cutaneous adverse drug reactions (including drug reaction with eosinophilia and systemic symptoms, Stevens-Johnson syndrome, and toxic epidermal necrolysis)[J]. Med Clin North Am, 2021, 105(4): 577-597.

[61] Duong TA, Valeyrie-Allanore L, Wolkenstein P, et al. Severe cutaneous adverse reactions to drugs[J]. Lancet, 2017, 390(10106): 1996-2011.

妇科恶性肿瘤放疗损伤康复治疗中国专家共识(2024年版)

中国抗癌协会中西整合卵巢癌专业委员会
山东省康复医学会妇科肿瘤康复分会
辽宁省医学会妇科肿瘤分会
浙江省康复医学会妇科肿瘤康复专业委员会

【摘　要】放疗在妇科恶性肿瘤治疗中占据重要地位，放射性直肠损伤、放射性膀胱炎、放射性阴道炎是常见的毒副反应，对女性身心健康造成极大影响。通过查阅国内外相关指南结合相关研究，本共识阐述放疗损伤机制及其病情评估，并结合我国独有的传统中医疗法，对其进行康复指导。希望通过本共识，引起临床工作者对于妇科恶性肿瘤放疗损伤的重视，并指导和规范放疗损伤的康复治疗。

【关键词】妇科恶性肿瘤；放疗损伤；损伤康复；中国专家共识

Chinese Expert Consensus on Rehabilitation Treatment of Gynecological Malignant Tumors Damaged by Radiotherapy(2024 Edition)

Abstract：Radiotherapy plays an important role in gynecological malignant tumors. Radiation rectal injury, radiation cystitis and radiation vaginitis are common toxic side effects, which greatly affect the physical and mental health of women. Through consulting the relevant domestic and foreign guidelines and relevant studies, the mechanism of radiotherapy injury and its condition assessment were described, and combined with the unique traditional Chinese medicine therapy in China, the rehabilitation guidance was given. It is hoped that through this consensus, clinical workers will pay more attention to the radiation injury of gynecological malignant tumor, and guide and standardize the rehabilitation treatment of radiation injury.

Key words：Gynecological malignant tumors, Radiotherapy injury, Injury rehabilitation, Chinese expert consensus

放疗是与手术、化疗并列的恶性肿瘤最重要的治疗手段之一，在妇科恶性肿瘤中，尤其是晚期宫颈癌，放疗往往是首选治疗方式。射线在作用于肿瘤的同时也会对肿瘤周围的正常组织产生损伤，引起急性或慢性毒副反应。盆腹腔放疗常见的毒副反应包括放射性直肠损伤、放射性膀胱炎、放射性阴道炎、放射性骨髓抑制等，这些毒副反应严重影响患者生活质量，甚至可导致治疗中断。目前，国内尚缺乏统一规范的妇科恶性肿瘤放疗损伤康复指南或共识，相关的治疗大多为经验性治疗，缺乏足够的重视。本文结合国内外相关研究证据，通过查阅文献、集体讨论后制定了妇科恶性肿瘤放疗损伤康复治疗中国专家共识。本共识推荐级别及其代表意义，详见表 1。

表 1　本共识推荐级别及其代表意义

推荐级别	代表意义
1 类	基于高级别临床研究证据，专家意见高度一致。
2A 类	基于高级别临床研究证据，专家意见基本一致；或基于低级别临床研究证据，专家意见高度一致。
2B 类	基于低级别临床研究证据，专家意见基本一致。
3 类	不论基于何种级别临床研究证据，专家意见明显分歧。

1　放疗损伤机制

放疗是利用放射线如 α、β、γ 射线、X 线以及加速器产生的中子束、质子束及其他粒子束等破坏肿瘤细胞从而治疗癌症的一种方法。射线不仅作用于肿瘤细胞，同时在一定程度上也会影响周围正常细胞。当一个正常细胞吸收任何形式的辐射后，射线可直接与细胞内的结构发生作用，导致细胞损伤，其作用机制可分为直接效应和间接效应。直接效应是指射线直接作用于有机分子而产生自由基引起 DNA 损伤，包括碱基和核糖损伤、单链断裂、双链断裂和成簇 DNA 损伤等[1]。间接效应指辐射引起水的激发和电离，导致自由基和活性氧（reactive oxygen species，ROS）爆发，致使 DNA 损伤和线粒体膜损伤，线粒体通透性增加，促使细胞色素 C 释放到细胞质中，激活 Caspase-9 依赖性细胞凋亡途径并引起细胞凋亡和坏死[2]。辐射诱导的细胞内氧化损伤不仅发生在受照射的细胞中，而且还可能通过信号转导将效应传播到相邻的非照射细胞，使其与照射细胞表现出相同的生物学变化，这种现象被称为辐射的旁观者效应[3-4]。受照射的细胞分泌大量旁观者信号介质，刺激活性氧（ROS）/

活性氮（RNS）、细胞因子、趋化因子、氧化酶和其他炎症因子的产生，导致旁观者细胞损伤[5]。

2 放射性直肠损伤及其康复治疗

放射性直肠损伤（radiation induced rectal injury，RRI）是局部晚期宫颈癌患者放疗过程中最常见的并发症，早年称为放射性直肠炎[6]，2021 版的中国放射性直肠损伤多学科诊治专家共识将过去的“放射性直肠炎”更换为“放射性直肠损伤”，并以 3 个月为界，分为急性放射性直肠损伤（radiation-induced acute rectal injury，RARI）和慢性放射性直肠损伤（radiation-induced late rectal injury，RLRI）[7]，本文沿用该定义。影响 RRI 的因素较多，主要因素为放疗部位和放疗剂量，个体因素也会影响放疗损失的易感性[8]。宫颈癌放疗患者发生 RARI 和 RLRI 的概率分别为 54.3% 和 17.9%[9]。Gami 等[10]研究显示超过 75% 的接受盆腔放疗的患者会发生 RARI，5% ～ 20% 的患者会进展为 RLRI。RLRI 患者症状迁延反复，易出现晚期严重并发症，如消化道大出血、穿孔、肠梗阻等，临床治疗难度大。

2.1 RRI 病情评估

临床上常用的评估方法包括：临床症状评估、内镜评估、影像学评估、病理学评估、营养状态评估、直肠肛门功能评估等[10]。临床症状评估简单易行，较为常用。RTOG/EORTC 由 Herrmann 等于 1987 年首次提出，至今仍是临床症状评估方面公认的放射反应评分标准（表 2）。内镜检查是诊断的主要手段，同时可以评估病变的范围及严重程度。内镜下病理活检可以确诊，但活检取样可能会造成伤口愈合不良，形成溃疡或窦道，因此不建议常规活检。

表 2　放射治疗后反应评分标准（RTOG/EORTC）

分级	症状描述
0 级	无变化
1 级	轻微腹泻 / 轻微痉挛 / 每天排粪 5 次 / 轻微直肠渗液或出血
2 级	中度腹泻 / 中度痉挛 / 每天排粪＞ 5 次 / 过多直肠渗液或间歇出血
3 级	需外科处理的阻塞或出血
4 级	坏死 / 穿孔 / 窦道

2.2 RRI 康复治疗

RRI 的康复治疗主要以改善症状，预防损伤为主。急慢性 RRI 的治疗策略不同，RARI 主要症状为腹泻、腹痛、大便频数增加、便急、里急后重等，以黏液便为主，血便通常少见。RARI 通常有自限性，症状轻者可不干预，症状明显的主要给予药物治疗，一般不需暂停或终止放疗。极少数严重者如急性消化道大出血、肠穿孔、肠梗阻等，需外科或介入干预，同时暂停或终止放疗。RLRI 多在放疗后至少 3 个月后发生，中位时间为 8 ～ 12 个月，其特征是黏膜下小动脉闭塞性或缺血性动脉内膜炎、黏膜下纤维化和新生血管形成[11-12]。可表现为持续超过 3 个月的任何急性症状或消化道出血、肠瘘、肠梗阻、大便失禁等。其治疗主要包括药物治疗、局部治疗、内镜治疗、高压氧仓治疗（hyperbaric oxygen therapy，HBOT）及手术治疗。

2.2.1 药物治疗

临床上常用的药物包括止泻药、益生菌、生长抑素、抗炎类药物、抗生素类药物、抗氧化剂等。腹泻是 RARI 最主要的临床表现，放疗相关腹泻由多种不同的病理生理机制引起，包括胆盐和乳糖吸收不良、局部细菌菌群失衡和肠道运动模式改变。国内外指南共识一致推荐急性放射性腹泻主要使用阿片类衍生物（洛哌丁胺）或胆盐吸附剂（如蒙脱石散）进行对症治疗[13]。但对合并肠狭窄或肠梗阻的患者应当避免使用。益生菌可维持肠道菌群平衡，缓解腹泻等症状。一项随机对照研究表明，放疗期间每天口服益生菌，可显著降低腹泻发生率[14]。生长抑素一定程度上可缓解难治性腹泻，每天皮下注射奥曲肽（150 μg/d），连续 5 天，完全缓解率达 80.9%[15]。一项随机对照临床试验发现，盆腔肿瘤患者放疗期间口服抗炎药柳氮磺胺砒啶（1 g，2 次 /d），其胃肠道毒性反应远低于安慰剂组（20% *vs* 63%）[16]。对合并腹胀腹痛的腹泻患者，临床上可尝试给予 7 ～ 10 天的抗生素治疗。硫糖铝是常用的肠黏膜保护剂，一项多中心试验证明三餐前口服硫糖铝 2 g，可减少放射性腹泻[17]。抗氧化剂能中和电离辐射产生的自由基，保护肠黏膜正常细胞，减少放疗损伤。氨磷汀主要被正常细胞摄取，可清除正常细胞内的氧自由基，从而降低放疗引起的炎性损害而不影响放疗效果[18]。

2.2.2 局部治疗

主要包括甲醛局部治疗和保留灌肠。对既往接受过宫颈癌根治性放疗的患者出现＞ 2 级 RLRI，应用 4% 甲醛局部滴注治疗，直肠出血完全缓解率为 62%，部分缓解率为 34.5%[19]。甲醛使用浓度包括 2%、3.6%、4% 及 10%，操作手段包括甲醛保留灌肠、纱块浸润、局部灌注等。通过对 3 项前瞻性研究和 12 项为回顾性研究分析发现，不同的甲醛（3.6%、4%、10%）对慢性出血性 RRI 均有效，有效率在 64% ～ 100%，主要并发症有肛管溃疡、直肠狭窄、肛门失禁及肛门疼痛 [20]。因此对于有狭窄及溃疡的患者，谨慎使用。

2.2.3　内镜治疗

2019 年 ASGE 发布了关于内镜检查治疗 RLRI 出血的指南，内镜治疗越来越得到临床医生的认可 [21]。常见的内镜治疗手段有以下 5 种：氩等离子凝固术（argon plasma coagulation，APC）、双极电凝术、内镜热疗、射频消融、内镜下冷冻消融技术。APC 是治疗出血性 RLRI 的一种安全、有效的手段，有效率为 79% ～ 100% [22-26]。对 33 项研究 APC 的汇总分析发现，其临床成功率为 87%，通常需治疗 1 ～ 3.7 次 [21]。APC 常见并发症包括直肠疼痛、黏液分泌和直肠溃疡，通常具有自限性，无需干预处理；严重并发症包括直肠阴道瘘和直肠狭窄等，发生率约 3%[23, 25-26]。双极电凝术是慢性放射性直肠病的一种接触式治疗方法，两项前瞻性随机对照试验显示内镜下双极电凝总体临床成功率为 88%，中位数治疗次数范围 2.9 ～ 4 次 [27-28]。内镜热疗是通过加热器探头，通过热量使黏膜损伤，其原理是基于直接加热而非电流，一项随机对照性研究表明，内镜热疗对放射性毛细血管扩张引起的下消化道出血患者姑息治疗是安全有效的，治疗次数从 1 ～ 4 次不等，每次治疗强度为 200 ～ 400 J[28]。射频消融可以一次性治疗更大范围的肠黏膜出血 [29]，平均 1.5 次治疗后止血成功率为 88%[11]。内镜下冷冻消融技术对改善患者直肠出血有一定效果，且技术安全，没有严重并发症 [29-30]。

2.2.4　HBOT

HBOT 可改善放疗血管内皮损伤导致的组织缺血、缺氧以及微循环障碍，促进组织修复。一项为期 10 年的回顾性队列研究的结果表明，患者暴露于 100% 纯氧中，持续 70 分钟，每天 1 次，每周 5 次，在经过中位数 60 次的 HBOT 治疗后，分别有 62.5% 和 31.8% 的患者达到临床完全缓解和部分缓解，便血消退率为 93.7%[31]。HBOT 主要并发症为可逆性耳气压伤，发生率为 5.1%[31]。高压氧治疗费用昂贵，通常作为慢性放射性肠损伤常规治疗失败后的一种有效的补充治疗方法。

2.2.5　手术治疗

手术通常用于对药物和内窥镜治疗无效的慢性 RRI 患者，或合并严重并发症如消化道大出血、肠穿孔、肠瘘、肠狭窄、肠梗阻等。手术治疗放射性肠道损伤是一个棘手的问题，手术原则应是以解决临床症状为首要目标，选择合理的手术方法，最大限度地降低手术病死率及并发症，改善预后及长期生活质量。手术方式有结肠造口或小肠造口、病变肠管切除吻合、瘘口修补等。

推荐意见：妇科恶性肿瘤放疗引起的急性腹泻，首选药物对症治疗，阿片类衍生物或胆盐吸附剂进行对症治疗（推荐级别：1类）。

甲醛治疗药物疗效欠佳的出血性RRI，但需警惕相关并发症（推荐级别：2A）。

APC治疗出血性RLRI（推荐级别：2A），双极电凝术、内镜热疗、射频消融术和冷冻消融也可治疗出血性慢性RRI，但其有效性及安全性缺乏高质量的研究证据（推荐级别：2B）。

HBOT可缓解RRI，但治疗费用昂贵，推荐作为常规治疗失败后的补充治疗方法（推荐级别：2B）。

手术是保守治疗失败或合并严重并发症患者的选择，手术原则为解决临床症状，需注意预防并发症（推荐级别：2B）。

对症状进行评分者，也可根据临床症状评估的等级，采取不同的干预措施（表3）。

表3 放射性直肠损伤干预措施

症状等级	干预措施
0级	随访观察
1级	药物治疗
2级	药物治疗、局部治疗、HBOT
3级	内镜治疗、手术治疗
4级	手术治疗

3 放射性膀胱炎及其康复治疗

放射性膀胱炎是晚期宫颈癌放射性泌尿系统常见的并发症，以6个月为界可分为急性放射性膀胱炎和延迟性放射性膀胱炎，并且可能对膀胱黏膜产生不同程度的刺激和功能障碍[32]。临床上常见的表现包括尿频、尿急、尿痛、血尿、排尿困难等症状。反复发生的血尿，可造成严重的贫血。晚期可出现尿失禁、肉眼血尿等症状，甚至瘘管形成。宫颈癌放疗后放射性出血性膀胱炎发生率 3% ～ 6.7%[33]。

3.1 病情评估

放射治疗肿瘤学组（RTOG）对放射性出血性膀胱炎的严重程度进行分级[34]，见表 4。

表 4 放射性出血性膀胱炎 RTOG 分级

等级	描述
1 级	轻度上皮损伤或萎缩、轻度毛细血管扩张、镜下血尿
2 级	中度尿频、广泛毛细血管扩张、间歇性肉眼血尿、间歇性尿失禁
3 级	重度尿频或尿急、全身毛细血管扩张（常伴有瘀点）、持续性尿失禁、膀胱容量减少（＜ 150 mL）、频繁血尿
4 级	坏死 / 膀胱挛缩、重度出血性膀胱炎、膀胱容量减少（＜ 100 mL）、需要导管或手术干预的难治性尿失禁
5 级	直接死于出血性膀胱炎

3.2 放射性膀胱炎的康复治疗

对于轻度放射性膀胱炎，通常以缓解症状为主，如尿频尿急者可使用抗胆碱能药物来缓解症状。膀胱冲洗是放射性膀胱炎的一线治疗方法，可用于所有级别的放射性膀胱炎。中重度放射性膀胱炎患者可能需膀胱灌注、HBOT、介入或有创治疗。

3.2.1 膀胱灌注

膀胱灌注是治疗轻中度放射性膀胱炎和 1 ～ 3 级放射性出血性膀胱炎的有效方法。常用的灌注药物有明矾、透明质酸及硝酸银。明矾对不同病因造成的顽固性膀胱出血，具有良好的疗效性和耐受性[35-36]。通常将 1% 浓度的明矾与无菌水混合，以每小时 250 ～ 300 mL 的速度进行膀胱灌注。但对肾功能衰竭患者存在铝中毒的风险，需慎用。一项随机试验比较膀胱内滴注透明质酸和 HBOT 治疗放射性出血性膀胱炎的疗效，结果两者治疗效果无明显差异，且耐受性均良好[37]。膀胱灌注硝酸银疗效有争议[38]，加拿大泌尿外科协会最佳实践报告对膀胱内滴注硝酸银治疗放射性膀胱出血并无推荐[39]。甲醛可通过使膀胱黏膜细胞蛋白质沉淀达到止血目的。一项回顾性研究分析了 35 例宫颈癌放射性出血性膀胱炎患者的使用甲醛膀胱滴注治疗效果，单次滴注后，89% 完全缓解，8% 部分缓解；54% 出现轻微并发症，31% 出现严重并发症，

1 例患者死亡，可能与持续性出血或甲醛中毒有关[40]。1% 甲醛浓度与 2% 或 4% 甲醛浓度治疗效果一样，且毒副反应更小[40]。Lojanapiwat 等[41]改良治疗方式，将浸泡 10% 甲醛的纱布或脱脂棉通过内镜放置在出血点上，这样的治疗效果与直接膀胱滴注 4% 甲醛相似，且不良反应更小。甲醛溶液存在诱发膀胱阴道瘘、膀胱挛缩、肾积水及顽固性尿路刺激症状等风险，使用应防止反流到上尿路。

3.2.2 HBOT

高压氧治疗刺激血管生成，使血流重新流向有坏死危险的区域，并有助于维持膀胱功能。一项随机对照试验表明，100% 纯氧，240 ～ 250 kPa 气压下，每天治疗 80 ～ 90 分钟，30 个疗程后患者临床症状明显得到改善，治疗相关的主要并发症是短暂性的视力及听力损伤，发生率约为 41%[42]。Degener 等[43]也表示经过 30 个疗程治疗后 80% 的患者血尿完全消退。de Oliveira 等[44]研究也显示，89.8% 的患者在平均 37 个疗程后血尿完全消退，不良反应发生率 1.7%。但 HBOT 对有活动性病毒感染史、阿霉素及顺铂治疗史患者有绝对禁忌证，且设备要求较高，临床应用受到限制。

3.2.3 膀胱电凝术

膀胱电凝术是通过膀胱电切镜直视下观察出血点，并进行电凝止血，止血更充分。与甲醛溶液膀胱灌注治疗相比，膀胱电凝术后再出血率及不良反应显著低于甲醛溶液膀胱灌注组（$P < 0.05$）。但电凝可能导致局部缺血、坏死，导致膀胱瘘，同时也会引起膀胱组织纤维化，使膀胱功能下降，因此需谨慎。对于局部的出血点，膀胱电凝术效果确切，但对于弥漫性出血，膀胱电凝术损伤太大，不建议使用。

3.2.4 介入或手术治疗

对于保守治疗无效的或难治性的、顽固性或危及生命的放射性膀胱炎，包括膀胱大出血、膀胱穿孔、膀胱瘘、逼尿肌严重收缩或肾积水等，需采取介入或手术治疗，包括经动脉栓塞术，尿流改道术和膀胱切除术。一项包含 44 例患者的病例系列研究中，栓塞髂内动脉可使 82% 患者的肿瘤源性难治性血尿初步消退[45]。对于放射性膀胱炎所致的顽固性出血，采用超选择性双侧髂内动脉分支栓塞术，阻断膀胱动脉至小动脉间的各级侧支循环的血液供应来源，可持久性降低盆腔血管系统脉压差，止血效果持久。对于介入治疗无效的，尿流改道或膀胱切除可从根源上止血，但手术风险大，术后并发症多。

推荐意见：膀胱冲洗是放射性膀胱炎的一线治疗方法，可用于所有级别的放射性膀胱炎；对轻中度放射性膀胱炎，建议首选以明矾、透明质酸为主的膀胱灌注（推荐级别：2A）。

HBOT 安全有效，可考虑作为其他保守治疗失败者的早期治疗选择（推荐级别：2B）。

电凝术容易损伤膀胱组织，使用时需谨慎（推荐级别：3 类）。

介入疗法是非侵入性方法治疗失败的可行选择，优先考虑选择性或超选择性栓塞术（推荐级别：2B）。

尿流改道或膀胱切除术仅用于其他治疗方法失败的选择（推荐级别：3 类）。

4 放射性阴道损伤及其康复治疗

射线辐射使阴道上皮细胞损害、脱落，小血管和周围结缔组织损伤，血流减少，阴道组织缺氧，阴道壁纤维化。卵巢功能下降或缺失可导致雌激素缺乏，进一步降低阴道弹性，加剧阴道黏膜萎缩[46]。早期可表现为阴道充血、水肿、疼痛及阴道分泌物增多。宫颈癌或子宫内膜癌患者在盆腔放疗后约 1/3 女性出现阴道狭窄和性功能障碍[47-48]。一项对于 282 例宫颈癌患者的研究显示，阴道放射性损伤的总发生率为 84.4%[49]。局部晚期宫颈癌患者放疗后阴道狭窄概率为 21% 到 38%[50-51]。阴道狭窄会随着时间的推移而持续进展。阴道狭窄的发生与放疗的方式、剂量、患者的年龄相关，年龄大于 50 岁是发生放疗后阴道狭窄的危险因素，且放疗后第一年内，发生率最高[51]。50% ～ 60% 女性放疗后出现性交障碍，60.9% 的患者在放疗后 1 年性欲明显减低，大约 1/5 的患者在放疗后出现程度不等的焦虑抑郁等心理问题[51-52]。

放射性阴道损伤可通过物理方法、药物治疗或激光治疗来改善症状，预防粘连。常用的物理方法包括阴道冲洗、阴道扩张器扩张（VDT）。

4.1 物理治疗

阴道冲洗是最简单有效的预防放疗后阴道狭窄的方法，不仅可防止粘连，还可预防感染。常用的冲洗液包括碘伏溶液、高锰酸钾溶液、新洁尔灭、过氧化氢溶液等，也可使用妇科臭氧治疗仪进行阴道冲洗。冲洗液温度一般以

38℃～42℃为宜，冲洗动作要轻柔，在阴道内放置窥器时，切勿粗暴。阴道冲洗时压力不要过高，以免腔内分泌物通过输卵管进入盆腔而诱发盆腔感染。VDT 是最常用的预防和治疗放疗后阴道狭窄的方法[53]。一项临床随机试验比较 VDT 和局部应用雌激素、凝胶润滑剂的效果，结果 VDT 效果更佳[54]。尽管没有高水平的证据，但许多综述和指南支持盆腔治疗后使用 VDT 来预防阴道粘连的方法。英国国家妇科肿瘤护士论坛指南建议放疗女性终生使用阴道扩张器，每周 3 次。澳大利亚指南建议后装放疗结束后尽量在 4 周内开始使用 VDT，持续 3 年甚至终生。2014 年，采用德尔菲法对妇科恶性肿瘤幸存者进行 VDT 治疗达成共识，鼓励在完成放疗治疗后 4 周开始 VDT，每周 2～3 次，每次 1～3 分钟，持续 9～12 个月。2019 年，巴西版的共识建议 VDT 至少持续 5～10 分钟，每周 2～3 次。在放疗的炎症阶段使用阴道扩张可能会损伤阴道上皮，因此我国 2022 年 CACA 指南建议放疗后 3 个月可恢复性生活或使用阴道扩张器避免阴道粘连。

4.2　药物治疗

包括透明质酸、雌激素等。在预防和治疗盆腔放疗后的阴道损伤方面，透明质酸有着显著疗效，且安全性高、无禁忌证，已广泛应用于各种医学分支的临床实践中。一项临床随机试验对 180 例宫颈癌放疗患者进行阴道透明质酸干预或不干预实验，结果透明质酸组近 90% 的患者报告无症状或轻度症状，而对照组却出现中到重度的症状，包括阴道炎、阴道干涩、疼痛、性交困难等[55]。另一项前瞻性随机研究显示，透明质酸和维生素可有效改善宫颈癌体外放疗和后装治疗女性的阴道萎缩及阴道疼痛问题[56]。15 项临床试验，包含 1 131 例患者显示，透明质酸可以预防和改善放疗引起的皮肤黏膜损害、出血及疼痛[57]。维生素，包括维生素 A 和 E[56]、α- 生育酚[58]，也可用于治疗放疗导致的阴道狭窄和阴道萎缩。宫颈癌被认为是一种激素无反应的癌症，因此局部使用雌激素是安全的。

4.3　激光治疗

激光治疗可诱导阴道胶原蛋白和弹性纤维生成，改善阴道弹性。激光用于治疗子宫颈及阴道疾病已有几十年，激光治疗似乎可以有效改善妇科肿瘤患者的性功能，且手术耐受性良好[59]。一项前瞻性研究调查了 43 例宫颈癌和子宫内膜癌患者接受盆腔放疗后出现阴道严重缩短、狭窄和萎缩的女性，通过 CO_2 激光治疗后阴道健康指数和阴道长度均得以改善[60]。激光治疗是盆腔放疗后女性阴道损伤的一种有前景的治疗方法，特别是有局部或全身雌激素治疗禁忌者，但激光治疗也会引起阴道烧伤、瘢痕、纤维化、性交痛，甚至出现反复的慢性疼痛等严重不良反应，因此需权衡利弊。

推荐意见： 推荐整个放疗期间均予以阴道冲洗（推荐级别：2A）。

放疗结束急性炎症期过后（通常 4 周左右）开始使用阴道扩张器，避免放疗期间放疗后立即进行阴道扩张或性生活（推荐级别：2A）。

透明质酸和雌激素局部疗法可有效修复阴道黏膜，减少粘连的形成和进展（推荐级别：2A）。

激光治疗可改善阴道情况，但尚缺乏充分证据（推荐级别：3 类）。

5 妇科恶性肿瘤放疗损伤的中医药辅助康复治疗

中医在我国已有千年历史，妇科恶性肿瘤属于“癥瘕”范畴，亦有“肠覃”之称。中医学认为放疗射线属“热毒之邪”，基本病理因素为“虚、毒、瘀”三端，可导致气血两虚、气阴两虚、气虚血瘀三种基本状态，临证以补气为主要治则，以益气养血、益气养阴、益气活血为主要治法[61]。生白口服液[62]、八珍汤等[63]补益气补血，可预防放疗期间白细胞下降。针灸按摩可以有效缓解放疗损伤及预防白细胞减少[64]。中医药辅助治疗可以减毒增效，临床疗效显著同时安全易实施。推荐中西医协同治疗妇科恶性肿瘤放疗损伤，促进病人康复。

推荐意见： 中医中药主要应用于放疗过程或放疗后的辅助治疗，可以减毒增效，预防放疗过程中的相关副反应（推荐级别：2B 类）。

6 妇科恶性肿瘤放疗损伤的预防

常规对患者进行放疗前心理生理整体评估，进行健康宣教和心理干预，告知病人及家属放疗的必要性及重要性，各个阶段可能出现的不良反应，使病人及家属有一定的心理准备。放疗期间避免同房，但应给予病人更多来自爱人、亲人、医护人员及社会的理解和关爱。常规对患者进行营养风险筛查，必要时予营养干预治疗，指导患者进食低纤维素、低脂、高热量以及高蛋白饮食。指导病人放疗前直肠充分排空，憋尿，尽量使膀胱充盈。保持局部皮肤清洁干燥，避免放射野皮肤抓痒挠擦，避免使用有刺激性液体或乳膏涂擦，帮助患者做好个人护理。

推荐意见：治疗前后均需对患者进行宣教，包括心理辅导、生活习惯指导、饮食营养指导、药物干预等，有利于减少或避免放疗相关生理和心理损害（推荐级别：2A）。

7 总 结

放疗是利用放射线对恶性肿瘤进行局部治疗的一种手段，近 50% 的妇科恶性肿瘤的治疗与放疗有关。放疗技术的改进为晚期肿瘤患者带来了希望，但也伴随着一定的副损伤，尤其是胃肠道、膀胱、阴道等邻近器官。目前妇科恶性肿瘤放疗损伤相关的治疗及康复指南较少，相关的放疗损伤在临床上未引起足够的重视，因此本共识列举了妇科恶性肿瘤放疗常见的损伤及国内外的治疗标准，同时加上我国特有的中医药辅助治疗，旨在引起足够的重视并提供一些指导性治疗及康复意见。

8 声 明

本共识旨在为妇科恶性肿瘤放疗损伤康复治疗提供指导性意见，但并非唯一的共识，不排除其他意见与建议的合理性。

利益冲突：所有作者均声明不存在利益冲突。

主　编：楼寒梅

副主编：于爱军　张　颐　安菊生　董海燕　李俊东　于　浩　李大鹏

编　委（按姓氏笔画排序）：丁婷（山东中医药大学第二附属医院 / 山东省中西医结合医院）；于云海（山东大学第二医院）；于爱军（浙江省肿瘤医院）；于浩（山东第一医科大学附属肿瘤医院）；王小元（山东第一医科大学第一附属医院）；王长林（山东第一医科大学第二附属医院）；王化丽（大连市妇女儿童医疗中心）；王玉东（上海交通大学医学院国际和平妇幼保健院）；王巧荣（山东省菏泽市中医医院）；王世军（首都医科大学附属宣武医院）；王冬（重庆大学附属肿瘤医院）；王永军（首都医科大学附属积水潭医

院）；王刚（四川省妇幼保健院）；王纪彪（山东省康复医院）；王丽（山东中医药大学附属医院）；王武亮（郑州大学第二附属医院）；王建东（首都医科大学附属北京妇产医院）；王健（济宁医学院附属枣庄市立医院）；王雅卓（河北省人民医院）；王锋（山东省康复医院）；王新波（山东省妇幼保健院）；牛菊敏（辽宁省沈阳市妇婴医院）；仇雅菊（浙江省肿瘤医院）；孔为民（首都医科大学附属北京妇产医院）；艾浩（锦州医科大学附属第三医院）；卢雯平（中国中医科学院广安门医院）；邢洁（浙江省肿瘤医院）；尧良清（广州医科大学附属妇女儿童中心）；师伟（山东中医药大学附属医院）；吕晓娟（浙江省肿瘤医院）；朱育焱（中国医科大学附属第一医院）；朱前勇（河南省人民医院）；刘军秀（中山大学附属第一医院）；刘畅（兰州大学第一医院）；刘岿然（中国医科大学附属盛京医院）；刘学健（山东省第一康复医院）；刘淑娟（空军军医大学西京医院）；安菊生（中国医学科学院肿瘤医院）；许天敏（吉林大学第二医院）；孙立新（山西省肿瘤医院）；孙阳（福建省肿瘤医院）；孙捷（中国医学科学院肿瘤医院）；孙蓬明（福建省妇幼保健院）；阳志军（广西医科大学附属肿瘤医院）；寿华锋（浙江省人民医院）；严建华（浙江省杭州市文仲中医院）；李大鹏（山东第一医科大学附属肿瘤医院）；李宁（中国医学科学院肿瘤医院）；李芳梅（中国医科大学附属第一医院）；李妍（中国医科大学附属盛京医院）；李学和（宁波大学附属人民医院）；李俊东（中山大学肿瘤防治中心）；杨英捷（贵州省肿瘤医院）；肖静（广东省中医院）；吴令英（中国医学科学院肿瘤医院）；何尧（浙江省绍兴市妇幼保健院）；佐晶（中国医学科学院肿瘤医院）；佟晓光（中国医科大学附属第四医院）；邹雪梅（山东中医药大学第二附属医院/山东省中西医结合医院）；汪宏波（华中科技大学同济医学院附属协和医院）；汪期明（宁波大学附属妇女儿童医院）；沈文静（中国医科大学附属第一医院）；宋茜（浙江省台州市肿瘤医院）；张师前（山东大学齐鲁医院）；张梅（安徽医科大学第一附属医院）；张颐（中国医科大学附属第一医院）；张新（辽宁省肿瘤医院）；陆安伟（南方医科大学深圳医院）；陆琦（复旦大学附属金山医院）；陈卓（浙江省肿瘤医院）；陈亮（山东第一医科大学附属肿瘤医院）；陈洁（山东省康复医院）；陈鑫（浙江省肿瘤医院）；范江涛（广西医科大学第一附属医院）；周欣（中国医科大学附属盛京医院）；周春鹤（哈尔滨医科大学附属肿瘤医院）；周洪友（浙江省丽水市中心医院）；周薇（浙江省台州医院）；庞业梅（浙江省杭州市文仲中医院）；郎芳芳（山

东省妇幼保健院）；屈庆喜（山东大学齐鲁医院）；赵虎（郑州大学第二附属医院）；赵昌盛（山东大学第二医院）；赵喜娃（河北医科大学第四医院）；胡东晓（浙江大学医学院附属妇产科医院）；胡燕（温州医科大学附属第一医院）；段萍（温州医科大学附属第二医院）；俞超芹（海军军医大学第一附属医院）；娄阁（哈尔滨医科大学附属肿瘤医院）；姚淑娟（山东中医药大学附属医院）；袁光文（中国医学科学院肿瘤医院）；耿敬芝（中国医学科学院肿瘤医院）；贾双征（中国医学科学院肿瘤医院）；高嵩（中国医科大学附属盛京医院）；郭瑞霞（郑州大学第一附属医院）；黄奕（湖北省肿瘤医院）；梅文（浙江省杭州市文仲中医院）；章杰捷（浙江省肿瘤医院）；商宇红（大连医科大学附属第一医院）；董延磊（山东大学第二医院）；董海燕（广西医科大学附属肿瘤医院）；韩凤娟（黑龙江中医药大学附属第一医院）；韩璐（大连市妇女儿童医疗中心）；焦伊胜（中国医科大学附属盛京医院）；游雯（浙江省杭州市文仲中医院）；楼寒梅（浙江省肿瘤医院）；蔡红兵（武汉大学中南医院）；薛凤霞（天津医科大学总医院）

参考文献

[1] Huang RX, Zhou PK. DNA damage response signaling pathways and targets for radiotherapy sensitization in cancer [J]. Signal Transduct Target Ther, 2020, 5(1): 60.

[2] Yahyapour R, Motevaseli E, Rezaeyan A, et al. Reduction-oxidation (redox) system in radiation-induced normal tissue injury: molecular mechanisms and implications in radiation therapeutics [J]. Clin Transl Oncol, 2018, 20(8): 975-988.

[3] Mothersill C, Seymour CB. Radiation-induced bystander effects--implications for cancer [J]. Nat Rev Cancer, 2004, 4(2): 158-164.

[4] Azzam EI, Jay-Gerin JP, Pain D. Ionizing radiation-induced metabolic oxidative stress and prolonged cell injury [J]. Cancer Lett, 2012, 327(1-2): 48-60.

[5] Havaki S, Kotsinas A, Chronopoulos E, et al. The role of oxidative DNA damage in radiation induced bystander effect [J]. Cancer Lett, 2015, 356(1): 43-51.

[6] 中国医师协会外科医师分会，中华医学会外科学分会结直肠外科学组．中国放射性直肠炎诊治专家共识 (2018 版) [J]. 中华胃肠外科杂志，2018, 21(12): 1321-1336.

[7] 中华医学会外科学分会结直肠外科学组，中国医师协会外科医师分会结直肠外科医师委员会，中国抗癌协会大肠癌专业委员会．中国放射性直肠损伤多学科诊治专家共识（2021 版）[J]. 中华胃肠外科杂志，2021, 24(11): 937-949.

[8] Theis VS, Sripadam R, Ramani V, et al. Chronic radiation enteritis [J]. Clin Oncol (R Coll Radiol), 2010, 22(1): 70-83.

[9] Wang YN, Kong WM, Lv NN, et al. Incidence of radiation enteritis in cervical cancer patients treated with definitive radiotherapy versus adjuvant radiotherapy [J]. J Cancer Res Ther, 2018, 14(Suppl): S120-S124.

[10] Gami B, Harrington K, Blake P, et al. How patients manage gastrointestinal symptoms after pelvic radiotherapy [J]. Aliment Pharmacol Ther, 2003, 18(10): 987–994.

[11] Dray X, Repici A, Gonzalez P, et al. Radiofrequency ablation for the treatment of gastric antral vascular ectasia [J]. Endoscopy, 2014, 46(11): 963–969.

[12] Schultheiss TE, Lee WR, Hunt MA, et al. Late GI and GU complications in the treatment of prostate cancer [J]. Int J Radiat Oncol Biol Phys, 1997, 37(1): 3–11.

[13] Classen J, Belka C, Paulsen F, et al. Radiation–induced gastrointestinal toxicity. Pathophysiology, approaches to treatment and prophylaxis [J]. Strahlenther Onkol, 1998, 174 (Suppl 3): 82–84.

[14] Linn YH, Thu KK, Win NHH. Effect of probiotics for the prevention of acute radiation–induced diarrhoea among cervical cancer patients: a randomized double–blind placebo–controlled study [J]. Probiotics Antimicrob Proteins, 2019, 11(2): 638–647.

[15] Topkan E, Karaoglu A. Octreotide in the management of chemoradiotherapy–induced diarrhea refractory to loperamide in patients with rectal carcinoma [J]. Oncology, 2006, 71(5–6): 354–360.

[16] Kilic D, Ozenirler S, Egehan I, et al. Sulfasalazine decreases acute gastrointestinal complications due to pelvic radiotherapy [J]. Ann Pharmacother, 2001, 35(7–8): 806–810.

[17] Valls A, Pestchen I, Prats C, et al. Multicenter double–blind clinical trial comparing sucralfate vs placebo in the prevention of diarrhea secondary to pelvic irradiation[J]. Med Clin (Barc), 1999, 113(18): 681–684.

[18] Ji LH, Cui PF, Zhou SW, et al. Advances of amifostine in radiation protection: administration and delivery [J]. Mol Pharm, 2023, 20(11): 5383–5395.

[19] Sharma B, Gupta M, Sharma R, et al. Four percent formalin application for the management of radiation proctitis in carcinoma cervix patients: An effective, safe, and economical practice [J]. J Cancer Res Ther, 2019, 15(1): 92–95.

[20] Denton AS, Andreyev HJ, Forbes A, et al. Systematic review for non–surgical interventions for the management of late radiation proctitis [J]. Br J Cancer, 2002, 87(2): 134–143.

[21] Lee JK, Agrawal D, Thosani N, et al. ASGE guideline on the role of endoscopy for bleeding from chronic radiation proctopathy [J]. Gastrointest Endosc, 2019, 90(2): 171–182.e1.

[22] Ben–Soussan E, Antonietti M, Savoye G, et al. Argon plasma coagulation in the treatment of hemorrhagic radiation proctitis is efficient but requires a perfect colonic cleansing to be safe [J]. Eur J Gastroenterol Hepatol, 2004, 16(12): 1315–1318.

[23] Swan MP, Moore GT, Sievert W, et al. Efficacy and safety of single session argon plasma coagulation in the management of chronic radiation proctitis [J]. Gastrointest Endosc, 2010, 72(1): 150–154.

[24] Yeoh E, Tam W, Schoeman M, et al. Argon plasma coagulation therapy versus topical formalin for intractable rectal bleeding and anorectal dysfunction after radiation therapy for prostate carcinoma [J]. Int J Radiat Oncol Biol Phys, 2013, 87(5): 954–959.

[25] Siow SL, Mahendran HA, Seo CJ. Complication and remission rates after endoscopic argon plasma coagulation in the treatment of haemorrhagic radiation proctitis [J]. Int J Colorectal Dis, 2017, 32(1): 131–134.

[26] Chruscielewska–Kiliszek MR, Rupinski M, Kraszewska E, et al. The protective role of antiplatelet treatment against ulcer formation due to argon plasma coagulation in patients treated for chronic radiation proctitis [J]. Colorectal Dis, 2014, 16(4): 293–297.

[27] Ruíz JMC, Guerrero AH, Cossio SS, et al. Bipolar electrocoagulation in patients with persistent hemorrhage secondary to second degree postradiation proctopathy [J]. Rev Gastroenterol Mex, 2003,

68(3): 207–214.
[28] Jensen DM, Machicado GA, Cheng S, et al. A randomized prospective study of endoscopic bipolar electrocoagulation and heater probe treatment of chronic rectal bleeding from radiation telangiectasia [J]. Gastrointest Endosc, 1997, 45(1): 20–25.
[29] Rustagi T, Mashimo H. Endoscopic management of chronic radiation proctitis [J]. World J Gastroenterol, 2011, 17(41): 4554–4562.
[30] Moawad FJ, Maydonovitch CL, Horwhat JD. Efficacy of cryospray ablation for the treatment of chronic radiation proctitis in a pilot study [J]. Dig Endosc, 2013, 25(2): 174–179.
[31] Monteiro AM, Costa DA, Mareco V, et al. The effectiveness of hyperbaric oxygen therapy for managing radiation–induced proctitis–results of a 10–year retrospective cohort study [J]. Front Oncol, 2023, 13: 1235237.
[32] Marks LB, Carroll PR, Dugan TC, et al. The response of the urinary bladder, urethra, and ureter to radiation and chemotherapy [J]. Int J Radiat Oncol Biol Phys, 1995, 31(5): 1257–1280.
[33] Mcachran SE, Rackley RR. Hemorrhagic and Radiation Cystitis [M]//Potts JM. Genitourinary Pain And Inflammation: Diagnosis And Management. America, Totowa: Humana Press, 2008: 351–366.
[34] Cox JD, Stetz J, Pajak TF. Toxicity criteria of the Radiation Therapy Oncology Group (RTOG) and the European Organization for Research and Treatment of Cancer (EORTC) [J]. Int J Radiat Oncol Biol Phys, 1995, 31(5): 1341–1346.
[35] Goel AK, Rao MS, Bhagwat AG, et al. Intravesical irrigation with alum for the control of massive bladder hemorrhage [J]. J Urol, 1985, 133(6): 956–957.
[36] Takashi M, Kondo A, Kato K, et al. Evaluation of intravesical alum irrigation for massive bladder hemorrhage [J]. Urol Int, 1988, 43(5): 286–288.
[37] Shao Y, Lu GL, Shen ZJ. Comparison of intravesical hyaluronic acid instillation and hyperbaric oxygen in the treatment of radiation–induced hemorrhagic cystitis [J]. BJU Int, 2012, 109(5): 691–694.
[38] Montgomery BD, Boorjian SA, Ziegelmann MJ, et al. Intravesical silver nitrate for refractory hemorrhagic cystitis [J]. Turk J Urol, 2016, 42(3): 197–201.
[39] Goucher G, Saad F, Lukka H, et al. Canadian Urological Association Best Practice Report: Diagnosis and management of radiation–induced hemorrhagic cystitis [J]. Can Urol Assoc J, 2019, 13(2): 15–23.
[40] Dewan AK, Mohan GM, Ravi R. Intravesical formalin for hemorrhagic cystitis following irradiation of cancer of the cervix [J]. Int J Gynaecol Obstet, 1993, 42(2): 131–135.
[41] Lojanapiwat B, Sripralakrit S, Soonthornphan S, et al. Intravesicle formalin instillation with a modified technique for controlling haemorrhage secondary to radiation cystitis [J]. Asian J Surg, 2002, 25(3): 232–235.
[42] Oscarsson N, Müller B, Rosén A, et al. Radiation–induced cystitis treated with hyperbaric oxygen therapy (RICH–ART): a randomised, controlled, phase 2–3 trial [J]. Lancet Oncol, 2019, 20(11): 1602–1614.
[43] Degener S, Strelow H, Pohle A, et al. Hyperbaric oxygen in the treatment of hemorrhagic radiogenic cystitis after prostate cancer[J]. Urologe A, 2012, 51(12): 1735–1740.
[44] de Oliveira TMR, Romão AJC, Guerreiro FMG, et al. Hyperbaric oxygen therapy for refractory radiation–induced hemorrhagic cystitis [J]. Int J Urol, 2015, 22(10): 962–966.
[45] Liguori G, Amodeo A, Mucelli FP, et al. Intractable haematuria: long–term results after selective

embolization of the internal iliac arteries [J]. BJU Int, 2010, 106(4): 500–503.

[46] Sorbe BG, Smeds AC. Postoperative vaginal irradiation with high dose rate afterloading technique in endometrial carcinoma stage I [J]. Int J Radiat Oncol Biol Phys, 1990, 18(2): 305–314.

[47] DerSimonian R, Laird N. Meta–analysis in clinical trials [J]. Control Clin Trials, 1986, 7(3): 177–188.

[48] Abitbol MM, Davenport JH. Sexual dysfunction after therapy for cervical carcinoma [J]. Am J Obstet Gynecol, 1974, 119(2): 181–189.

[49] 张恺铄，刘孜，汪涛，等．子宫颈癌根治性放疗后阴道放射性损伤的发生及其影响因素 [J]. 中华妇产科杂志，2018, 53(4): 257–262.

[50] Kirchheiner K, Nout RA, Lindegaard JC, et al. Dose–effect relationship and risk factors for vaginal stenosis after definitive radio(chemo)therapy with image–guided brachytherapy for locally advanced cervical cancer in the EMBRACE study [J]. Radiother Oncol, 2016, 118(1): 160–166.

[51] Brand AH, Bull CA, Cakir B. Vaginal stenosis in patients treated with radiotherapy for carcinoma of the cervix [J]. Int J Gynecol Cancer, 2006, 16(1): 288–293.

[52] Wierzbicka A, Mańkowska–Wierzbicka D, Cieślewicz S, et al. Interventions preventing vaginitis, vaginal atrophy after brachytherapy or radiotherapy due to malignant tumors of the female reproductive organs–a systematic review [J]. Int J Environ Res Public Health, 2021, 18(8):3932.

[53] Kachnic L A, Bruner DW, Qureshi MM, et al. Perceptions and practices regarding women's vaginal health following radiation therapy: A survey of radiation oncologists practicing in the United States [J]. Pract Radiat Oncol, 2017, 7(5): 356–363.

[54] Martins J, Vaz AF, Grion RC, et al. Topical estrogen, testosterone, and vaginal dilator in the prevention of vaginal stenosis after radiotherapy in women with cervical cancer: a randomized clinical trial [J]. BMC Cancer, 2021, 21(1): 682.

[55] Delia P, Sansotta G, Pontoriero A, et al. Clinical evaluation of low–molecular–weight hyaluronic acid–based treatment on onset of acute side effects in women receiving adjuvant radiotherapy after cervical surgery: a randomized clinical trial [J]. Oncol Res Treat, 2019, 42(4): 217–223.

[56] Dinicola S, Pasta V, Costantino D, et al. Hyaluronic acid and vitamins are effective in reducing vaginal atrophy in women receiving radiotherapy [J]. Minerva Ginecol, 2015, 67(6): 523–531.

[57] Tai RZ, Loh EW, Tsai JT, et al. Effect of hyaluronic acid on radiotherapy–induced mucocutaneous side effects: a meta–analysis of randomized controlled trials [J]. Support Care Cancer, 2022, 30(6): 4845–4855.

[58] Galuppi A, Perrone AM, La Macchia M, et al. Local α–tocopherol for acute and short–term vaginal toxicity prevention in patients treated with radiotherapy for gynecologic tumors [J]. Int J Gynecol Cancer, 2011, 21(9): 1708–1711.

[59] Quick AM, Dockter T, Le–Rademacher J, et al. Pilot study of fractional CO2 laser therapy for genitourinary syndrome of menopause in gynecologic cancer survivors [J]. Maturitas, 2021, 144: 37–44.

[60] Perrone AM, Tesei M, Ferioli M, et al. Results of a phase I–II study on laser therapy for vaginal side effects after radiotherapy for cancer of uterine cervix or endometrium [J]. Cancers (Basel), 2020, 12(6):1639.

[61] 连粉红，夏小军，郭炳涛，等．中医药防治肿瘤放疗损伤的思路和方法 [J]. 甘肃医药，2020, 39(8): 678–680.

[62] 李冰雪，袁嘉萌，郑佳彬，等．生白口服液防治放化疗后白细胞减少症研究概况 [J]. 中华中医药杂志，2018, 33(4): 1455–1458.
[63] 张华豪，许银坤，王一凡，等．八珍汤防治肿瘤放化疗所致骨髓抑制疗效的 Meta 分析 [J]. 中国处方药，2023, 21(8): 95–100.
[64] 吴彤．不同针灸疗法干预放疗后不良反应的网状 Meta 分析 [D]. 武汉：湖北中医药大学，2021.

妇科恶性肿瘤分子靶向药物治疗相关损伤康复中国专家共识(2024年版)

中国抗癌协会中西整合卵巢癌专业委员会
山东省康复医学会妇科肿瘤康复分会
辽宁省医学会妇科肿瘤分会
浙江省康复医学会妇科肿瘤康复专业委员会

【摘　要】随着分子靶向药物治疗研究的不断进展，靶向药物已逐渐成为妇科恶性肿瘤治疗的重要组成部分，能够有效延长患者生存期，延缓复发时间。随着肿瘤患者生存期逐步延长，肿瘤患者的全程管理及生活质量日益受到重视。目前国内外指南针对妇科恶性肿瘤分子靶向药物治疗相关损伤康复关注相对较少，诊治策略尚缺乏一致性共识。因此，基于分子靶向治疗领域国内外研究及临床实践经验，结合我国传统中医疗法共同制定了本共识，旨在减轻、预防妇科恶性肿瘤患者靶向治疗引发的不良反应，从而减轻患者痛苦、提高其生活质量。

【关键词】妇科恶性肿瘤；分子靶向药物；损伤康复；中国专家共识

Chinese Expert Consensus on Injury Rehabilitation Related to Molecular Targeted Drug Therapy for Gynecological Malignant Tumors(2024 Edition)

Abstract：With the continuous breakthrough in the research of molecular targeted drug therapy, targeted drugs have gradually become an important part of the treatment of gynecological malignant tumors, which can effectively prolong the survival of patients and delay the recurrence time. With the gradual extension of the survival period of cancer patients, the whole process management and life quality of cancer patients have been paid more and more attention. At present, domestic and foreign guidelines pay relatively little attention to the rehabilitation of injuries related to molecular targeted drug therapy for gynecological malignant tumors, and there is still a lack of consensus on diagnosis and treatment strategies. Therefore, based on domestic and foreign research and clinical practice experience in the field of molecular targeted therapy, combined with traditional Chinese medicine therapy in China, this consensus is jointly formulated to reduce and prevent adverse reactions caused by targeted therapy in patients with gynecological malignant tumors, so as to reduce patients' pain and improve their quality of life.

Key words: Gynecological malignant tumors, Molecular targeted drug, Injury rehabilitation, Chinese expert consensus

据 2022 年中国国家癌症中心统计，我国妇科恶性肿瘤患者新发病例约 28.95 万例，其中子宫内膜癌新发病例 7.77 万例，宫颈癌新发病例 15.07 万例，卵巢癌新发病例 6.11 万例，妇科恶性肿瘤的发病率占总体癌症发病率的 6.0%，其死亡率占总体癌症死亡率的 4.0%，其中宫颈癌死亡率尤为突出，高达 2.2%[1]。妇科恶性肿瘤是需采取以手术为主、放化疗为辅的综合治疗手段。靶向治疗是基于肿瘤细胞与正常细胞在分子生物学上的差异，精准针对可能导致细胞癌变的环节，以肿瘤细胞特异性受体、关键基因和调控分子为靶点，设计出相应的治疗药物，选择针对性阻断、干预与肿瘤发生密切相关的信号传导通路，从而特异性抑制肿瘤生长和转移。目前，随着分子靶向的研究进展，分子靶向药物治疗已成为妇科恶性肿瘤治疗的重要组成部分，可提高患者的生活质量，延长患者的生存期。目前，国内外指南针对妇科恶性肿瘤分子靶向药物治疗相关损伤康复关注相对较少，诊治策略尚缺乏一致性共识。为此，以抗血管生成药、PARP 抑制剂等为例，现组织国内有关专家查阅文献并结合国内外相关研究证据、指南及共识，集体讨论，制定本共识，以期为我国妇科恶性肿瘤分子靶向药物治疗损伤康复的规范化诊治提供有益的借鉴。本共识推荐级别及其代表意义见表 1。

表 1　本共识推荐级别及其代表意义

推荐级别	代表意义
1 类	基于高级别临床研究证据，专家意见高度一致。
2A 类	基于低级别临床研究证据，专家意见高度一致；或基于高级别证据，专家意见基本一致。
2B 类	基于低级别临床研究证据，专家意见基本一致。
3 类	不论基于何种级别的临床证据，专家意见明显分歧。

1 分子靶向药物治疗相关损伤

抗肿瘤分子靶向药物根据分子量的不同，分为小分子和大分子两类，小分子药物以酪氨酸激酶抑制剂（tyrosine kinase inhibitor，TKI）为代表，大分子药物以单克隆抗体为代表。妇科恶性肿瘤治疗中常用的药物包括：安罗替尼、阿帕替尼、贝伐珠单抗等。小分子靶向药物因作用靶点不同，导致各类药物的不良反应谱也不相同，常见的不良反应包括血细胞减少、消化道症状及皮肤毒性；而单克隆抗体主要作用于循环中的蛋白或细胞表面的蛋白，最常见的不良反应是过敏、胃肠道反应、高血压和皮疹等。

一项贝伐珠单抗、奥拉帕利和德瓦鲁单抗联合治疗复发性卵巢癌的临床试验中，大多数患者至少经历了一次药物治疗相关不良反应，最常见的包括乏力（80%）、恶心（65%）、贫血和腹痛（各46%）、腹泻（45%）、食欲下降（39%）、关节痛（35%）等，其他不良反应中，甲状腺功能减退和甲状腺功能亢进分别在20%和11%患者中报告，皮肤毒性在26%患者中报道，多为1～2级，23%报道有高血压，其中12%为3级[2]。由此可见，分子靶向治疗相关不良反应发生率并不低。

2 皮肤毒性的康复治疗

皮肤毒性是分子靶向药物最常见的不良反应，主要表现为皮疹、皮肤干燥、瘙痒、指甲改变、毛发改变、黏膜炎、手足综合征等，且呈剂量依赖性，其中皮疹发生概率最高[3]，其中尤以使用表皮生长因子受体（epidermal growth factor receptor，EGFR）抑制剂的患者皮疹发生率较高[4]。研究显示，接受EGFR-TKIs类药物治疗的患者中，其引起的皮肤损害主要呈现为痤疮样皮疹，其形态与常见的寻常痤疮相似，多发于面部、头颈部及胸背部，尤以头面部为甚，此类皮疹常伴有瘙痒、干燥和指甲改变[5-7]。皮疹发生时间大多在服药后7～30天。在一项宫颈癌队列研究中，纳入153例宫颈癌患者接受免疫检查点抑制剂治疗：伊匹木单抗、帕博利珠单抗、纳武利尤单抗或伊匹木单抗加纳武利尤单抗联合治疗，其中有50%的患者出现皮肤免疫相关不良事件，最常见的不良反应包括皮肤瘙痒（31%）、斑丘疹（28%）、湿疹性皮炎（7%）、白癜风样皮肤色素脱失（7%）和苔藓样黏膜炎（5%）[8]。

皮肤毒性治疗的总体原则是根据其严重程度、部位以及患者的病情进展情况进行个体化治疗，如对于1级和2级皮肤毒性，可使用局部皮质类固醇、口服抗生素（如米诺环素、多西环素）、局部使用利多卡因凝胶、非甾体抗炎药、润肤剂或保湿霜，可继续用药，无需剂量调整或适当调整剂量。对于3级皮肤毒性，建议暂停用药，待症状缓解后，应适当降低药物剂量进行应用。若症状持续存在或呈现加重趋势，应立即终止服用。需特别强调的是，若出现4级皮疹，即丘疹和或脓疱覆盖在全部体表、伴或不伴有瘙痒或者压痛、静脉给予抗生素治疗广泛的重复感染，此时建议多学科会诊，积极采取治疗措施，严密监测生命体征，且应立即、永久停药。

临床肿瘤医师应该有预防和治疗靶向药物相关皮肤毒性的意识，皮肤相关毒性不仅影响肿瘤治疗，增加患者的经济负担，且对心理健康也带来很大影响，其处理原则为预防大于治疗。在靶向治疗前应告知患者做好皮肤防护，建议患者避免使用酒精和过热的水，以减少对皮肤的刺激。保持身体清洁和干燥部位皮肤的湿润，避免接触碱性和刺激性强的洗漱用品，沐浴后注意使用润肤霜、保湿霜或维生素E软膏；此外，也口腔护理同样重要，多漱口，戒烟、戒酒；穿着宽松棉软、透气的衣物、鞋袜，定期修剪指甲避免搔抓患处皮损等[7]。日常生活中，应减少日晒时间，注重避光措施。外出时，携带遮阳伞、太阳镜等防晒用品。在饮食方面，要保持节制，避免食用辛辣刺激性或寒凉食物。多摄入富含膳食纤维和高蛋白的食物，利用应季蔬菜水果补充维生素，并确保每日适量饮水。

抗生素可能是治疗EGFR和MEK抑制剂类药物相关皮肤毒性的关键。有研究显示，发生2级及以上皮肤毒性反应时，应用四环素类抗生素，如莱环素，最初每日1片两次口服，随后剂量减少到每日1片口服，治疗2周观察疗效，以此作为辅助治疗的一部分，有效控制皮肤毒性反应[9]。

除西药外，还可辩证使用中药治疗。皮疹在我国传统中医学的理论体系中，被归入“药毒疹”的范畴。现代医学研究者认为，靶向药物引起的皮疹，其主要病机与“风邪”和“热邪”的入侵密切相关[10]。对于肿瘤患者而言，风热之邪侵袭人体，容易侵犯肺部，导致肺热，进而影响到皮肤毛孔，形成痤疮等症状。皮疹的发生及进展，无论是初期、中期还是后期，都与风、湿、热等致病因素密切相关。了解和把握这些病机，有助于更好地理解和治疗皮疹，提高患者的生活质量。而对于皮疹的治疗，需要根据病程的不同，采取针对性的治疗方法，同时注重调整患者的内部环境，祛除湿热，润肺止痒，从而达到标本兼治的效果。根据病机皮疹分为三种，分别为风热证、湿热证及阴虚血燥证，相应的处理原则则分别为祛风清肺，清热解毒；疏风除湿，清热凉血；滋阴养血，润燥止痒。此外，针对瘙痒性皮疹还可以使用消疹止痒汤进行外洗[11]。国内诸多研究表明，中药可改善 EGFR-TKIs 相关性皮疹，可降低患者皮疹的炎性指标、提高其免疫力[12-13]，且与西药联合使用时治疗的有效率 95. 24%，显著高于对照组患者的 78. 57%[14]，并且可以降低停药后皮疹复发率[15]。

推荐意见： 皮肤毒性是妇科恶性肿瘤最常见的靶向治疗相关不良反应，发生后应进行严重程度评估，其中 1～2 级可观察或对症处理，一般无需调整靶向治疗剂量，3 级及以上需立即停药，根据病情进行激素、抗炎、局部用药、中医中药及日常护理等综合管理，促进皮肤毒性反应的康复，根据皮肤毒性反应控制情况决定减量或永久停药（推荐级别：2A 类）。

3 腹泻的康复治疗

腹泻是 EGFR-TKIs 最常见的胃肠道不良反应，通常发生在治疗开始的几个月内，治疗过程中逐渐减少，但易反复发生，其发生率仅次于皮疹，位居第二[16]，但治疗之前需注意先查大便常规，除外感染性腹泻。一般来说，激酶抑制剂较单克隆抗体更易导致腹泻，大部分口服小分子靶向药物均会导致不同程度的腹泻，且呈剂量依赖性[17]。有文献显示，口服阿法替尼者出现严重腹泻率 13%[18]。在一项阿帕替尼治疗转移性或复发性宫颈癌患者的回顾性研究中，阿帕替尼导致的腹泻发生率为 15.4%，其中 7.7% 的患者出现了 3 级及以上的腹泻并且停止治疗[19]。

出现腹泻需进行严重程度评估，通常 1 级和 2 级腹泻一般是指大便次数与基线相比每天增加小于 6 次，此时根据患者的具体状况，采取及时有效的止泻和补液等对症治疗措施即可，一般无需靶向药剂量调整。如发生 3 级及以上腹泻（与基线相比大便次数每天增加≥ 7 次、大便失禁，甚至危及生命），此时需立即停药，严密监测，请专科医师会诊，控制良好后减量用药或永久停服。

腹泻的康复过程除了药物治疗，饮食护理也是重要的一部分。发生腹泻时，需调整饮食结构，保持低脂高蛋白饮食，少食多餐，并尽量避免摄入咖啡因、酒精、奶制品、高脂肪食品、高纤维食物以及辛辣食物[20]，可同时应用洛哌丁胺、蒙脱石散等，注意补液，防止脱水及电解质紊乱，必要时使用肠道活性菌来有效调节肠道菌群平衡，并酌情使用抗生素等。因靶向治疗所致的腹泻呈剂量依赖性，必要时可以通过调整药物剂量来降低腹泻的发生率和严重程度[21-24]。此外，在腹泻的内治方面，中医可以通过解表化湿、理气和中、温中祛寒、补气健脾等方法进行治疗。然而，对于伴有呕吐的患者，口服中药汤剂并不适宜。在临床实践中，大多采用穴位注射、针灸以及穴位贴敷等方法，或结合上述手段，以达到缓解症状的目的。例如，选取足三里穴等穴位进行治疗[25-26]。

推荐意见：腹泻是妇科恶性肿瘤分子靶向治疗的第二大不良反应，一旦发生应行严重程度评估。1～2级腹泻可行止泻、调整菌群等对症治疗，一般无需调整剂量，3级及以上腹泻需立即停药，予以消化专科系统治疗、饮食结构调整、中医中药等治疗手段，根据腹泻控制情况决定后续减量或永久停药（推荐级别：2A类）。

4 高血压的康复治疗

高血压是血管内皮细胞生长因子受体（vascular endothelial growth factor receptor，VEGFR）抑制剂共同的不良反应，其中以贝伐珠单抗、安罗替尼、索拉菲尼为代表，通常发生在治疗开始后第1个月，此类药物在妇科恶性肿瘤中应用广泛。靶向治疗所致的1级高血压定义为高血压前期，即收缩压120～139 mmHg或舒张压80～89 mmHg；2级高血压定义为收缩压140～159 mmHg或舒张压90～99 mmHg、反复或持久的（≥24小时）、有症状的收缩压较前升高超过20 mmHg或之前在正常范围现在高于140/90 mmHg；3级为收缩压≥160 mmHg或舒张压≥100 mmHg；4级为恶性高血压、持久性神经损伤、高血压危象；5级为死亡[27]。有研究统计，治疗中出现的高血压已被确定为使用贝伐珠单抗者的常见不良事件，高血压的发生率为26%～55%，而≥3级高血压的发生率为6%～25%[28-32]。贝伐珠单抗作为卵巢癌治疗的重要治疗药物，尤其晚期及无BRCA基因突变的患者能改善其生存期，应该受到重视。治疗期间如出现1、2级高血压，一般无需调整剂量，建议心内科就诊，必要时可给予降压治疗；如出现3级及以上高血压，需停止服药，必要时降压后降低剂量或永久停药。

临床上常用的一线降压药包括：血管紧张素受体阻滞剂（ARB）、二氢吡啶类钙离子通道阻滞剂（CCB）、血管紧张素转换酶抑制剂（ACEI）。氨氯地平被认为是治疗贝伐珠单抗相关高血压的一种安全有效的方法[33]。有研究显示，氨氯地平作为一种常用的长效二氢吡啶类降压药，在研究中显示了优于 ACEI 的培哚普利治疗阿帕替尼和贝伐珠单抗所致高血压的降压作用[34]。需特别注意的是，因非二氢吡啶类钙离子通道阻滞剂（如维拉帕米和地尔硫䓬）能够抑制 CYP3A4 系统，会影响索拉非尼、阿帕替尼等药物的代谢，故不建议采用[35-36]

计划应用 VEGFR 类靶向药物前应评估患者的基线血压，以及吸烟、肥胖、心血管基础疾病等因素，且治疗期间应全程监测血压，需稳定血压在 140/90 mmHg 以下，建议心内科就诊。根据高血压的发病机制和相关危险因素，对患者的生活方式进行干预，无论何时，针对任何高血压患者，均是合理且有效的治疗手段。这也在众多指南中得到了认可，干预措施主要包括减少钠盐摄入、增加钾的摄入、合理均衡膳食、控制体重、戒烟限酒、适当运动、减轻精神压力以及保持心理平衡等。

推荐意见： 应用靶向药物期间出现 3 级及以上高血压时，需停药，推荐应用以氨氯地平为代表的 CCB 类药物，不建议应用非二氢吡啶类钙离子通道阻滞剂，同时配合生活护理等促进高血压患者康复，根据高血压控制情况决定后续剂量或永久停用（推荐级别：2A 类）。

5 血液毒性的康复治疗

TKIs 药物作为妇科卵巢癌、肉瘤等常用的药物，应用过程中可能出现血液毒性，主要为骨髓抑制，包括中性粒细胞减少、血小板减少和贫血。骨髓抑制通常出现在治疗后的早期，随着病情的缓解，骨髓抑制得到恢复。接受分子靶向药物治疗的患者总体发生血液毒性的相对较低。在一项安罗替尼在晚期妇科恶性肿瘤中的疗效和安全性的真实世界研究中，血液毒性发生率为 7.3%（白细胞及血小板减少），其中严重血液毒性发生率为 3.2%（白细胞减少）[37-39]。

分子靶向药物所致贫血是指血红蛋白＜ 110 g/L，中性粒细胞减少是其绝对计数＜ 2.0×10^9/L，血小板减少是指＜ 100×10^9/L。轻度贫血或血小板减少通常无需特殊处理，严重者需停药、输注血制品。而对于中性粒细胞减少，因其可增加患者感染的风险，故需特别注意。如患者在靶向药物治疗期间出现中性粒细胞减少性发热（febrile neutropenia, FN）需要中断治疗，给予粒细胞集落刺激因子，并建议进行感染性风险评估，建议使用广谱抗生素，评估血培养、尿培养及静脉留置装置感染风险，尤其是高龄、伴有基础疾病的患者。

中医从益气养血、健脾益肾进行血液毒性反应的防治和康复，也有一定效果。对于肿瘤治疗结束后表现的慢性的、持续性的骨髓抑制，也可给予中医外治来改善。比如：艾灸体表的腧穴，借灸火的温和热力以及药物的作用，通过经络的传导，起到温通气血，扶正祛邪的功效，从而改善骨髓抑制、预防保健。常选穴位有足三里、关元、大椎。此外，针灸使用针刺通过经络、腧穴的传导，起到温阳驱寒、调和气血等作用，也可改善骨髓抑制，其中治疗白细胞减低效果较为明显。常选穴位有足三里、三阴交、合谷[40–42]。

推荐意见：当出现3级及以上血液毒性时，需停止用药，根据外周血减少的类型分别进行纠正，辅助以抗炎、中医中药等方法促进康复，根据恢复情况决定后续剂量调整或永久停服（推荐级别：2A类）。

6 恶心、呕吐的康复治疗

TKIs 药物（如乐伐替尼、索拉菲尼等）治疗中有 20% ～ 50% 的患者发生恶心，有 25% 的患者出现呕吐[43]。恶心、呕吐往往被当成是化疗、靶向治疗的“正常”反应而不被重视，而实际用药过程中若未能很好地控制，可能导致用药延误、营养状态下降，重度患者可能存在生命危险，因此对出现恶心、呕吐的患者也需要进行分级管理。1 级表现为食欲降低、24 小时内发作 1 ～ 2 次呕吐（间隔 5 分钟）；2 级表现为经口进食减少、但不伴体重下降、24 小时内发作 3 ～ 5 次呕吐（间隔 5 分钟）；3 级表现为经口进食进水不足、需营养支持治疗、24 小时内发作≥ 6 次（间隔 5 分钟）；4 级、5 级则表现为危及生命或死亡。恶心、呕吐同其他副损伤，1、2 级仅严密监测、对症治疗即可，一般无需调整剂量，而 3 级及以上需停药、进行临床干预。

治疗期间出现症状可对症止吐治疗，如多巴胺受体拮抗剂（如甲氧氯普胺）、5- 羟色胺 3 拮抗剂（如昂丹司琼、格拉司琼等）[44]，根据症状严重程度决定是否需要肠外营养支持治疗。此外，中医观点认为，药毒引发的“胃失和降，气机上逆”是恶心、呕吐的基本病理机制。因此，可以通过调理肝气、和胃降逆、益气健脾以及燥湿化痰等方法来缓解相关症状。

推荐意见：恶心、呕吐是妇科恶性肿瘤分子靶向治疗中最容易被忽视的不良反应之一，不仅影响药物摄入，也对肿瘤患者营养摄入、心理健康等有不良影响，需重视并积极初治。出现恶心、呕吐需进行分层管理，1～2级对症药物治疗，3级及以上者需停止用药，商请消化内科专科处置，可辅助中医中药协助康复，症状缓解后减量或终止服用（推荐级别：2B类）。

7 少见的分子靶向治疗相关不良反应

少见的分子靶向治疗相关不良反应包括：肝脏毒性、肺毒性、心脏毒性、肾毒性、血栓栓塞、出血、黏膜炎以及甲状腺功能减退等。以妇科常用分子靶向药物安罗替尼为例，一项信迪利单抗联合安罗替尼治疗PD-L1阳性复发或转移性宫颈癌的临床试验结果显示，有85.8%的患者出现了不良事件，其中最常见的是甲状腺功能减退症（33.3%）、天冬氨酸氨基转移酶升高（21.4%），其他不良事件还包括肺炎（4.8%），心肌炎（2.4%），口腔溃疡（4.8%）[45]。

肝毒性、肾毒性以及黏膜炎与常见的损伤相似，应予以积极处理，严密监测，请相关专科医师会诊，必要时减量或永久停服。有研究显示[46]，有1%～2%的接受EGFR和VEGFR拮抗剂类靶向药物治疗的患者可出现急性潜在致死性间质性肺疾病，此时应中断治疗，必要时给予糖皮质激素及机械通气，也可加用中医治疗，以宣肺定喘、涤痰散结、解毒化瘀为基本治法[47-48]。针对口腔黏膜炎患者，注重口腔卫生护理至关重要。每日三餐前后应用温水仔细漱口，以维护口腔清洁，营造健康的口腔环境。同时，戒烟戒酒，减少对口腔的不良刺激。全面评估口腔状况，及时应对潜在风险，处理龋齿和牙髓病，检查义齿和唾液腺分泌功能。保持生活规律，适量增加水分摄入，摄入优质蛋白如牛肉、鸡蛋，多食蔬菜水果以补充维生素，杜绝食用辛辣刺激性食品如辣椒、白酒等，以免对口腔黏膜造成损伤。

心脏毒性在靶向治疗中较为少见，但严重的心脏毒性危及患者生命，因此在治疗过程中需严密监测生命体征、肌钙蛋白、钠尿肽等实验室检查以及心脏超声，尤其是接受过或连用蒽环类药物者[49]。

恶性肿瘤患者属于血栓形成的中、高危人群，因此在实施分子靶向治疗前，所有患者需接受血栓栓塞风险评估。对于高风险患者，可采取机械性预防措施，如穿戴弹力袜、使用静脉加压装置等。采取药物预防性抗凝时，需注意此类药物在降低血栓事件风险的同时，也可能增加出血风险。对于年龄超过65岁的老年患者，在接受抗血管生成靶向治疗期间应鼓励其适当下床活动，定期进行下肢局部按摩，并密切监测患者有无血栓栓塞相关症状。针对急性静脉血栓栓塞患者，建议相关科室就诊，接受低分子肝素、Ⅺ因子抑制剂如利伐沙班等治疗，并根据临床医师评估的治疗效果及临床获益，必要时暂停或永久停用靶向药物[50]。

此外，也有报道称分子靶向治疗过程中出现甲状腺功能减退，轻症患者监测甲状腺功能即可，若促甲状腺素＞10 mU/L或伴随症状时需用甲状腺素替代治疗，一般不需要停药或减量[51]。但针对甲状腺功能减退目前尚无特殊的预防策略，因此充分了解每种靶向药物发生不良反应的特性，在使用中密切随访观察监测十分必要。

8 心理损害康复

肿瘤相关心理损害是指恶性肿瘤及其相关因素所引发的不良心理状态，涵盖心理（包括认知、行为、情绪）、社会和（或）精神性层面的不适，此类状况可能影响患者对恶性肿瘤、躯体症状及临床治疗的有效应对。妇科恶性肿瘤患者往往表现出明显的心理应激反应或心理损伤，其中大部分人会经历心理痛苦，短暂或轻度地出现焦虑和抑郁症状，部分患者则可能进展为焦虑障碍或抑郁障碍，治疗相关的不良反应能促使肿瘤患者不良心理雪上加霜。若未能得到及时且恰当的处理，可能会对治疗及康复产生负面影响，降低依从性，导致生活质量显著下降，以及生理、心理和社会认知功能的明显减退。NCCN指南强调，在患者首次就诊时应完成系统的心理评估，并定期进行及时的重新评估。特别是当疾病状况发生改变（如复发、进展或出现治疗相关反应）时，应进行再次评估。针对肿瘤患者的心理损害，可采用支持性心理治疗、认知疗法、行为心理治疗、集体心理治疗、家庭与婚姻心理治疗、药物治疗以及中医情志疗法等多种治疗方法。

推荐意见：妇科恶性肿瘤分子靶向治疗有众多不良反应，这些不良反应可能加重患者心理负担，对肿瘤整体的治疗康复产生负面影响，因此重视不良反应的及时处置、重视患者心理状态的评估、及时的心理疏导及家庭护理，以利于妇科恶性肿瘤的康复（推荐级别：2A类）。

9 总 结

妇科恶性肿瘤分子靶向治疗所致的损伤的主要特点是普遍存在，可累及人体的多个器官系统，不同靶向药物的不良反应类型、发生频率、严重程度各有差异，多数在治疗初期即出现，且伴随治疗的持续而加重。靶向治疗相关损伤通常为轻度，可以通过常规治疗得到有效的控制，轻症患者无需调整药物剂量或停药。如出现3级及以上的损伤，需要适时减量、暂停治疗乃至永久停用，必要时根据需要及严重程度采取对症治疗措施，此外，从中医辨证角度出发，针对靶向治疗的相关损伤适当联合中医药治疗，也有利于治疗相关不良反应的康复。

10 声 明

本共识旨在为妇科恶性肿瘤分子靶向药物治疗相关损伤康复提供指导性意见，但并非唯一的共识，不排除其他意见与建议的合理性。

利益冲突：所有作者均声明不存在利益冲突。

主　编：张　颐

副主编：于爱军　薛凤霞　李　宁　芦恩婷　陆　琦　张　新　李芳梅

编　委（按姓氏笔画排序）：丁婷（山东中医药大学第二附属医院 / 山东省中西医结合医院）；于云海（山东大学第二医院）；于爱军（浙江省肿瘤医院）；于浩（山东第一医科大学附属肿瘤医院）；王小元（山东第一医科大学第一附属医院）；王长林（山东第一医科大学第二附属医院）；王化丽（大连市妇女儿童医疗中心）；王玉东（上海交通大学医学院国际和平妇幼保健院）；王巧荣（山东省菏泽市中医医院）；王世军（首都医科大学附属宣武医院）；王冬（重庆大学附属肿瘤医院）；王永军（首都医科大学附属积水潭医院）；王刚（四川省妇幼保健院）；王纪彪（山东省康复医院）；王丽（山东中医药大学附属医院）；王武亮（郑州大学第二附属医院）；王建东（首都医科大学附属北京妇产医院）；王健（济宁医学院附属枣庄市立医院）；王雅卓（河北省人民医院）；王锋（山东省康复医院）；王新波（山东省妇幼保健院）；牛菊敏（辽宁省沈阳市妇婴医院）；仇雅菊（浙江省肿瘤医院）；孔为民（首都医科大学附属北京妇产医院）；艾浩（锦州医科大学附属第三医院）；卢雯平（中国中医科学院广安门医院）；邢洁（浙江省肿瘤医院）；

尧良清（广州医科大学附属妇女儿童中心）；师伟（山东中医药大学附属医院）；吕晓娟（浙江省肿瘤医院）；朱育焱（中国医科大学附属第一医院）；朱前勇（河南省人民医院）；刘军秀（中山大学附属第一医院）；刘畅（兰州大学第一医院）；刘岿然（中国医科大学附属盛京医院）；刘学健（山东省第一康复医院）；刘淑娟（空军军医大学西京医院）；安菊生（中国医学科学院肿瘤医院）；许天敏（吉林大学第二医院）；孙立新（山西省肿瘤医院）；孙阳（福建省肿瘤医院）；孙捷（中国医学科学院肿瘤医院）；孙蓬明（福建省妇幼保健院）；阳志军（广西医科大学附属肿瘤医院）；寿华锋（浙江省人民医院）；严建华（浙江省杭州市文仲中医院）；芦恩婷（中国医科大学附属第一医院）；李大鹏（山东第一医科大学附属肿瘤医院）；李宁（中国医学科学院肿瘤医院）；李芳梅（中国医科大学附属第一医院）；李妍（中国医科大学附属盛京医院）；李学和（宁波大学附属人民医院）；李俊东（中山大学肿瘤防治中心）；杨英捷（贵州省肿瘤医院）；肖静（广东省中医院）；吴令英（中国医学科学院肿瘤医院）；何尧（浙江省绍兴市妇幼保健院）；佐晶（中国医学科学院肿瘤医院）；佟晓光（中国医科大学附属第四医院）；邹雪梅（山东中医药大学第二附属医院/山东省中西医结合医院）；汪宏波（华中科技大学同济医学院附属协和医院）；汪期明（宁波大学附属妇女儿童医院）；沈文静（中国医科大学附属第一医院）；宋茜（浙江省台州市肿瘤医院）；张师前（山东大学齐鲁医院）；张梅（安徽医科大学第一附属医院）；张颐（中国医科大学附属第一医院）；张新（辽宁省肿瘤医院）；陆安伟（南方医科大学深圳医院）；陆琦（复旦大学附属金山医院）；陈卓（浙江省肿瘤医院）；陈亮（山东第一医科大学附属肿瘤医院）；陈洁（山东省康复医院）；陈鑫（浙江省肿瘤医院）；范江涛（广西医科大学第一附属医院）；周欣（中国医科大学附属盛京医院）；周春鹤（哈尔滨医科大学附属肿瘤医院）；周洪友（浙江省丽水市中心医院）；周薇（浙江省台州医院）；庞业梅（浙江省杭州市文仲中医院）；郎芳芳（山东省妇幼保健院）；屈庆喜（山东大学齐鲁医院）；赵虎（郑州大学第二附属医院）；赵昌盛（山东大学第二医院）；赵喜娃（河北医科大学第四医院）；胡东晓（浙江大学医学院附属妇产科医院）；胡燕（温州医科大学附属第一医院）；段萍（温州医科大学附属第二医院）；俞超芹（海军军医大学第一附属医院）；娄阁（哈尔滨医科大学附属肿瘤医院）；姚淑娟（山东中医药大学附属医院）；袁光文（中国医学科学院肿瘤医院）；耿敬芝（中国医学科学院肿瘤医院）；贾双征（中国医学科学院肿瘤医院）；

高嵩（中国医科大学附属盛京医院）；郭瑞霞（郑州大学第一附属医院）；黄奕（湖北省肿瘤医院）；梅文（浙江省杭州市文仲中医院）；章杰捷（浙江省肿瘤医院）；商宇红（大连医科大学附属第一医院）；董延磊（山东大学第二医院）；韩凤娟（黑龙江中医药大学附属第一医院）；韩璐（大连市妇女儿童医疗中心）；焦伊胜（中国医科大学附属盛京医院）；游雯（浙江省杭州市文仲中医院）；楼寒梅（浙江省肿瘤医院）；蔡红兵（武汉大学中南医院）；薛凤霞（天津医科大学总医院）

参考文献

[1] 郑荣寿，陈茹，韩冰峰，等. 2022 年中国恶性肿瘤流行情况分析 [J]. 中华肿瘤杂志，2024, 46(3):221-231.

[2] Freyer G, Floquet A, Tredan O, et al. Bevacizumab, olaparib, and durvalumab in patients with relapsed ovarian cancer: a phase Ⅱ clinical trial from the GINECO group[J]. Nat Commun, 2024, 15(1):1985.

[3] Klufa J，Bauer T，Hanson B，et al. Hair eruption initiates and commensal skin microbiota aggravate adverse events of antiEGFR therapy[J]. Sci Transl Med, 2019，11:522 .

[4] Lacouture ME, Maitland ML, Segaert S, et al. A proposed EGFR inhibitor dermatologic adverse event-specific grading scale from the MASCC skin toxicity study group[J]. Support Care Cancer, 2010, 18(4):509-522.

[5] Wu YL, Zhou C，Liam CK，et al. First-line erlotinib versus gemcitabine /cisplatin in patients with advanced EGFR mutationpositive non-small-cell lung cancer: analyses from the phase Ⅲ，randomized，open-label，ENSURE study[J]. Ann Oncol，2015，26(9) : 1883-1889.

[6] Wu JX，He Q，Ye F，et al. EGFR-TKI-based vs non-EGFR-TKI-based adjuvant therapy in resected non-small-cell lung cancer with EGFR mutations: a meta-analysis of randomized controlled trials[J]. Onco Targets Ther, 2018, 11: 6803-6810.

[7] 胡洁，林丽珠，骆肖群，等. EGFR-TKI 不良反应管理专家共识 [J]. 中国肺癌杂志，2019，22(2): 57-81.

[8] Villa-Crespo L, Podlipnik S, Anglada N, et al. Timeline of adverse events during immune checkpoint inhibitors for advanced melanoma and their impacts on survival[J]. Cancers (Basel), 2022,14(5):1237.

[9] Owczarek W, Slowinska M, Lesiak A, et al. The incidence and management of cutaneous adverse events of the epidermal growth factor receptor inhibitors[J]. Postepy Dermatol Alergol, 2017, 34(5): 418-428.

[10] 余国芳，林丽珠. 林丽珠辨治表皮生长因子受体抑制剂相关皮疹的经验探析 [J]. 世界科学技术 - 中医药现代化，2009,11(5):758-763.

[11] 秦叔逵，王宝成，郭军，等. 中国临床肿瘤学会 (CSCO) 免疫检查点抑制剂相关的毒性管理指南 [M]. 北京：人民卫生出版社，2021:1-148.

[12] 蒋思思，胡黎清. 加味养阴解毒汤治疗肺癌表皮生长因子受体酪氨酸激酶抑制剂相关性皮疹的临床效果及机制研究 [J]. 中国医师进修杂志，2020，43(7) : 619-624.

[13] 陆佳颖，陈丽娟，郭志颖. 复方金银花煎液外敷联合金霉素眼膏治疗 EGFRIs 所致皮疹对症

状程度与持续时间影响观察 [J]. 辽宁中医药大学学报 ,2020，22(8) : 191–194.
[14] 陈新然 . 消疹汤对肺腺癌 EGFR–TKIs 相关皮疹（阴虚型）的临床观察 [D]. 乌鲁木齐 : 新疆医科大学 , 2020: 3.
[15] 陈学彰 , 田华琴 , 徐海燕 , 等 . 复方消风散联合复方黄水治疗表皮生长因子受体抑制剂皮肤毒性 40 例疗效观察 [J]. 环球中医药 , 2014，7(S1) : 54–55.
[16] 李向莲 , 唐雪莉 , 李幼平，等 . EGFR–TKI 与化疗比较一线治疗晚期非小细胞肺癌有效性和安全性的系统评价 [J]. 中国循证医学杂志 , 2016, 16(2): 191–199.
[17] 国家卫生健康委员会 . 抗肿瘤新药临床应用指导原则 (2019 年版) [J]. 肿瘤综合治疗电子杂志 , 2020, 6(1): 16–47.
[18] Park K, Tan EH, O' Byrne K, et al. Afatinib versus gefitinib as first–line treatment of patients with EGFR mutation–positive non–small–cell lung cancer (LUX–Lung 7): a phase 2B, open–label, randomised controlled trial[J]. Lancet Oncol, 2016, 17(5): 577 – 589.
[19] Yu JT, Xu ZW, Li AY, et al. The efficacy and safety of Apatinib treatment for patients with metastatic or recurrent cervical cancer: a retrospective study[J]. Drug Des Devel Ther,2019, (13): 3419 – 3424.
[20] Califano R, Tariq N, Compton S, et al. Expert consensus on the management of adverse events from EGFR tyrosine kinase inhibitors in the UK [J]. Drugs, 2015, 75(12): 1335–1348.
[21] Chilimoniuk Z, Rocka A, Stefaniak M, et al. Molecular methods for increasing the effectiveness of ovarian cancer treatment: a systematic review[J]. Future Oncol, 2022,18(13):1627–1650.
[22] Qi J, Liu E, Yue HQ, et al. Evaluation of safety and efficacy of apatinib combination with chemotherapy for ovarian cancer treatment: a systematic review and meta–analysis[J]. Ann Palliat Med, 2021,10(9):9902–9913.
[23] Li XY, Rao Y, Sun B, et al. Efficacy and safety of Anlotinib combined with PD–1 blockades for patients with previously treated Epithelial ovarian cancer: a retrospective study[J]. Int J Gen Med,2022,(15):3977–3989.
[24] Shibayama H, Teshima T, Choi I, et al. Phase I study of ibrutinib in Japanese patients with treatment–naïve chronic lymphocytic leukemia/small lymphocytic lymphoma [J]. J Clin Exp Hematop, 2019, 59(4): 179–186.
[25] 赵若含 , 李慧杰 , 李秀荣 . 中医药防治化疗后胃肠道反应的概况 [J]. 中国中西医结合消化杂志 , 2021, 29(10): 749–752.
[26] 钱蓉，秦丹梅 . 中医埋针对肺腺癌靶向药物所致腹泻的疗效观察 [J]. 湖北中医杂志 , 2018,40(9):37–39.
[27] Maitland ML, Bakris GL,Black HR, et al. Initial assessment, surveillance, and management of blood pressure in patients receiving vascular endothelial growth factor signaling pathway inhibitors[J]. J Natl Cancer Inst,2010 , 102(9): 596–604.
[28] Coleman RL, Brady MF, Herzog TJ, et al. Bevacizumab and paclitaxel–carboplatin chemotherapy and secondary cytoreduction in recurrent, platinum–sensitive ovarian cancer (NRG Oncology/ Gynecologic Oncology Group study GOG–0213): a multicentre, open–label, randomised, phase 3 trial[J]. Lancet Oncol,2017,18(6):779–791.
[29] Oza AM, Selle F, Davidenko I, et al. Efficacy and safety of bevacizumab–containing therapy in newly diagnosed ovarian cancer: ROSiA single–arm phase 3b study[J]. Int J Gynecol Cancer, 2017,27(1):50–58.
[30] Fukuda T, Noda T, Uchikura E, et al. Real–world efficacy and safety of Bevacizumab for advanced or recurrent Müllerian cancer: a single–institutional experience[J]. Anticancer Res,2023,43(7):3097–

3105.

[31] Pujade-Lauraine E, Hilpert F, Weber B, et al. Bevacizumab combined with chemotherapy for platinum-resistant recurrent ovarian cancer: the AURELIA open-label randomized phase Ⅲ trial[J]. Clin Oncol, 2014, 32(13):1302-1308.

[32] Aghajanian C, Goff B, Nycum LR, et al. Final overall survival and safety analysis of OCEANS, a phase 3 trial of chemotherapy with or without bevacizumab in patients with platinum-sensitive recurrent ovarian cancer[J]. Gynecol Oncol, 2015,139(1):10-16.

[33] Touyz RM, Herrmann SMS, Herrmann J. Vascular toxicities with VEGF inhibitor therapies-focus on hypertension and arterial thrombotic events[J]. J Am Soc Hypertens, 2018,12(6):409-425.

[34] Zhao WC, Liu LB, Chen LQ. Comparison of antihypertensive drugs amlodipine and perindopril on blood pressure variability after long-term treatment of hypertension induced by apatinib and bevacizumab[J]. Chin J Physiol, 2023, 5, 66(3):137-143.

[35] 中国高血压防治指南修订委员会 . 中国高血压防治指南 2010[J]. 中华高血压杂志, 2011,19(8): 701-741.

[36] Mariette H, Joep H, Stefan S, et al. Cardiovascular and renal toxicity during angiogenesis inhibition: clinical and mechanistic aspects[J]. Hypertens , 2009,27(12):2297-2309.

[37] Pang NH, Xu RA, Chen LG, et al. Inhibitory effects of the main metabolites of Apatinib on CYP450 isozymes in human and rat liver microsomes[J]. Toxicol In Vitro, 2024,(95):105739.

[38] Li J, Shen L, Zhang Y, et al. Safety and activity of anlotinib for patients with advanced solid tumours: a phase I study[J]. Br J Cancer, 2016, 114(7): 727-733.

[39] Hong XY, Qiu SH, Ding B , et al. Combined use of Anlotinib with chemotherapy in patients with advanced ovarian cancer: a real-world cohort study and meta-analysis[J]. Ther Adv Med Oncol,2024,(16):17588359231221336.

[40] Hong XY, Qiu SH, Wu X, et al. Efficacy and safety of Anlotinib in overall and disease-specific advanced gynecological cancer: a real-world study[J]. Drug Des Devel Ther, 2023, 17:2025-2033.

[41] Clark OA, Lyman GH, Castro AA, et al. Colony-stimulating factors for chemotherapy-induced ebrile neutropenia: a meta analysis of randomized controlled trials[J]. J Clin Oncol, 2005,23(18):4198-4214.

[42] 中国临床肿瘤学会中西医结合专家委员会 . 抗肿瘤药物引起骨髓抑制中西医结合诊治专家共识 [J]. 临床肿瘤学杂志 ,2021,26(11): 1020-1027.

[43] 赵素红 , 李姗姗 , 张紫辰 , 等 . 针灸治疗化疗致白细胞减少症的机制研究进展 [J]. 陕西中医 , 2023, 44(3):400-402.

[44] Costa AL, Abreu C, Pacheco TR, et al. Prevention of nausea and vomiting in patients undergoing oral anticancer therapies for solid tumors[J]. Biomed Res Int, 2015,2015(6):1-7.

[45] Roila F, Molassiotis A, Herrstedt J, et al.2016 MASCC and ESMO guideline update for the prevention of chemotherapy- and radiotherapy-induced nausea and vomiting in advanced cancer patients[J].Ann Oncol, 2016,27(Suppl 5): v119-v133.

[46] Xu Q, Wang JJ, Sun Y, et al.Efficacy and safety of Sintilimab plus Anlotinib for PD-L1 - positive recurrent or metastatic cervical cancer: a multicenter, single-arm, prospective phase II trial[J]. J Clin Oncol, 2022, 40(16): 1795 - 1805.

[47] 邱悦 , 马雪 , 梁路 , 等 . 免疫检查点抑制剂相关肺炎的中西医研究现状与分析 [J]. 现代临床医学 ,2022,48(3):222-225.

[48] 史珍 , 刘玉霞 , 蔡成森 , 等 . 免疫检查点抑制剂相关性肺炎的中医诊治探索 [J]. 实用心脑肺血管病杂志 ,2021,29(11):121-124.

[49] Barber NA, Ganti AK. Pulmonary toxicities from targeted therapies: a review[J].Target Oncol, 2011,6(4): 235-243.

[50] 中国抗癌协会肿瘤靶向治疗专委会 . 中国肿瘤整合诊治技术指南 (CACA) 肿瘤靶向治疗(2023 年版) [M]. 天津：天津科学技术出版社，2023.

[51] 中华医学会泌尿外科学分会肾癌指南编写组 .2015 中国肾癌靶向治疗药物不良反应管理专家共识 [J]. 中华泌尿外科杂志，2016,37(1):2-5.

妇科恶性肿瘤营养康复中国专家共识(2024年版)

中国抗癌协会中西整合卵巢癌专业委员会
山东省康复医学会妇科肿瘤康复分会
辽宁省医学会妇科肿瘤分会
浙江省康复医学会妇科肿瘤康复专业委员会

【摘　要】本共识重点介绍营养康复对于妇科恶性肿瘤患者的康复，尤其是手术、放化疗和居家护理期间的重要性。明确治疗引起的营养需求增加和吸收减少所造成的营养问题，并针对不同恢复阶段提出了营养康复策略。并且主张进行个性化的营养评估和管理，以及制定个性化的饮食计划和营养补充，旨在改善患者的营养状况，促进健康恢复，提高治疗效果，最终改善患者的生活质量，提高患者的预后水平。

【关键词】妇科恶性肿瘤；营养康复；中国专家共识

Chinese Expert Consensus on Nutritional Rehabilitation of Gynecological Malignant Tumors(2024 Edition)

Abstract：The consensus highlights the significance of nutritional rehabilitation for the recovery of patients with gynecological malignancies, especially during surgery, radiochemotherapy, and home care phases. It addresses nutritional issues stemming from increased demands and decreased absorption due to treatment, proposing strategies tailored to various stages of recovery. The paper advocates for personalized nutritional assessment and management, alongside customized diet plans and supplementation, aiming to enhance patients' nutritional status, support recovery, improve treatment outcomes, and ultimately raise quality of life and prognosis.

Key words：Gynecological maglignant tumors, Nutritional rehabilitation, Chinese expert consensus

恶性肿瘤患者可能因潜在疾病及肿瘤治疗，对营养需求增加而营养吸收能力下降，导致营养状况不佳，有时还会进展成更为严重的“恶病质”状态[1]。研究显示，营养不良是10%～20%恶性肿瘤患者死亡的原因，而非恶性肿瘤本身[2]。妇科三大恶性肿瘤患者中同样存在着营养不良的情况[3]，以卵巢癌和宫颈癌为著。卵巢癌作为妇科恶性肿瘤中的主要死因，通常被发现时已处于晚期[4-6]，常伴盆腹腔转移[7]，大约有45%的患者会出现腹痛、腹胀、食欲不振，甚至肠梗阻的症状[8-10]，这些都会影响到患者的营养摄入[9,11]，导致28%～67%的患者发生营养不良。另外，文献报道中晚期宫颈癌放疗可能导致短期内的肠黏膜水肿，引发腹泻和食欲减退，长期则可能导致肠黏膜变薄，容易形成溃疡乃至肠穿孔，这增加了营养不良的发生风险[12]。妇科恶性肿瘤患者营养状况的现状凸显了妇科恶性肿瘤患者在康复过程中对营养管理的迫切需求。营养康复（nutritional rehabilitation）在这一背景下成为了一个重要的概念，它旨在采取个体化的膳食计划以及适当的营养补给，以期望能够有效地改变改善患者的营养状况，促进恢复，并有助于提升治愈率，从而达到更好的临床结局[13]。

早期有效的营养干预对于延长妇科恶性肿瘤患者的生命周期以及改善其预后至关重要。围手术期及围放化疗期间，医护人员可根据患者的具体情况采取合理的营养干预，然而对于妇科恶性肿瘤患者居家时间并不少于住院时间。本共识针对围手术期、围放化疗期、居家期及终末期不同阶段，实施有效的营养治疗，以期改善妇科恶性肿瘤患者的生存质量和预后。本共识推荐级别及其代表意义，详见表1。

表1 本共识推荐级别及其代表意义

推荐级别	代表意义
1类	基于高级别临床研究证据，专家意见高度一致。
2A类	基于高级别临床研究证据，专家意见基本一致；或基于低级别临床研究证据，专家意见高度一致。
2B类	基于低级别临床研究证据，专家意见基本一致。
3类	不论基于何种级别临床研究证据，专家意见明显分歧。

1 肿瘤相关性营养不良的定义及诊断

肿瘤相关性营养不良（cancer-related malnutrition）是一种慢性疾病导致

的营养不良，它可能源于肿瘤本身或其他相关因素，例如抗肿瘤药物、心理压力等，而且可能伴随着炎症反应[14]。不同于良性疾病营养不良，肿瘤相关性营养不良具有5大特征：肿瘤宿主静息能量消耗长期低度升高、慢性持续性应激、慢性低度不可逆炎症、消耗性代谢紊乱和显著肌肉丢失。根据中国抗癌协会肿瘤营养专业委员会（Chinese Society of Nutrition Oncology, CSNO）及《中国肿瘤营养治疗指南》的建议，为了更好地评估肿瘤患者的营养水平，建议采取三级诊断，即一级诊断（营养筛查）、二级诊断（营养评估）和三级诊断（综合评价），该推荐也适用于妇科恶性肿瘤患者。

为了确保癌症患者的健康，营养筛查应在患者入院后24小时内进行，由专业的人员实施，欧洲临床营养和代谢学会（The European Society for Clinical Nutrition and Metabolism，ESPEN）及中华医学会肠外肠内营养学分会（Chinese Society for Parenteral and Enteral Nutrition，CSPEN）均建议采取营养风险筛查简表（nutrition risk screening, NRS 2002），NRS 2002总分≥3表明存在潜在营养风险，需要进行营养评估。通过对病人的营养状况进行全面的评估，以确定他们的健康状况，并且根据病情的轻重，在患者入院后48小时内完成，由专业的营养师实施。患者参与的主观整体评估（patient-generated subjective global assessment, PG-SGA）是美国营养师协会及CSNO推荐用于肿瘤患者营养状况评估的首选方法，包括体重、进食情况、症状、活动和身体功能、疾病与营养需求的关系、代谢需求、体格检查7个方面。PG-SGA评分4～8分常提示中度营养不良，建议医学营养治疗（medical nutrition therapy, MNT）；而PG-SGA评分超过9分提示重度营养不良，亟需MNT。此外，对于重度营养不良的患者还应进行综合评价，对综合评价阳性的患者除常规营养治疗外，还应包括心理支持、免疫调理和代谢调节在内的综合治疗。

2 妇科恶性肿瘤围手术期营养康复

妇科恶性肿瘤围手术期营养康复是指在诊断为妇科恶性肿瘤并接受手术治疗后，通过合理的饮食和营养管理来促进患者的康复及恢复健康的过程。这一阶段的营养康复旨在提供足够的营养支持，以满足患者在手术中和术后的营养需求，并改善患者的营养状况、免疫功能和生活质量。

妇科恶性肿瘤患者常常因高耗能状态、代谢异常以及食欲不振等因素出现不同程度的体重减轻。其中，卵巢癌患者营养不良的发生率远高于其他妇科恶性肿瘤患者[15]。主要因为蛋白质摄入不足、缺乏维生素、矿物质等营养物质，且这类患者常伴有消化系统症状。值得注意的是，大约 70% 的卵巢癌患者在初诊处于晚期，这些患者中约 10% ～ 50% 发生肠梗阻及胃肠道转移[16]，增大的肿瘤也会导致胃肠道机械性梗阻，影响患者进食进而导致营养状态下降。这不仅会降低手术的耐受性和术后存活率，还会增加术后感染等并发症的发生。蔡祎品等通过术前控制营养状态（CONUT）评分将宫颈癌患者分为高评分组（≥ 3 分）和低评分组（＜ 3 分），发现高评分组与宫颈癌盆腔淋巴结转移风险及国际妇产科联合会（FIGO）肿瘤分期显著相关[17, 18]。相反，肥胖是导致 I 型子宫内膜癌死亡的主要原因，早期营养干预将会缩短肠道恢复时间，减少术中失血量，并降低术后并发症，从而缩短住院时间[19-20]。而对于非雌激素依赖性子宫内膜癌，术前贫血和低蛋白血症会导致患者一般状态欠佳，从而延长术后恢复时间[21]。

2.1 妇科恶性肿瘤围手术期营养治疗目标

在肿瘤营养治疗中，至关重要的基准是满足能量和蛋白质的充足摄入[22]。研究表明，仅满足能量需求而未能确保足够蛋白质摄入，并不足以减少死亡风险。然而，当两者均达到推荐水平时，患者的死亡率可以得到显著降低[23]。

2.1.1 预防和治疗营养不良或恶病质

晚期卵巢癌患者手术范围较大，因此存在一些风险，如低蛋白血症、全身性创伤反应、吻合口瘘、切口液化等并发症[24-26]。Asher 等[27]的研究比较不同水平白蛋白对生存期的影响，结果发现，白蛋白＜ 25 g/L 的患者，其中位生存期为 4.8 个月，而白蛋白＞ 35 g/L 的患者，中位生存期为 43.2 个月。因此，提高血清白蛋白水平，对卵巢癌患者至关重要。肠内 – 肠外营养联合治疗相比于一般补液治疗在提高围手术期血清白蛋白水平具有治疗意义[28]。

2.1.2 提高抗肿瘤治疗的顺应性

提供充足的维生素和矿物质，合理的能量摄入和适度的运动，帮助患者维持良好的体重以支持免疫系统的正常功能。

2.1.3 改善生活质量

术前的宣教和与患者的充分沟通被认为对加速患者术后康复非常重要[29]。通过详细的病史采集、病情宣教，可以帮助患者更好地理解手术过程和康复计划，增加他们对治疗的接受度，并有助于提高术后生活质量。

2.2 妇科恶性肿瘤围手术期的营养治疗

在妇科恶性肿瘤围手术期的营养治疗中，应遵循 CSNO 制定的五阶梯营养治疗原则[30]，见图 1。这种治疗模式采用个体化的治疗模式，并通过营养过渡来切换治疗模式。当目前阶段无法满足人体 60% 需求时，应选择上一阶段的治疗模式。相反，当下一阶梯能够满足人体 50% 需求时，可以逐步减少目前阶梯，并逐渐增加下一阶梯[31]。营养过渡时间：普通患者 3～5 天，危重患者 2～3 天。根据营养干预的五阶梯模式，对于营养不良患者的营养治疗，可以分为营养教育和医疗营养两大类。医疗营养进一步细分为肠内营养和肠外营养，具体见图 2。而在实际住院治疗中，妇科恶性肿瘤的营养治疗常见的做法是结合部分肠内营养和部分肠外营养。全肠内营养（EEN）是一种避免常规饮食，通过直接将营养制剂输送到肠道中，作为唯一营养来源的特殊饮食疗法[32]。

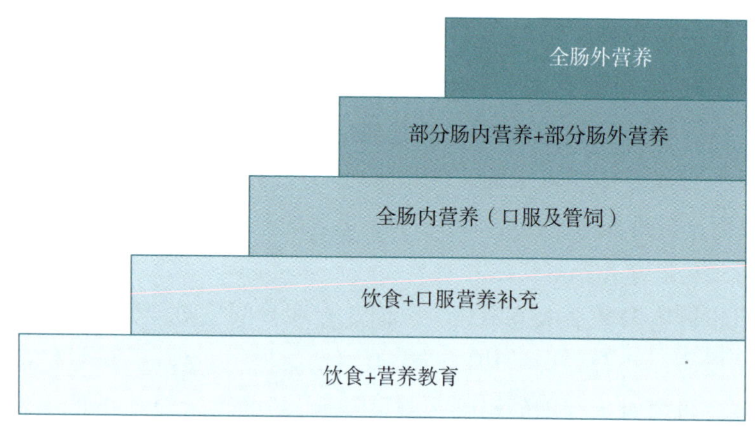

图 1　营养不良患者营养干预五阶梯模式

手术前后的营养状态对患者的手术耐受性和术后并发症发生具有重要影响[33]。与卵巢癌不同，子宫内膜癌患者发生恶病质的概率较低，而肥胖或超重患者比例增加[34]，这类患者往往合并“二高”，增加了心血管疾病死亡的风险。肥胖子宫内膜癌患者的手术时间、失血量、住院时间和围手术期并发症可能会增加[35]。根据美国恶性肿瘤学会（ACS）的指南，建议降低高热量食品和饮料的摄入，同时鼓励采用富含蔬菜、水果和全谷物的饮食方案。此外，建议实施定期和适量的身体活动，以促进体重管理，目标是维持一个健康的体质指数（BMI）[36]。术后患者进食时间目前仍有争议，根据 Obermair 等[19]的研究，早期采用口服和肠内营养的营养支持策略对妇科恶性肿瘤患者而言是一种安全的做法，不仅能减少住院时长和加快肠功能恢复，还有助于降低手术后的并发症风险。根据 ESPEN 2009 年的指南推荐，围手术期卧床的肿瘤患者每日应摄入 20～25 kcal/（kg·d），而对于活动患者则提升至 25～30 kcal/（kg·d）的摄入量。卵巢癌患者在接受治疗时，有多种途径能够提供必要的营养支持，包括摄入肠道外营养物质、进行支持治疗，从而增强其对治疗的抗逆性，缓解治疗所带来的压力，降低治疗后出现的并发症[37]。

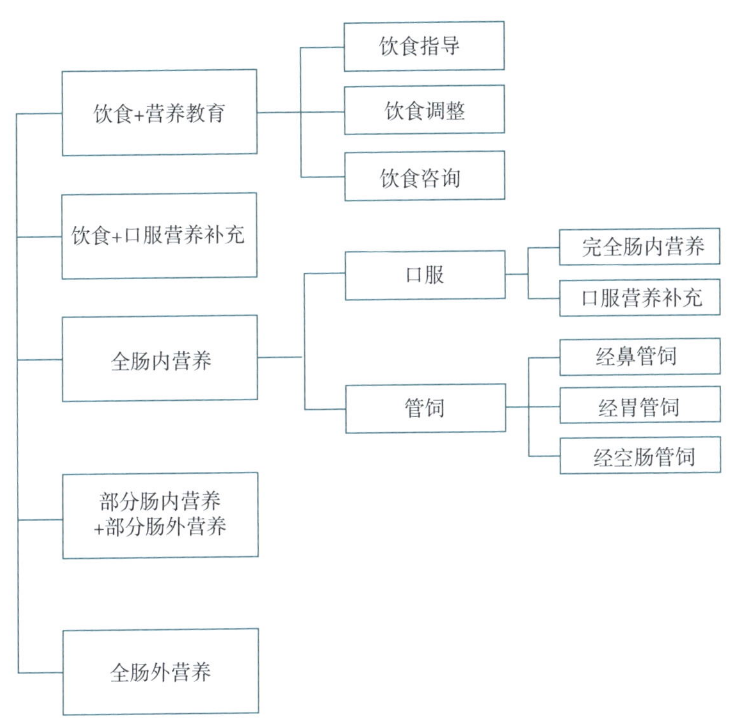

图 2　营养不良患者营养干预途径

卵巢癌常广泛转移，累及周围器官，对消化系统产生一定影响，对于卵巢癌患者给予肠内营养时间需采用个体化原则。Minig 等[38]通过一项随机试验 35 例卵巢癌术后患者，在早期肠道营养治疗中，将患者分为早期肠内营养组：术后 24 小时全流食，术后 早期口服喂养方案（early oral postoperative feeding，EOF），“传统”组口服喂养方案（traditional oral feeding，TOF），结果显示早期肠内营养组的营养状况较好，住院时间明显缩短，并且没有发现与营养干预导致的并发症。PPN+PEN 的应用既能解决围手术期卵巢癌患者禁食造成的摄入不足，并且相比长期施用全静脉营养（total parenteral nutrition，TPN）它能显著降低相关不良效应的风险[22,39-40]，因此，早期肠内营养是优先推荐的营养支持策略。TPN 虽然在一般状态良好的亚组中使用预后良好，但不建议对于终末期卵巢癌患者使用[41]。对于卵巢癌合并肠梗阻的情况，建议在部分或完全缓解后逐渐重新进行全流食或低纤维性半流食。低纤维饮食能够减少大便体积，缓解疼痛[11]。

对于肿瘤恶液质患者，建议蛋白质每日的总摄入量（静脉 + 口服）应达 1.8 ～ 2 g/（kg · d）[42]，对于严重营养不良肿瘤患者，在短期冲击营养治疗中，蛋白质应达到 2 g/（kg · d）；轻、中度营养不良肿瘤患者的长期营养治疗，蛋白质应达到 1.5 g/（kg · d）（1.25 ～ 1.7 g/（kg · d）[42–43]。

推荐意见：妇科恶性肿瘤患者在手术期间，应定期进行营养不良风险筛查和评估，以确保其康复。建议采用 NRS 2002 标准，并结合 PG-SGA 实施五阶梯式的营养治疗。超重或肥胖的子宫内膜癌患者建议控制体重。围手术期卧床的肿瘤患者每日应摄入 20 ～ 25 kcal/（kg · d），正常活动患者则提升至 25 ～ 30 kcal/（kg · d）的摄入量。接受手术治疗的妇科恶性肿瘤患者，优先推荐早期肠内营养作为营养支持策略，以促进恢复和提高生活质量（推荐级别：2A）。

3　妇科恶性肿瘤围放化疗期营养康复

妇科恶性肿瘤围放化疗期指患者从接受放疗或化疗起至该疗程结束的过程。妇科恶性肿瘤患者在接受放化疗治疗时，由于对消化系统的影响，会导致营养素吸收减少，进而引发营养不良。这种情况下，细胞和组织修复功能下降从而使得治疗剂量不足，无法达到预期治疗效果。此外，对盆腹腔病灶进行放疗时，放射性肠炎和肠衰竭的发生率会增加，这会影响患者对营养物质的摄入、消化、吸收及代谢过程[44]。

3.1　妇科恶性肿瘤围放化疗期营养治疗目标

3.1.1　提高对放化疗的耐受性

补充足够的蛋白质，蛋白质是组织修复和免疫功能所必需的营养素[45–46]。在化疗期间，患者需要额外的蛋白质来支持身体的康复过程和抵抗感染。同时，化疗可能对机体的营养摄取和吸收能力产生影响，因此补充适量的维生素和矿物质可以帮助满足身体的营养需求。

2.1.2　控制放化疗的副作用

化疗会引起恶心、呕吐、腹泻等消化道问题，影响患者的营养摄入[47]。通过合理的饮食规划和药物管理，减轻这些不适症状，提高患者的食欲和营养吸收。

3.2 妇科恶性肿瘤围放化疗期的营养治疗

结合 CSNO、中国医师协会放射肿瘤治疗医师分会营养治疗专委会发布的《恶性肿瘤放疗患者营养治疗专家共识》，推荐对妇科恶性肿瘤患者围放化疗期全程营养管理，不常规推荐营养治疗。治疗前常规进行营养风险筛查（推荐采用 NRS 2002 量表）和营养评估（推荐采用 PG-SGA 量表）。无营养不良者（PG-SGA：0 ～ 1 分），不需要营养治疗；对于以下情况，需要进行医学营养治疗（medical nutrition, MNT）：①预期持续时间大于 1 周且放化疗不能中止，或即使中止后在较长时间仍然不能恢复足够饮食者；②每日摄入能量低于每日能量消耗 60% 的情况超过 10 天的化疗患者；③由于近期内非主观因素引起体重丢失超过 5% 的患者。

根据 ASPEN、ESPEN、CSPEN 等指南的共同建议，强调放化疗患者的营养治疗应遵循"只要肠道功能允许，应首先使用肠道途径"原则。优先选择肠内营养（enteral nutrition, EN），并首先鼓励口服营养补充剂（oral nutritional supplements, ONS）。当 ONS 不能满足目标营养需求时，建议采用管饲营养。对于不能耐受肠内营养（严重放射性黏膜炎、放射性肠炎或肠衰竭）的患者或仅通过经口摄食和肠内营养无法获得足够营养的患者，可考虑短期给予患者静脉营养（parenteral nutrition, PN）。

放疗可引起患者肌肉含量减少，且减少的肌肉量与患者的长期健康预后有显著的关联[48-49]。因此，放化疗患者应提高蛋白质摄入，《恶性肿瘤放疗患者营养治疗专家共识》推荐对于一般患者推荐 1.2 ～ 1.5 g/（kg·d），对于严重营养不良患者，推荐 1.5 ～ 2.0 g/（kg·d），而对于并发恶液质的患者可提高到 2.0 g/（kg·d）。尽管如此，关于放疗患者是否需要更高的蛋白质的日摄入量［＞ 2.0 g/（kg·d）］仍有争议。放射性肠炎作为放疗常见并发症，目前尚未有研究证实需要特别限制膳食纤维的摄入。根据 Abayomi 等[50]对接受过盆腔放射治疗的妇科肿瘤患者调查结果，不建议过度限制这类患者饮食，以免造成患者营养不良。因此，在宫颈癌患者接受放疗期间，不需要特别限制膳食纤维的摄入。此外，近年来含有精氨酸、谷氨酰胺、多不饱和脂肪酸、核苷酸等免疫营养素的肿瘤免疫营养治疗（cancer immunonutrition）受到重视，其除可防治营养缺乏，还改善肿瘤患者免疫功能、调节机体炎性反应。在一项接受术后辅助放化疗的头颈部鳞癌的Ⅲ期 RCT 研究中[51]，对有营养风险的患者每程化疗前 5 天给予免疫营养治疗可较常规 ONS 明显改善患者的预后。

另一项来自巴西国家癌症中心的 RCT 研究[52]也证实对于有营养风险的局部晚期宫颈癌患者，相比较于常规 ONS 组，ONS 联合 ω-3 脂肪酸补充组可显著降低患者≥ G2 的副反应和剂量限制性毒性的发生率。

推荐意见：为了降低妇科恶性肿瘤患者放射性肠炎的发病率，推荐采取营养治疗，同时要注意避免过度限制饮食，以免造成营养不良。放化疗患者的营养治疗应遵循“只要肠道功能允许，应优先使用肠道途径”原则，并鼓励口服营养补充剂（推荐级别：2A）。

4 妇科恶性肿瘤居家期营养康复

妇科恶性肿瘤的居家期（也称为术后康复期或远期康复期）是指手术后或治疗结束后，患者回到家中进行远期康复和生活适应的阶段。在这个阶段，患者已经完成了主要治疗，常因前期治疗不同存在不同程度的营养缺失情况，患者常合并的症状有化疗相关性恶心呕吐，静脉血栓栓塞，骨髓抑制及腹泻等。

当肿瘤患者完成手术及放化疗后，因治疗导致的恶心呕吐将会限制营养的摄入；妇科恶性肿瘤患者可能面临便秘、腹泻、胃肠功能紊乱等消化道问题，这可能会影响患者对食物的消化和吸收，导致营养不良。

4.1 妇科恶性肿瘤居家期营养治疗目标

妇科恶性肿瘤患者在居家期的营养康复目标与围手术期及围放化疗期的目标基本一致。恶性肿瘤治疗后，患者需达到合适的能量和蛋白质摄入来预防恶病质，同时制定合理的饮食方案来对抗肿瘤副作用。个性化的营养治疗计划，可以帮助患者更好地恢复健康，提高生活质量。研究表明，肿瘤患者家庭肠内营养（home enteral nutrition, HEN）治疗和家庭肠外营养（home parenteral nutrition, HPN）可以显著改善患者的营养状态，从而有效地降低妇科恶性肿瘤的复发风险。维生素 D 和类胡萝卜素等特定营养素已被研究显示与增强免疫力和潜在的抗肿瘤作用[53–54]。另一方面，合理的饮食有助于患者更好地管理恶性肿瘤治疗相关的副作用，如恶心、呕吐和食欲不振。帮助患者保持健康的体重和体力，同时也对心理健康产生积极影响，因此，营养康复在妇科恶性肿瘤患者的居家期治疗中发挥着不可或缺的作用。

4.2 妇科恶性肿瘤居家期的营养治疗

在患有妇科恶性肿瘤的患者在居家期间的营养治疗应该遵循中国抗癌协

会肿瘤营养专业委员会的五阶梯营养治疗原则。这些原则强调在患者居家期间，特别是对于那些已经接受过手术或放化疗的患者，应该进行营养筛查和评估。如果发现患者存在营养不良或营养风险，推荐进行 MNT。对于被评估为可疑或轻度营养不良的患者，建议进行营养教育。营养教育的主要目标是维持理想体重和合理健康饮食，以防止患者出现营养素缺乏，并尽量减少营养相关的副作用。这样做可以最大限度地提高抗肿瘤治疗的效果，并改善患者的生活质量。简而言之，患者的营养治疗应该个性化，既要考虑到其营养状态，也要考虑到其治疗过程和个人需求。

HEN 应遵循肿瘤住院患者的 EN 原则，在居家期，对于能够经口进食的患者，应尽可能选择肠内营养制剂。此外，根据 ESPEN 指南，口服营养补充剂（ONS）是肿瘤患者居家期间营养支持的有效途径。对于无法经口进食的患者，应选择管饲的方式进行肠内营养治疗。然而，对于需要长期进行肠外营养的患者，如 HPN 患者，实施过程困难较多，且可能增加并发症的发生风险，如导管感染。根据 Cochrane 系统回顾的研究，9 项研究中测量了不良事件，显示 6% 至 21% 的患者出现中心静脉导管感染或与肠外营养有关的并发症而住院[55]。因此，对于需要长期进行肠外营养的患者，是否采用 HPN 治疗需要医生与患者进行充分沟通和权衡利弊。

居家患者的营养治疗需要特别关注体重管理，膳食结构和能量摄入的适当比例。在抗肿瘤治疗中，患者应监测并保持正常体重范围，即 BMI 为 18.5 ～ 25 kg/m²，建议每两周定时测量体重并记录，如果出现任何不明原因的非自主性的体重下降超过 5%，应及时就医。能量需求根据活动水平调整，卧床患者 20 ～ 25 kcal/（kg · d），能够下地活动的患者 25 ～ 30 kcal/（kg · d）[1,56]。增加蛋白质及蔬菜、水果摄入量，以健康食品为主，减少红肉及加工肉的摄入，脂肪、蛋白质和碳水化合物摄入应分别占总能量摄入的 10% ～ 35%、10% ～ 35% 和 45% ～ 65%[22,56]。同时，应避免辛辣、油炸食物和咖啡因的摄入，戒绝烟草、限制饮酒，以减少不良反应，提高治疗效果和生活质量。在居家期间，妇科恶性肿瘤患者的饮食方式也同样需要关注，应在确保营养的充分摄入同时关注营养的均衡和多样性。对于食欲下降的患者，推荐少食多餐，增加富含营养的高能量密度膳食，充分利用患者食欲较好的时段提供更多的营养。对于固体食物吞咽困难的患者，建议选择质地柔软的食物，如烂煮的蔬菜、水果泥，或者其他易于吞咽的食物。同时，当液体食物的吞咽存在难度时，可考虑胶状或乳脂状食物，这样既方便吞咽又能满足营养需求。总之，饮食应根据患者具体状况灵活调整，以确保充分的营养供给。

四川大学华西医院提出 H2H（hospital to home）[57] 营养管理模式，旨在帮助肿瘤病人实现全面的、持久的治疗，以确保他们在出院前得到充分的照顾，并在治疗结束之前获得更好的护理。该模式通过家庭支持小组、定期营养门诊随访以及信息化工具使用，实现营养指导的连续性，减少复诊和并发症。研究显示这种持续的营养管理模式能够显著改善患者的营养状况，降低疾病风险，已在国内外某些地区取得积极效果，并显示在食管癌 [58]、鼻咽癌 [59]、胃肠道肿瘤 [60] 患者中的有效性。徐建峰等 [60] 的研究指出，通过 H2H 模式进行营养管理的患者在体格测量（BMI、上臂围、皮褶厚度）、血清白蛋白和血红蛋白水平上均优于对照组，证实了持续营养管理的益处，该模式未来可应用于妇科恶性肿瘤患者的居家营养管理。

对于所有营养治疗的建议，都应根据患者的个体情况进行调整，确保其个性化和适宜性。专业医疗人员负责评估患者的营养状态，并据此制定个性化的营养治疗计划。恰当的营养支持对恢复和维持健康至关重要，它应致力于促进治疗效果和提高患者的生活质量。实施任何饮食调整前，患者应咨询医疗团队中的医生或营养师，以确保营养方案的安全性和有效性。

推荐意见：对于居家期接受过手术或放化疗的患者，经过营养筛查和评估，发现存在营养不良或营养风险推荐采用营养治疗（MNT）。对于能够经口进食的患者，应尽可能选择肠内营养制剂。居家期患者膳食结构：卧床患者通常按照 20 ～ 25 kcal/（kg · d）的摄入标准，可以下床活动的患者为 25 ～ 30 kcal/（kg · d）（推荐级别：2A）。

5 妇科恶性肿瘤终末期营养康复

妇科恶性肿瘤终末期营养康复指的是妇科恶性肿瘤患者在恶性肿瘤晚期或晚期疾病阶段的营养管理和康复措施。这一阶段的患者通常已经接受了多种治疗措施，如手术、放疗、化疗等，身体状况可能较差，营养摄入和代谢也受到影响。此时病情通常已经进展到严重阶段，可能存在转移、复发等情况。

5.1 妇科恶性肿瘤终末期营养治疗目标

通过科学的营养支持和综合的护理，提高患者的生活质量、缓解症状、延长生存时间，并在可能的情况下减轻疾病和治疗带来的不良影响。

5.2 妇科恶性肿瘤终末期的营养治疗

由于疾病的进展和治疗的影响，终末期患者的能量需求通常较高，同时可能面临食欲不振、恶心、呕吐等问题，因此需要采取措施来提高能量摄入，如选择高能量、高蛋白的食物，使用口服营养补充剂等。在终末期，患者可能会因为身体状况的恶化而无法通过口服摄入足够的营养，这时可能需要考虑其他营养支持方式，如经胃管或经静脉途径提供营养支持。不仅如此，终末期患者常常面临着更严重的心理压力和情绪波动，需要更加细致的心理护理和支持，帮助他们应对疾病和治疗带来的心理困扰。

推荐意见：终末期患者需要高能量、高蛋白饮食和口服营养补充剂，有时需通过胃管或静脉途径提供营养，同时还需心理护理和支持以应对治疗引起的情绪波动（推荐级别：2A）。

6 总　结

妇科恶性肿瘤患者由于疾病和治疗的缘故，导致营养需求增加且吸收能力减弱，容易出现营养不良甚至恶病质。在围手术期、放化疗期、居家期及终末期，通过个性化的营养干预措施，能够显著改善妇科恶性肿瘤患者的营养状况，减少并发症，加快康复进程，提高生存率。其中，围手术期和放化疗期间的营养管理至关重要，早期营养干预不仅能提高手术耐受性，还能减少并发症并改善生存质量。围手术期优先推荐早期肠内营养，放化疗期应首先使用肠道途径营养，必要时辅以静脉营养。总之，综合营养管理措施能有效提高妇科恶性肿瘤患者的治疗效果和预后。

7 声　明

本共识旨在为妇科恶性肿瘤营养康复提供指导性意见，但并非唯一的共识，不排除其他意见与建议的合理性。

利益冲突：所有作者均声明不存在利益冲突。

主　编：于爱军

副主编：张　颐　贾双征　王煜宁　庞晓燕　赵昌盛　李芳梅　王　健

编　委（按姓氏笔画排序）：丁婷（山东中医药大学第二附属医院 / 山东

省中西医结合医院）；于云海（山东大学第二医院）；于爱军（浙江省肿瘤医院）；于浩（山东第一医科大学附属肿瘤医院）；王小元（山东第一医科大学第一附属医院）；王长林（山东第一医科大学第二附属医院）；王化丽（大连市妇女儿童医疗中心）；王玉东（上海交通大学医学院国际和平妇幼保健院）；王巧荣（山东省菏泽市中医医院）；王世军（首都医科大学附属宣武医院）；王冬（重庆大学附属肿瘤医院）；王永军（首都医科大学附属积水潭医院）；王刚（四川省妇幼保健院）；王纪彪（山东省康复医院）；王丽（山东中医药大学附属医院）；王武亮（郑州大学第二附属医院）；王建东（首都医科大学附属北京妇产医院）；王健（济宁医学院附属枣庄市立医院）；王雅卓（河北省人民医院）；王锋（山东省康复医院）；王煜宁（中国医科大学附属第一医院）；王新波（山东省妇幼保健院）；牛菊敏（辽宁省沈阳市妇婴医院）；仇雅菊（浙江省肿瘤医院）；孔为民（首都医科大学附属北京妇产医院）；艾浩（锦州医科大学附属第三医院）；卢雯平（中国中医科学院广安门医院）；邢洁（浙江省肿瘤医院）；尧良清（广州医科大学附属妇女儿童中心）；师伟（山东中医药大学附属医院）；吕晓娟（浙江省肿瘤医院）；朱育焱（中国医科大学附属第一医院）；朱前勇（河南省人民医院）；刘军秀（中山大学附属第一医院）；刘畅（兰州大学第一医院）；刘岿然（中国医科大学附属盛京医院）；刘学健（山东省第一康复医院）；刘淑娟（空军军医大学西京医院）；安菊生（中国医学科学院肿瘤医院）；许天敏（吉林大学第二医院）；孙立新（山西省肿瘤医院）；孙阳（福建省肿瘤医院）；孙捷（中国医学科学院肿瘤医院）；孙蓬明（福建省妇幼保健院）；阳志军（广西医科大学附属肿瘤医院）；寿华锋（浙江省人民医院）；严建华（浙江省杭州市文仲中医院）；李大鹏（山东第一医科大学附属肿瘤医院）；李宁（中国医学科学院肿瘤医院）；李芳梅（中国医科大学附属第一医院）；李妍（中国医科大学附属盛京医院）；李学和（宁波大学附属人民医院）；李俊东（中山大学肿瘤防治中心）；杨英捷（贵州省肿瘤医院）；肖静（广东省中医院）；吴令英（中国医学科学院肿瘤医院）；何尧（浙江省绍兴市妇幼保健院）；佐晶（中国医学科学院肿瘤医院）；佟晓光（中国医科大学附属第四医院）；邹雪梅（山东中医药大学第二附属医院/山东省中西医结合医院）；汪宏波（华中科技大学同济医学院附属协和医院）；汪期明（宁波大学附属妇女儿童医院）；沈文静（中国医科大学附属第一医院）；宋茜（浙江省台州市肿瘤医院）；张师前（山东大学齐鲁医院）；张梅（安徽医科大学第一附属医院）；张颐（中

国医科大学附属第一医院）；张新（辽宁省肿瘤医院）；陆安伟（南方医科大学深圳医院）；陆琦（复旦大学附属金山医院）；陈卓（浙江省肿瘤医院）；陈亮（山东第一医科大学附属肿瘤医院）；陈洁（山东省康复医院）；陈鑫（浙江省肿瘤医院）；范江涛（广西医科大学第一附属医院）；周欣（中国医科大学附属盛京医院）；周春鹤（哈尔滨医科大学附属肿瘤医院）；周洪友（浙江省丽水市中心医院）；周薇（浙江省台州医院）；庞业梅（浙江省杭州市文仲中医院）；庞晓燕（中国医科大学附属第一医院）；郎芳芳（山东省妇幼保健院）；屈庆喜（山东大学齐鲁医院）；赵虎（郑州大学第二附属医院）；赵昌盛（山东大学第二医院）；赵喜娃（河北医科大学第四医院）；胡东晓（浙江大学医学院附属妇产科医院）；胡燕（温州医科大学附属第一医院）；段萍（温州医科大学附属第二医院）；俞超芹（海军军医大学第一附属医院）；娄阁（哈尔滨医科大学附属肿瘤医院）；姚淑娟（山东中医药大学附属医院）；袁光文（中国医学科学院肿瘤医院）；耿敬芝（中国医学科学院肿瘤医院）；贾双征（中国医学科学院肿瘤医院）；高嵩（中国医科大学附属盛京医院）；郭瑞霞（郑州大学第一附属医院）；黄奕（湖北省肿瘤医院）；梅文（浙江省杭州市文仲中医院）；章杰捷（浙江省肿瘤医院）；商宇红（大连医科大学附属第一医院）；董延磊（山东大学第二医院）；韩凤娟（黑龙江中医药大学附属第一医院）；韩璐（大连市妇女儿童医疗中心）；焦伊胜（中国医科大学附属盛京医院）；游雯（浙江省杭州市文仲中医院）；楼寒梅（浙江省肿瘤医院）；蔡红兵（武汉大学中南医院）；薛凤霞（天津医科大学总医院）

参考文献

[1] Muscaritoli M, Arends J, Bachmann P, et al. ESPEN practical guideline: clinical nutrition in cancer [J]. Clin Nutr, 2021,40(5): 2898–2913.

[2] Gyan E, Raynard B, Durand JP, et al. Malnutrition in patients with cancer: comparison of perceptions by patients, relatives, and physicians–results of the Nutri Cancer 2012 Study [J]. JPEN J Parenter Enteral Nutr, 2018,42(1): 255–260.

[3] 王艳茹，林巧红，吴小琼．营养支持联合睡眠干预对妇科恶性肿瘤患者营养、情绪及睡眠质量的影响 [J]. 世界睡眠医学杂志，2023，10(5): 1045–1047，1050.

[4] Boehm KM，Aherne EA, Ellenson L, et al. Multimodal data integration using machine learning improves risk stratification of high–grade serous ovarian cancer [J]. Nat Cancer,2022,3(6): 723–733.

[5] Siegel RL, Miller KD, Fuchs HE, et al. Cancer statistics, 2022 [J]. CA Cancer J Clin, 2022, 72(1): 7–33.

[6] 吴路，马焱，马尔克亚・卡马力拜克，等．复发性卵巢癌治疗研究进展 [J]. 中国计划生育和妇产科，2023，15(9): 29–34.

[7] 陈莉，洪波．卵巢癌肿瘤微环境与肿瘤转移及耐药机制的研究进展 [J]. 中国临床研究，2024，37(1): 130–135.

[8] Egger EK, Merker F, Ralser DJ, et al. Postoperative paralytic ileus following debulking surgery in ovarian cancer patients[J]. Front Durg,2022,(9): 976497.

[9] Armbrust R, Chekerov R, Sander S, et al. Surgery due to mechanical bowel obstruction in relapsed ovarian cancer: clinical and surgical results of a bicentric analysis of 87 patients [J]. Arch Gynecol Obstet,2022,305(4): 963–968.

[10] 中华中医药学会．卵巢癌中西医结合诊疗指南 [J]. 中国医药，2024，19(5): 641–648.

[11] 中国抗癌协会肿瘤营养专业委员会．卵巢癌患者的营养治疗专家共识 [J]. 肿瘤代谢与营养电子杂志，2020, 7(4): 418–420.

[12] 中国抗癌协会肿瘤营养专业委员会．宫颈癌患者的营养治疗 [J]. 肿瘤代谢与营养电子杂志，2021, 8(2): 144–148.

[13] Thibault R, Abbasoglu O,Ioannou E, et al. ESPEN guideline on hospital nutrition [J]. Clin Nutr,2021, 40(12): 5684–5709.

[14] Arends J, Baracos V, Bertz H, et al. ESPEN expert group recommendations for action against cancer–related malnutrition [J]. Clin Nutr,2017, 36(5): 1187–1196.

[15] 何珍，徐洋，吴贝，等．卵巢癌术后患者肠内营养不耐受的影响因素及早期预测模型 [J]. 肿瘤代谢与营养电子杂志，2023, 10(4): 517–522.

[16] Jansen JE, Oldenburger E, Jansen J, et al. Bowel obstruction in advanced tubo–ovarian cancer: a retrospective cohort study [J]. Ann Med Surg,2023, 85(5): 1539–1545.

[17] 蔡祎品，黄海伟，刘晓丽，等．术前控制营养状态评分与宫颈癌患者术后复发、转移的关系 [J]. 实用临床医药杂志，2023, 27(11): 17–22，31.

[18] 郭亚群，李玉波，田倩．治疗前预后营养指数和控制营养状态评分对卵巢癌患者预后的预测价值 [J]. 实用临床医药杂志，2023, 27(11): 23–27.

[19] Obermair A, Simunovic M, Isenring L, et al. Nutrition interventions in patients with gynecological cancers requiring surgery [J]. Gynecol Oncol, 2017,145(1): 192–199.

[20] 中国抗癌协会肿瘤营养专业委员会．子宫内膜癌患者的营养治疗专家共识 [J]. 肿瘤代谢与营养电子杂志，2020, 7(4): 415–417.

[21] Hagemann AR, McCourt CK, Varaday SS, et al. Defining and mitigating the challenges of an older and obese population in minimally invasive gynecologic cancer surgery [J].Gynecol Oncol,2018, 148(3): 601–608.

[22] 王林，丛明华，崔久嵬，等．肿瘤营养治疗的基本原则 [J]. 肿瘤代谢与营养电子杂志，2022，9(6): 727–734.

[23] Weijs PJM, Stapel SN, de Groot SDW, et al. Optimal protein and energy nutrition decreases mortality in mechanically ventilated, critically ill patients: a prospective observational cohort study [J]. JPEN J Parenter Enteral Nutr,2012, 36(1): 60–68.

[24] Obermair A,Hagenauer S, Tamandl D, et al. Safety and efficacy of low anterior en bloc resection as part of cytoreductive surgery for patients with ovarian cancer [J]. Gynecol Oncol,2001, 83(1): 115–120.

[25] 胡君芬．卵巢癌合并糖尿病 3 例造口术后伴切口液化护理 [J]. 中国乡村医生，2019，26(7): 68–69.

[26] 胡俊，袁瑞，王琴．术后低蛋白血症与补充人血白蛋白对卵巢癌手术切口愈合不良的影响 [J].

重庆医学，2023， 52(15): 2320-2325.
[27] Asher V, Lee J, Bali A. Preoperative serum albumin is an independent prognostic predictor of survival in ovarian cancer [J]. Med Oncol, 2012, 29(3): 2005-2009.
[28] 刘丽丽，陈雁，王清，等．卵巢癌患者术前营养管理的最佳证据总结 [J]. 中国计划生育和妇产科，2023，15(3): 98-102.
[29] 赵天宝，恩日乐图，宝音升博尔，等．加速康复外科理念下胃癌患者术后早期肠内营养不耐受的危险因素分析 [J]. 现代医药卫生，2023，39(18): 3100-3104.
[30] 石汉平，许红霞，李苏宜，等．营养不良的五阶梯治疗 [J]. 肿瘤代谢与营养电子杂志，2015， 2(1): 29-33.
[31] 邱丹，吕杨波，陈震宏．五阶梯营养治疗对结直肠癌患者术后辅助化疗所致骨髓抑制的作用 [J]. 浙江医学，2021，43(5): 497-501.
[32] 黄蕴，陈雅澜，刘洪杜，等．炎症性肠病的发生发展关键环节及其干预药物 [J]. 中国科学：生命科学，2023， 53(10): 1467-1478.
[33] 谢玲玲，葛娟．快速康复外科理念对肥胖结直肠癌患者腹腔镜根治术的近期疗效及应激反应的作用观察 [J]. 贵州医药，2023，47(10): 1680-1681.
[34] von Gruenigen VE, Courneya KS, Gibbons HE, et al. Feasibility and effectiveness of a lifestyle intervention program in obese endometrial cancer patients: a randomized trial [J]. Gynecol Oncol, 2008, 109(1): 19-26.
[35] Onstad MA, Schmandt RE, Lu KH. Addressing the role of obesity in endometrial cancer risk, prevention, and treatment [J]. J Clin Oncol, 2016, 34(35): 4225-4230.
[36] 黄小冰，范江涛，陈红燕，等．机器人与腹腔镜手术治疗子宫内膜癌的对比研究 [J]. 中国现代医学杂志，2019, 29（4）：48-52.
[37] Billson HA, Holland C, Curwell J, et al. Perioperative nutrition interventions for women with ovarian cancer [J]. Cochrane Database Syst Rev,2013, 2013(9): CD009884.
[38] Minig L, Biffi R, Zanagnolo V, et al. Early oral versus "traditional" postoperative feeding in gynecologic oncology patients undergoing intestinal resection: a randomized controlled trial [J]. Ann Surg Oncol,2009, 16(6): 1660-1668.
[39] 吴改娟，汤敏彦，肖秦．针对性营养干预在卵巢癌合并糖尿病患者中的应用效果 [J]. 临床医学研究与实践，2022， 7(28): 160-163，167.
[40] 蔡晓鹤．补充性肠外营养与肠内营养联合治疗在晚期胃肠道恶性肿瘤营养不良患者中的临床研究 [D]. 杭州：浙江中医药大学，2023.
[41] Davis M, Hui D, Davies A, et al. Medical management of malignant bowel obstruction in patients with advanced cancer: 2021 MASCC guideline update [J].Support Care Cancer,2021, 29(12): 8089-8096.
[42] 孙洁，姚颖．恶性肠梗阻营养制剂的选择 [J]. 肿瘤代谢与营养电子杂志，2020，7(3): 371-374.
[43] Bozzetti F，Bozzetti V. Is the intravenous supplementation of amino acid to cancer patients adequate? A critical appraisal of literature [J]. Clin Nutr, 2013， 32(1): 142-146.
[44] Maurer T，Belau MH, von Grundherr J, et al. Randomised controlled trial testing the feasibility of an exercise and nutrition intervention for patients with ovarian cancer during and after first-line chemotherapy (BENITA-study) [J]. BMJ Open, 2022, 12(2): e054091.
[45] 刘成望．关注重症病人的营养评估和营养补充 [J]. 家庭生活指南，2023， 39(10): 173-174.

[46] 肖玉遐 . 6 个饮食要点 , 缓解化疗不适 [J]. 家庭医药，2023, 18: 12.
[47] 王雪银，王进 . 控制营养状况评分评估上皮性卵巢癌患者生存预后的价值 [J]. 肿瘤代谢与营养电子杂志，2023, 10(03): 377–382.
[48] Grossberg AJ, Chamchod S, Fuller CD, et al. Association of Body Composition With Survival and Locoregional Control of Radiotherapy–Treated Head and Neck Squamous Cell Carcinoma [J]. JAMA Oncol, 2016, 2(6): 782–789.
[49] 于娇 , 金龙 , 唐春卉 , 等 . 治疗前 NLR 和肌肉减少症对局部晚期子宫颈鳞癌患者预后的影响 [J]. 实用肿瘤杂志，2020， 35(1): 37–41.
[50] Abayomi JC, Kirwan J, Hackett AF. Coping mechanisms used by women in an attempt to avoid symptoms of chronic radiation enteritis [J]. J Hum Nutr Diet, 2009, 22(4): 310–316.
[51] Boisselier P, Kaminsky MC, Thezenas S, et al. A double–blind phase Ⅲ trial of immunomodulating nutritional formula during adjuvant chemoradiotherapy in head and neck cancer patients: IMPATOX [J]. Am J Clin Nutr, 2020, 112(6): 1523–1531.
[52] Aredes MA, da Camara AO, de Paula NS, et al. Efficacy of omega–3 supplementation on nutritional status, skeletal muscle, and chemoradiotherapy toxicity in cervical cancer patients: A randomized, triple–blind, clinical trial conducted in a middle–income country [J]. Nutrition,2019, 67–68: 110528.
[53] Milani A, Basirnejad M, Shahbazi S, et al. Carotenoids: biochemistry, pharmacology and treatment [J]. Br J Pharmacol, 2017, 174(11): 1290–1324.
[54] 阳元 , 戴京 , 叶茂 . 维生素 D 介导肿瘤微环境调控的研究进展 [J]. 癌症，2023， 43(5): 749–756.
[55] Sowerbutts AM, Lal S, Sremanakova J, et al. Home parenteral nutrition for people with inoperable malignant bowel obstruction [J]. Cochrane Database Syst Rev, 2018, 8(8): CD012812.
[56] 中国抗癌协会肿瘤营养与支持治疗专业委员会 . 中国肿瘤营养治疗指南 2019[M]. 北京：人民卫生出版社，2019.
[57] 景小凡 , 柳园 , 饶志勇 , 等 . 构建“H2H”营养管理模式——以肿瘤患者为例 [J]. 现代预防医学，2016, 43(2): 243–245.
[58] 刘晓品 . “H2H”营养管理模式对食管癌放疗患者营养状态及生命质量的影响 [J]. 中国民康医学，2022, 34(22): 164–167.
[59] 吴雪婷 , 王丽 , 张露 , 等 . “H2H”营养管理模式对鼻咽癌放疗患者临床结局的影响 [J]. 贵州医药，2019, 43(1): 139–141.
[60] 徐建锋，姜美萍 . H2H 规范化营养支持小组管理模式对胃肠道肿瘤患者营养状况的影响 [J]. 全科医学临床与教育，2018, 16(5): 565–567.

妇科恶性肿瘤康复护理中国专家共识(2024 年版)

中国抗癌协会中西整合卵巢癌专业委员会
山东省康复医学会妇科肿瘤康复分会
辽宁省医学会妇科肿瘤分会
浙江省康复医学会妇科肿瘤康复专业委员会

【摘 要】妇科恶性肿瘤严重影响了女性患者的身体及心理健康，从而影响生活质量。在康复护理措施方面，如何提高围手术期护理质量，使患者保持良好的健康行为、减少并发症及提高患者生存质量是康复护理的主要内容，需个体化及多学科综合管理。本共识旨在为妇科恶性肿瘤患者康复护理提供科学、规范的指导，涵盖了术后康复护理各方面，同时，还强调团队协作在康复护理中的重要性，通过规范实施康复护理措施，有助于提高妇科恶性肿瘤患者的生活质量，促进其康复进程，改善预后。

【关键词】妇科恶性肿瘤；康复护理；中国专家共识

Chinese Expert Consensus on Rehabilitation Nursing of Gynecological Malignant Tumors(2024 Edition)

Abstract: Gynecological malignant tumors seriously affect the physical and mental health and quality of life of female patients. In terms of rehabilitation nursing measures, how to improve the quality of perioperative care, so that patients maintain good health behaviors, reduce complications and improve the quality of patient survival is the main content of rehabilitation nursing research, which requires individualized and multidisciplinary integrated management. Therefore, this consensus aims to provide scientific and standardized guidance for the rehabilitation care of gynecologic oncology patients, covering all aspects of postoperative rehabilitation care, and at the same time, it also emphasizes the importance of teamwork in rehabilitation care, which can help to improve the quality of life of gynecologic oncology patients, promote their recovery process, and improve the prognosis by standardizing the implementation of rehabilitation care measures.

Key words: Gynecological malignant tumors, Rehabilitation nursing, Chinese expert consensus

卵巢癌、子宫内膜癌和宫颈癌是妇科最常见三大恶性肿瘤，治疗以手术和放化疗为主，晚期恶性肿瘤患者往往需要长疗程治疗，承受生理、心理、经济等影响较大。医生实际临床工作的重点往往集中在诊断和治疗，存在对护理康复关注不足的现象。临床护理包括术前准备的指导、心理情感支持、围手术期并发症护理、术后康复护理等。加速康复外科（enhanced recovery after surgery，ERAS）在循证医学证据基础上可以促进围手术期患者功能的快速恢复，已被证明有利于大多数妇科恶性肿瘤手术患者的恢复[1]，护理康复工作在 ERAS 具体实施中占据重要角色[2]。目前有关妇科恶性肿瘤康复护理内容缺乏相关指南或共识，为此组织国内有关专家，查阅文献，集体讨论，制定本共识，以期为临床工作提供借鉴和指导，帮助妇科恶性肿瘤患者术后更好更快地恢复、改善生活质量及延长生存期。本共识推荐级别及其代表意义，详见表 1。

表 1　本共识推荐级别及其代表意义

推荐级别	代表意义
1 类	基于高级别临床研究证据，专家意见高度一致。
2A 类	基于高级别临床研究证据，专家意见基本一致；或基于低级别临床研究证据，专家意见高度一致。
2B 类	基于低级别临床研究证据，专家意见基本一致。
3 类	不论基于何种级别临床研究证据，专家意见明显分歧。

1　健康宣教相关的康复护理

对患者进行健康宣教可以让患者了解所患疾病、相关检查治疗的目的，以及护理要求。通过健康教育使患者规范行为，配合医护安全顺利地度过围手术期[3-4]。

1.1　非手术患者的健康宣教

对于非手术患者，应使患者了解疾病的病因、症状与体征，使患者认识自身疾病。介绍治疗方案，以及治疗药物的作用与副作用，以及各项检查的目的与注意事项。让患者主动参与护理，共同制订护理计划；评估患者的基础疾病；了解患者家庭及社会支持情况、经济状况、文化程度、性格特征、年龄及心理特点等。

1.2 手术患者的健康宣教

除上述教育外，还应告知患者注意防止医源性交叉感染，指导患者进行胃肠道准备和外阴阴道准备，并于术前向患者介绍手术室环境和手术一般过程，术后当日进行术后教育包括进食、用药、切口观察的指导。责任护士指导患者有效呼吸、咳嗽、叩背排痰，教会患者踝泵运动，告知患者术后早期下床活动的重要性及注意事项，鼓励和协助早期下地活动等。

1.3 出院前患者的健康宣教

护士应对出院患者进行关于出院后休息、用药、营养、锻炼、随访等知识的宣教，评估患者的出院准备情况，确保患者对出院宣教内容理解并掌握，减少出院后非计划就诊。

推荐意见：护士在康复护理中起到关键作用，能够识别患者心理情况，支持和激励患者并监测患者功能状态。因此护理内容应针对不同疾病的各阶段对患者进行有计划的连续性健康宣教，对患者的健康问题给予正确指导（推荐级别：2A）。

2 加速康复外科相关康复护理

妇科恶性肿瘤中现广泛应用 ERAS 理念，以循证医学证据为基础，以促进患者康复为目的，通过外科、麻醉、护理、患者及家属等共同合作，优化围手术期诊疗及护理路径，使患者快速恢复到基础生理状态，最大程度降低手术应激及术后并发症，减少住院时间，以此达到快速康复[2, 5–7]。

2.1 术前准备[8]

术前不需常规行机械性肠道准备，若手术范围涉及肠道，可给予短程肠道准备，如术前晚口服泻药[9]；术前不常规剃除会阴部毛发，对需要备皮的患者可采用剪短毛发进行备皮；术前12小时内避免使用镇静剂，严重焦虑患者，予短效镇静药物；指导患者了解疼痛评估方法，使患者了解术后无痛的重要性，麻醉医生根据患者手术方式术前沟通，必要时建议患者使用自控式镇痛泵，必要时术前给药进行预防性镇痛。

2.2 术中管理

对于Ⅱ类切口的患者，预防性使用抗菌药物，并在切皮前 1 小时内静脉滴注完毕；当手术时间超过 3 小时，或术中出血超过 1 500 mL 时追加抗生素；应用平衡晶体液替代生理盐水以降低含钠量，减少电解质紊乱、酸中毒的风险；根据患者生命体征，动态调整补液量及速度；术前及术中应调节室温至 24℃～ 26℃；使用术中保温毯等保温装置，确保麻醉复苏前体温大于 36℃。

2.3 术后管理 [10-11]

康复护理在术后管理中起着非常重要的作用。疼痛评分用于动态评估患者的疼痛。可给予患者对乙酰氨基酚、非甾体抗炎药作为基本镇痛方案，减少阿片类药物的使用；指导患者呕吐时将头偏向一侧，加强口腔护理；根据医嘱使用 2 种以上止吐药物防止恶心呕吐；返回病房后，指导患者在床上进行适度活动。麻醉及病情稳定后，可逐步进行呼吸训练、踝泵运动和关节运动训练。鼓励患者术后尽早下床，做好患者引流管护理，注意观察引流液的颜色、数量、性质。

2.4 出院管理

恢复半流食后可停止静脉补液。出院指征为伤口愈合良好，器官功能状态良好，可自由活动。医护人员在此基础上，结合患者术后恢复情况及出院准备，进行综合评估，决定是否出院；出院前进行个性化宣教，包括出院后用药指导、导管护理、并发症监测、性生活教育、盆底肌锻炼等健康指导；应对每位患者制定出院随访计划，出院后 1 ～ 2 周内电话随访，减少非计划再入院。

推荐意见：妇科恶性肿瘤 ERAS 相关康复护理包括术前沟通及评估、术前适应性锻炼、避免过多肠道准备，术中预防性使用抗生素、液体治疗、血栓预防、术中保暖等，从而降低机体应激、预防术后感染及低体温的发生；术后康复主要通过镇痛、预防恶心呕吐、术后液体管理、早期下床活动促进通气、早期拔尿管及引流管，以及静脉血栓预防，从而减少相关并发症的发生，加速患者出院（推荐级别：2A）。

3 围手术期常规康复护理

3.1 静脉血栓

静脉血栓（venous thrombus embolism，VTE）包含深静脉血栓（deep vein

thrombosis，DVT）和肺栓塞（pulmonary embolism，PE），是恶性肿瘤的重要并发症之一，也是导致肿瘤患者死亡的原因之一[12]。DVT 的主要表现是疼痛、血栓形成同侧的下肢远端水肿与沉重感。诊断 DVT 的首选方法需要依靠 D-二聚体及下肢静脉超声。PE 的临床表现则为无明显诱因的呼吸困难、胸痛，血氧饱和度下降甚至是晕厥。

2021 年美国国立综合癌症网络（National Comprehensive Cancer Network，NCCN）癌症相关血栓指南认为妇科恶性肿瘤是发生血栓的危险因素[13]。相对于其他恶性肿瘤，妇科恶性肿瘤受特殊的手术、化疗及放疗等因素的影响，血栓的发病率相对较高，有研究的调查结果显示妇科恶性肿瘤患者血栓的发病率大约为 3% ～ 25%[14-15]。若妇科恶性肿瘤患者发生血栓，则会增加诊疗的复杂性，延迟手术和化疗的时机，同时也增加了抗凝治疗带来的出血风险，从而影响患者的生活质量及生存期[16]。国内已有关于妇科恶性肿瘤患者围手术期静脉血栓预防的专家共识[17-18]，本共识在既往专家经验的基础上再次完善。

3.1.1 VTE 风险评估

妇科盆腔手术患者属于静脉血栓高风险人群，临床用于血栓评估评分系统包括 Caprini 评分[19]，Geneva 评分[20]，Khorana 评分[21]以及 Wells 评分[22]，最常用的评分系统为 Caprini 评分。根据 Caprini 评分对患者进行入院后术前评估[19]。妇科手术患者深静脉血栓和肺栓塞多发生于术后 1 周内，分别推荐妇科恶性肿瘤患者术后 2 ～ 7 天再次进行 Caprini 评分，以确保及时发现、及时预防[23]。低危为 0 ～ 2 分，中危为 3 ～ 4 分，高危为≥ 5 分。VTE 的高危因素包括患者因素（年龄、是否合并感染、肺等器官等并发症，长期卧床、肥胖和既往 VTE 病史等），肿瘤因素及治疗因素（手术、化疗、放疗、激素治疗等）。

3.1.2 VTE 围手术期护理

下肢血管超声为妇科恶性肿瘤患者诊断下肢 DVT 的首选方法。建议选择 Wells 评分进行 DVT 概率评估[20, 24-25]，评级为低概率 DVT 则推荐 D- 二聚体检测，阴性者可排除 DVT；若评级为可疑 DVT 或出现 D- 二聚体检测异常，则推荐选择下肢血管超声辅助诊断。当妇科恶性肿瘤手术后拟诊为 DVT 时，或突然出现呼吸困难、胸痛、咯血和晕厥，甚至不明原因的心动过速或心力衰竭与低氧血症，应积极排除 PE。诊断 PE 常用的辅助检查方法包括 D- 二聚体、肺动脉 CTA。推荐 PE 的首选诊断方法为肺动脉 CTA，但不推荐妇科恶性肿瘤患者手术后常规筛查 PE。

妇科手术患者多于术后 1 周内发生 DVT 和肺栓塞，推荐妇科恶性肿瘤患者术后 2 ～ 7 天再次进行 DVT 筛查，以确保及时发现、及时预防。Barber 等建议行手术治疗的妇科恶性肿瘤患者首选物理预防联合药物预防方案[26]。在一项网状 Meta 分析中[27]，研究发现加压弹力袜联合低分子量肝素在妇科恶性肿瘤患者中预防 VTE 的疗效最佳。如果在院患者无机械性预防禁忌证，可考虑采用静脉加压装置（venous compression device，VCD）进行机械性预防。加压弹力袜可与 VCD 联合使用。不推荐单一机械性预防，除非围手术期有大出血等药物禁忌。

鼓励对所有住院患者进行 VTE 风险评估，并提出抗凝建议。对于无抗凝治疗禁忌的 VTE 高危患者，应在整个住院期间行预防性抗凝。对于不合并抗凝禁忌证的确诊的 VTE 患者，应立即开始行抗凝治疗，可以使用低分子肝素或普通肝素；除医护护理外，同时应向患者及家属进行健康宣教，讲解 DVT 形成的原因，危险因素及相关临床表现，有助于早期发现并行对症处理[28]；告知患者术后早期下地活动的重要性，指导术后患者进行下肢锻炼，合理调整饮食结构，以及进行必要的心理疏导。综上，针对妇科恶性肿瘤患者 VTE 应进行个体化评估及治疗[29-31]。

3.2 便秘

便秘是妇科恶性肿瘤患者常见的临床症状，此类患者常因为盆腔占位，存在不同程度的肠道压迫性改变，使肠道内容物下行受阻，继而产生排便次数减少及排便费力等相关便秘症状；手术治疗创伤难免会损伤腹腔内神经致使肠道蠕动减慢[32]；抗肿瘤化疗及放疗也可直接或间接影响肠道功能导致便秘。

3.2.1 循证护理建议

对于盆腹腔转移的患者，应积极治疗原发病，在积极生活方式干预后效果仍不佳的患者，建议根据自身情况使用不同级别的通便药物[33]。容积性泻药通常不能被肠道吸收，通过吸收肠管内水分增加大便湿润度，适用老年人；渗透性药物包括不被吸收的糖类、盐类泻剂等，如乳果糖，能阻止肠道吸收水分，刺激肠道蠕动，改善便秘；反复便秘的患者可选择栓剂：如开塞露，能刺激结直肠蠕动而促进排便，适用于便意少或粪便干结的患者；如果患者排斥服用药物，或因化疗药物冲突等原因，可尝试中医外治法，如针灸、中药穴位按压、中药热熨等缓解便秘[34]；若上述药物干预效果均不佳，患者可短期、间断使用刺激性泻药[35]。

3.2.1.1 饮食生活干预

在患者病情允许的情况下，应适当增加水分摄入；在保证高蛋白摄入的同时，应增加富含可溶性纤维的食物，多摄入新鲜蔬菜及润肠通便的水果。

3.2.1.2 心理护理

较多肿瘤病人食欲较差，摄入食物及饮水过少，活动量减少；同时在疾病治疗的过程中，一直处于焦虑、紧张的状态，抑制体内副交感神经，导致便秘。因此，护士应该了解患者的生活情况及既往排便习惯，帮助消除患者焦虑情绪，多与患者及家属沟通，减少不良情绪所致便秘。

3.2.1.3 活动干预

肿瘤患者在长期治疗过程中会出现倦怠情绪，术后及化疗后存在“卧床静养”的错误观念，而运动量与胃肠功能恢复相关，因此，在康复护理时，需指导患者在身体状况允许的情况下进行必要的活动。研究显示，活动干预可改善患者不良情绪[36]。

3.3 腹泻

妇科恶性肿瘤患者在术后接受化疗或放疗治疗期间，常见的副作用之一是腹泻。腹泻不仅影响患者的生活质量，还可致脱水、电解质紊乱和营养不良[29, 37–38]。妇科恶性肿瘤患者的腹泻管理需要一个全面的、个体化的护理方案，以确保患者的整体健康和治疗效果。

3.3.1 循证护理建议[39–40]

3.3.1.1 症状评估

护理人员应对患者的腹泻症状进行评估，包括排便频率、性状和持续时间，并密切监测患者的生命体征，避免发生脓毒症或休克。

3.3.1.2 饮食护理

对于轻到中度的腹泻，可以通过调整饮食来管理，推荐低纤维、低脂肪的流质或半流质食物，帮助肠道休息恢复，并避免刺激性食物，腹泻好转后逐渐过渡至正常饮食，同时要保持充足的水分摄入。对于重度腹泻，需要药物干预。药物治疗主要包括肠道黏膜保护剂，或者调节肠道菌群的药物。对于复杂性腹泻，需要根据血清离子情况选择平衡盐或等渗盐水补液。

3.3.1.3 心理护理

护理人员应对患者进行教育，使其了解腹泻的原因、预防措施及必要的处理方法。对于接受化疗和放疗的患者，定期评估和及时调整治疗计划也是预防与控制腹泻的关键。

3.3.1.4 肛周皮肤护理

应嘱咐患者在排便后使用温水清洗，并给予防潮软膏活氧化锌肛周局部擦拭，勤换内衣，保持清洁干燥，必要时温水坐浴；对于腹泻较严重患者，可增加软膏的涂抹保护肛周皮肤，避免发生肛周皮肤破溃及糜烂。

推荐意见： 推荐应用 Caprini 模型对妇科恶性肿瘤患者进行血栓评分，根据不同分层进行个体化抗凝治疗。妇科恶性肿瘤患者常合并便秘，应根据自身情况使用不同级别的通便药，并指导患者饮食和运动疗法，关注患者心理情绪对便秘的影响。妇科恶性肿瘤患者术后放化疗期间易受腹泻困扰，应指导患者饮食，必要时药物纠正，避免因腹泻导致的电解质紊乱甚至休克，同时关注腹泻导致的肛周破溃（推荐级别：2A）。

4 妇科恶性肿瘤诊疗中护理技术要点

4.1 静脉炎

静脉炎症是与使用外周静脉导管相关的常见并发症，影响所有接受静脉治疗患者的 27% ～ 70%[41]。原因可能是化学性、机械性或者细菌性，细菌性是最罕见的。静脉炎可能永久性地损害受影响的静脉，需要额外的静脉穿刺，增加成本，并可能导致住院时间延长。最大限度地减少患者发生静脉炎的风险，并在发生时及早识别和治疗，可改善患者的预后，并有助于控制治疗成本。

静脉炎的症状包括疼痛、水肿和红斑（通常表现为沿着静脉走行的红色条纹）。

4.1.1 静脉炎类型

（1）化学性静脉炎：当输注液损伤静脉壁时，常沿着静脉轨迹发生与化学试剂相关的静脉炎。输注前应评估患者的风险因素，考虑溶液和药物刺激静脉壁的可能性，并制定护理计划，最大限度地降低患者的静脉壁损伤风险。刺激性药物最好通过中心静脉给药，以尽量减少外周静脉损伤[42]。

（2）机械性静脉炎：当导管刺激或损伤静脉壁时，发生与机械损伤相关的静脉炎。症状可能出现在插入部位、沿着导管轨迹或两者。为了减少这种类型的静脉炎的发生，应考虑导管尺寸、材料、位置，固定方法和停留时间等因素[43]。应每隔 1 ～ 2 小时检查一次穿刺部位，轻轻触诊导管上的静脉，注意任何水肿或疼痛迹象，并询问患者该部位是否疼痛。如果怀疑或已经发生机械性静脉炎，必须取出导管，并对该部位进行温热湿敷，促进愈合。再次输注时，应选择较大的静脉或插入较小规格的导管。

（3）感染性静脉炎：细菌可通过静脉溶液、管路或导管或插入部位的污染而进入循环系统，机体出现发热，化脓性渗出物，甚至产生严重的全身后果。预防细菌性静脉炎主要需要防止感染性病原体进入静脉，正确的洗手是良好的消毒技术的基础，并应该同时检查静脉溶液容器的完整性，检查溶液是否存在可能的污染迹象，如疑有污染，应将溶液贴上标签并退回药房。在整个静脉穿刺过程中应遵循无菌技术，药物或溶液应在加入给药装置后 24 h 内输注或丢弃[44]。

4.1.2 护理注意事项[42]

（1）准备工作：在进行输液之前，确保准备好所需的输液设备，包括静脉穿刺器材、输液器、输液管、消毒剂等，检查设备是否完好，并进行必要的消毒。

（2）静脉通路选择：选择适当的静脉通路，常用的有外周静脉和中心静脉通路。医护沟通根据患者具体情况和治疗需求决定使用哪种通路[45]。

（3）静脉穿刺技术：在进行静脉穿刺时，护士应采取无菌操作，并遵循正确的穿刺技术。确保正确插入针头，并固定好穿刺点。

（4）输液速度和容量：根据医嘱和患者自身情况，设置适当的输液速度，护士需要密切观察患者的反应和输液情况，及时调整流速和补液量。应该根据病人的合并其他内科疾病，如糖尿病、心功能不全、肾病、肾功能不全、肝功能不全等，调整补液的量和质，必要时需请内科专科会诊。

（5）输液监测：护士应定期监测患者的输液情况，包括注射液是否正常流动、输液器是否顺畅等。注意观察患者的静脉通路是否存在渗漏、疼痛或感染迹象。

（6）液体品质和药物管理：确保输液液体的品质良好，并避免过期或受损的药物使用，按照医嘱正确给予相应的药物治疗。

（7）输液安全：确保输液设备的连接牢固，防止漏气或漏液。同时，护士需要密切关注患者的输液反应，如过敏反应、药物不良反应等，及时处理并报告医生。

推荐意见：静脉炎是使用外周静脉导管相关的常见并发症之一，某些情况下可以避免发生，需要护理人员在穿刺前做好必要的准备工作，正常核对药物液体及输注方式，对患者选择合适的静脉通路，严格遵守无菌操作，并密切关注输液速度与容量，注意输液监测（推荐级别：2A）。

4.2 伤口护理相关的处理

恶性肿瘤细胞浸润可导致皮肤完整性受损，从而产生原发性或转移性皮肤伤口。进展迅速，初期多为肤色、紫蓝色或黑褐色无痛性结节，逐渐可发展成溃疡、窦道或者瘘管。癌性伤口的疼痛、恶臭、渗液严重影响肿瘤患者的日常生活及心理健康。癌性伤口的护理及治疗取决于患者的肿瘤类型、分期及全身情况，通过治疗可缩小伤口面积，但多不能完全治愈。护理时应注意伤口清洗及辅料选择。无论造口的适应证或永久性如何，强烈建议伤口造口和吻合口护理由护理专业人员的早期和持续参与[46-47]。妇科常见的造口包括经皮肾造瘘及肠造瘘，以下分别介绍注意事项。

4.2.1 经皮肾造瘘

经皮肾造瘘能够解除尿路梗阻，改善肾功能，避免丧失患侧肾功能。

4.2.2 经皮肾造瘘护理注意事项

（1）肾造瘘管妥善固定，避免扭曲、弯折、受压及脱出。根据漏口的位置取仰卧或侧卧位，以利引流。

（2）观察肾穿刺造瘘后尿液的颜色、性质及量，如引流液呈鲜红色，量逐渐增多，提示有肾实质损伤出血，应及时通知医生做出相应处理并做好记录。

（3）硅胶造瘘管每月更换一次，引流袋每周更换一次。

（4）保持造瘘口处清洁干燥，需要注意观察有无尿液外漏，如敷料被浸湿，需要及时更换，避免刺激皮肤。

（5）拔管前先行肾盂、输尿管造影，以便明确肾盂、输尿管是否通畅，通畅者夹闭造瘘管，观察病人腰部是否有胀痛感，造瘘口周围是否有渗尿，有无发热，再决定拔管。拔管后上身直立坐位或站位 1 小时，造瘘口加压包扎，瘘口有漏尿也可俯卧。一般 3 ～ 4 天可痊愈。告知病人要每 2 ～ 4 小时排尿一次，以免膀胱压力过大，引起尿液反流，影响瘘口愈合。

（6）嘱病人多饮水，需使尿量每日维持在 2 000 mL 以上，起到自身冲洗排毒的作用。因肾组织较脆弱，术后 1 个月内不要从事重体力劳动，以利于肾脏的愈合。

4.2.3 肠造瘘

肠造瘘是为治疗疾病而暂时或者永久性地将小肠或结肠提至腹壁作为肠内容物出口的技术。

4.2.4 肠造瘘护理注意事项[48]

（1）保持清洁：定期用温水和适当的清洁剂轻柔地清洗造口周围的皮肤，确保保持干燥和清洁。避免使用含酒精或刺激性成分的产品。

（2）避免感染：使用无菌的器具进行造口护理，并确保双手清洁。避免将污染物接触到造口处，如食物残渣、灰尘等。

（3）妥善处理分泌物：如果有分泌物，应用专门的吸引器或纱布小巾轻柔地清除。注意不要过度摩擦，以免刺激伤口。

（4）调整饮食：在康复期，建议遵循医生或营养师的指导，选择易于消化的软食或流质饮食。避免辛辣、刺激性或粗糙的食物，以防止对造口产生不良影响。

（5）定期更换造口袋：根据医生的建议，定期更换造口袋，以保持器具的清洁，并避免臭味和感染。定期检查：定期回访医生，接受造口的定期检查和护理指导。及时处理任何问题或并发症，如感染、出血或疼痛等。

推荐意见：造口术前除了评估患者的一般状态外，还应对造口手术的特殊性重点评估。术后要对患者的造口功能恢复情况进行记录观察。鼓励家属协助患者实施造口护理，并选择合适的健康教育方式；最重要的是患者及家属性心理评估，消除及平复患者的抵触、恐惧情绪，使患者能够回归正常生活乐观的行自我护理（推荐级别：2A）。

5 中医药技术相关康复护理

中医药注重对一个人的整体看法。它包括身体、情感、社会和精神方面，可以影响健康和疾病。在中医学中，症状和体征被拼凑在一起，在整个人体内形成一个“不和谐的模式”。它综合了许多导致失衡的因素：内部因素，如压力、营养、情绪、性和生活方式因素，以及与日常外部环境有关的外部因素，包括风、湿、热、燥和冷，从而帮助身体达到和保持平衡[49-51]。

5.1 针灸

针灸是中医的一个分支，通过调节神经过程来产生效果，是一种将不同长度的非常微小的针插入皮肤特定位置（称为穴位）的技术，针灸对癌症相关疼痛，潮热，恶心和呕吐，口干，水肿以及其他症状有缓解作用。中医认为骨髓抑制是属气血亏虚之“虚劳病”范畴，针刺治疗可通经脉，调气血，临床上多选择足三里、三阴交、合谷、膈俞等穴位以扶正补虚、益肾固本填精、健脾益气补血，增强机体防御功能[52]，从而可减轻化疗后骨髓抑制程度。针刺治疗足三里、内关、中脘、天枢等，有明显的止吐效果，可改善化疗所致的恶心与呕吐。同时各种针灸疗法已广泛应用于缓解癌性疼痛[53]，一项对针灸治疗癌痛的疗效进行 Meta 分析研究发现针灸取穴多以背俞穴和病变脏腑所属经脉的五输穴为主，其中阿是穴、足三里、合谷、内关、中脘最为常用[39]。通过观察近几年来针灸治疗肿瘤化疗后不良反应疗效的研究可以看出针灸疗法能不同程度地改善机体的化疗后症状，使得针灸成为肿瘤治疗领域中能够普遍接受且疗效显著的支持疗法[54-57]。

5.2 中草药

中草药专注于恢复能量，维持身体和精神的平衡，以保持健康，而不是治疗肿瘤本身，通过改变不正常的模式和滋养身体来恢复平衡[58]。妇科恶性肿瘤患者经过手术、化疗、放疗等规范化治疗后，正气未复，气阴亏虚，瘤毒易散，伏邪难除，容易复发转移，大量临床研究证实，中医药抗肿瘤以整体观念和辨证论治为基本原则，可以在调节机体免疫力，降低复发转移率等方面发挥重要作用[59]。同时中药用于治疗癌症相关症状已得到了相当广泛的研究[60]，但大多数研究都集中在疼痛上。在一项系统性综述中，将中草药与传统镇痛药或安慰剂对照进行比较，得出的结论表明[61]：中草药治疗癌症疼痛的有效性与传统镇痛药相似。此外，在另一篇关于临床前和临床研究的综述文章中，发现中草药可有效改善与放化疗相关副作用，包括腹泻、食欲不振和放射性肺炎等[62]。但因中草药的种类和组合及与处方药物的共同机制，可能产生毒性增加或治疗效果减弱的情况，临床上应重视。

5.3 太极

太极拳是一种中国的运动系统，其特征是一系列非常缓慢的身体动作，可以增强生命能量的流动[63]，在控制缓解心理和身体症状方面存在益处，但研究不足以表明太极拳是治疗癌症的有效支持性疗法。

5.4 联合 ERAS 应用

中医药技术现已在妇科 ERAS 中得以体现，如：针对非切口疼痛，术后 24 小时采用中药热熨、艾灸、雷火灸等技术施于颈肩、腰背相应穴位及疼痛部位；患者术后恶心呕吐可遵医嘱予患者“止呕贴”穴位贴敷；术后腹胀者，术后 24 小时后予患者艾灸双侧足三里及中脘；术后 24 小时未排气者，遵医嘱予患者理气通腹方中药汤剂浓煎口服；辨证施膳，予患者中医食疗方行长期调理[64]。

推荐意见：肿瘤康复治疗是医患双方共同参与的连续性身心治疗，中医药日益融入主流医学，这要求肿瘤学专业人员熟悉其益处和风险，同时可协助病人选择针灸师和中医师，以帮助减轻与癌症和传统癌症治疗相关的不适症状（推荐级别：2A）。

6 总 结

近年来，全球范围内妇科恶性肿瘤发病率逐渐上升，且有年轻化趋势。因患者不良的健康行为与心理严重影响患者的预后和生活质量，因此患者的康复需求也在日益增长。而如何提高围手术期护理质量使患者保持良好的健康行为、减少并发症与提高患者生存质量是康复护理研究的重要内容[65]，为患者提供专业化的肿瘤康复护理，调整患者受损的血液、消化等系统的功能，改善患者的营养状况和心理、社会适应能力，需要患者本人，家属及医护等多角度、多学科综合管理。

7 声 明

本共识旨在为妇科恶性肿瘤康复护理提供指导性意见，但并非唯一共识，不排除其他意见与建议的合理性。

利益冲突：所有作者均声明不存在利益冲突。

主　编：张　颐

副主编：于爱军　耿敬芝　孙　捷　王亚静　庞晓燕　李芳梅　周春鹤

编　委（按姓氏笔画排序）：丁婷（山东中医药大学第二附属医院/山东省中西医结合医院）；于云海（山东大学第二医院）；于爱军（浙江省肿瘤医院）；于浩（山东第一医科大学附属肿瘤医院）；王小元（山东第一医科

大学第一附属医院）；王长林（山东第一医科大学第二附属医院）；王化丽（大连市妇女儿童医疗中心）；王玉东（上海交通大学医学院国际和平妇幼保健院）；王巧荣（山东省菏泽市中医医院）；王世军（首都医科大学附属宣武医院）；王冬（重庆大学附属肿瘤医院）；王永军（首都医科大学附属积水潭医院）；王亚静（中国医科大学附属第一医院）；王刚（四川省妇幼保健院）；王纪彪（山东省康复医院）；王丽（山东中医药大学附属医院）；王武亮（郑州大学第二附属医院）；王建东（首都医科大学附属北京妇产医院）；王健（济宁医学院附属枣庄市立医院）；王雅卓（河北省人民医院）；王锋（山东省康复医院）；王新波（山东省妇幼保健院）；牛菊敏（辽宁省沈阳市妇婴医院）；仇雅菊（浙江省肿瘤医院）；孔为民（首都医科大学附属北京妇产医院）；艾浩（锦州医科大学附属第三医院）；卢雯平（中国中医科学院广安门医院）；邢洁（浙江省肿瘤医院）；尧良清（广州医科大学附属妇女儿童中心）；师伟（山东中医药大学附属医院）；吕晓娟（浙江省肿瘤医院）；朱育焱（中国医科大学附属第一医院）；朱前勇（河南省人民医院）；刘军秀（中山大学附属第一医院）；刘畅（兰州大学第一医院）；刘岿然（中国医科大学附属盛京医院）；刘学健（山东省第一康复医院）；刘淑娟（空军军医大学西京医院）；安菊生（中国医学科学院肿瘤医院）；许天敏（吉林大学第二医院）；孙立新（山西省肿瘤医院）；孙阳（福建省肿瘤医院）；孙捷（中国医学科学院肿瘤医院）；孙蓬明（福建省妇幼保健院）；阳志军（广西医科大学附属肿瘤医院）；寿华锋（浙江省人民医院）；严建华（浙江省杭州市文仲中医院）；李大鹏（山东第一医科大学附属肿瘤医院）；李宁（中国医学科学院肿瘤医院）；李芳梅（中国医科大学附属第一医院）；李妍（中国医科大学附属盛京医院）；李学和（宁波大学附属人民医院）；李俊东（中山大学肿瘤防治中心）；李霞（中国医科大学附属第一医院）；杨英捷（贵州省肿瘤医院）；肖静（广东省中医院）；吴令英（中国医学科学院肿瘤医院）；何尧（浙江省绍兴市妇幼保健院）；佐晶（中国医学科学院肿瘤医院）；佟晓光（中国医科大学附属第四医院）；邹雪梅（山东中医药大学第二附属医院 / 山东省中西医结合医院）；汪宏波（华中科技大学同济医学院附属协和医院）；汪期明（宁波大学附属妇女儿童医院）；沈文静（中国医科大学附属第一医院）；宋茜（浙江省台州市肿瘤医院）；张师前（山东大学齐鲁医院）；张梅（安徽医科大学第一附属医院）；张颐（中国医科大学附属第一医院）；张新（辽宁省肿瘤医院）；陆安伟（南方医科大学深圳医院）；陆琦（复旦

大学附属金山医院）；陈卓（浙江省肿瘤医院）；陈亮（山东第一医科大学附属肿瘤医院）；陈洁（山东省康复医院）；陈鑫（浙江省肿瘤医院）；范江涛（广西医科大学第一附属医院）；周欣（中国医科大学附属盛京医院）；周春鹤（哈尔滨医科大学附属肿瘤医院）；周洪友（浙江省丽水市中心医院）；周薇（浙江省台州医院）；庞业梅（浙江省杭州市文仲中医院）；庞晓燕（中国医科大学附属第一医院）；郎芳芳（山东省妇幼保健院）；郎芳芳（山东省妇幼保健院）；屈庆喜（山东大学齐鲁医院）；赵虎（郑州大学第二附属医院）；赵昌盛（山东大学第二医院）；赵喜娃（河北医科大学第四医院）；胡东晓（浙江大学医学院附属妇产科医院）；胡燕（温州医科大学附属第一医院）；段萍（温州医科大学附属第二医院）；俞超芹（海军军医大学第一附属医院）；娄阁（哈尔滨医科大学附属肿瘤医院）；姚淑娟（山东中医药大学附属医院）；袁光文（中国医学科学院肿瘤医院）；耿敬芝（中国医学科学院肿瘤医院）；贾双征（中国医学科学院肿瘤医院）；高嵩（中国医科大学附属盛京医院）；郭瑞霞（郑州大学第一附属医院）；黄奕（湖北省肿瘤医院）；梅文（浙江省杭州市文仲中医院）；章杰捷（浙江省肿瘤医院）；商宇红（大连医科大学附属第一医院）；董延磊（山东大学第二医院）；韩凤娟（黑龙江中医药大学附属第一医院）；韩璐（大连市妇女儿童医疗中心）；焦伊胜（中国医科大学附属盛京医院）；游雯（浙江省杭州市文仲中医院）；楼寒梅（浙江省肿瘤医院）；蔡红兵（武汉大学中南医院）；薛凤霞（天津医科大学总医院）

参考文献

[1] 韩冰，海盼盼，常欢，等．加速康复外科在妇科肿瘤中的应用 [J]. 河南医学研究，2020，29(20): 3840–3842.

[2] 康会霞，马俊英，秦立君，等．加速康复外科理念在妇科围手术期护理管理中的应用及研究 [J]. 护理实践与研究，2020，17(23): 23–26.

[3] 苏雅云，苏美云．术前宣教和心理护理在妇科手术患者护理中的实施效果 [J]. 中医药管理杂志，2016，24(21): 104–106.

[4] 金靖，石红林，闫利鹏，等．加速康复外科策略下品管圈管理模式对妇科手术临床效率及护理质量的影响 [J]. 中国计划生育学杂志，2023，31(9): 2100–2104.

[5] 夏玲玲，代丽娜，邓超，等．基于加速康复外科理念的术前预康复护理模式在妇科肿瘤患者中的应用 [J]. 中国当代医药，2024，31(2): 162–165.

[6] 柴明涵，金秋利，段德敏．加速康复外科在妇科手术中的临床应用 [J]. 妇产与遗传（电子版），2023，13(2): 24–28.

[7] 周甘雨．加速康复外科在妇科临床护理中的应用 [J]. 微创医学，2018，13(4): 506–509.

[8] 许天敏，张师前，向阳．妇科手术术前评估与准备的中国专家共识（2022 年版）[J]. 中国实用妇科与产科杂志，2022，38(6): 622-627.

[9] 刘莉萍，林小群，李岚清．妇科手术病人术前肠道准备最佳证据总结 [J]. 循证护理，2024，10(3): 381-385.

[10] 朱欣，张瑜．老年妇科肿瘤患者围手术期管理及手术加速康复 [J]. 实用妇产科杂志，2019，35(8): 576-577.

[11] 吴华真．围术期综合护理对腹腔镜下子宫切除术患者负性情绪及睡眠情况的影响 [J]. 西藏医药，2024，45(2): 102-103.

[12] 李晓强，张福先，王深明．深静脉血栓形成的诊断和治疗指南（第三版）[J]. 中国血管外科杂志（电子版），2017，9(4): 250-257.

[13] Streiff MB, Holmstrom B, Angelini D, et al. NCCN Guidelines Insights: Cancer-Associated Venous Thromboembolic Disease, Version 2.2018[J]. J Natl Compr Canc Netw, 2018, 16(11): 1289-1303.

[14] Ohashi Y, Ikeda M, Kunitoh H, et al. Venous thromboembolism in cancer patients: report of baseline data from the multicentre, prospective Cancer-VTE Registry[J]. Jpn J Clin Oncol, 2020, 50(11): 1246-1253.

[15] Cohen A, Lim CS, Davies AH. Venous thromboembolism in gynecological malignancy[J]. Int J Gynecol Cancer, 2017, 27(9): 1970-1978.

[16] Yhim HY, Jang MJ, Kwak JY, et al. The incidence, risk factors, and prognosis of recurrent venous thromboembolism (VTE) in patients with advanced solid cancers receiving anticoagulation therapy after the diagnosis of index VTE[J]. Thromb Res, 2013, 131(4): e133-e140.

[17] 瞿红，张震宇．妇科围手术期静脉血栓栓塞症的预防 [J]. 中国实用妇科与产科杂志，2018，34(7): 717-720.

[18] 王佳晰，于浩，张师前．妇科肿瘤患者围手术期静脉血栓栓塞症预防的专家共识 (2022 年版) [J]. 中华肿瘤防治杂志，2022, 29(10): 687-694.

[19] Leikin JB. Venous thromboembolism prophylaxis using the Caprini score[J]. Dis Mon, 2019, 65(8): 248.

[20] Wells PS, Anderson DR, Rodger M, et al. Evaluation of D-dimer in the diagnosis of suspected deep-vein thrombosis[J]. N Engl J Med, 2003, 349(13): 1227-1235.

[21] Khorana AA, Kuderer NM, Culakova E, et al. Development and validation of a predictive model for chemotherapy-associated thrombosis[J]. Blood, 2008, 111(10): 4902-4907.

[22] Clarke-Pearson DL. Prevention of venous thromboembolism in gynecologic surgery patients[J]. Curr Opin Obstet Gynecol, 1993, 5(1): 73-79.

[23] Duyar S, Mou T, Mueller MG, et al. Incidence of and risk factors for postoperative venous thromboembolism in benign hysterectomy[J]. J Minim Invasive Gynecol, 2022, 29(2):231-236.e1.

[24] Trihan JE, Adam M, Jidal S, et al. Performance of the Wells score in predicting deep vein thrombosis in medical and surgical hospitalized patients with or without thromboprophylaxis: The R-WITT study[J]. Vasc Med, 2021, 26(3): 288-296.

[25] Wells PS, Hirsh J, Anderson DR, et al. A simple clinical model for the diagnosis of deep-vein thrombosis combined with impedance plethysmography: potential for an improvement in the diagnostic process[J]. J Intern Med, 1998, 243(1): 15-23.

[26] Barber EL,Clarke-Pearson DL. The limited utility of currently available venous thromboembolism risk assessment tools in gynecological oncology patients[J]. Am J Obstet Gynecol, 2016, 215(4): 445.

e1-9.

[27] Insin P, Vitoopinyoparb K, Thadanipon K, et al. Prevention of venous thromboembolism in gynecological cancer patients undergoing major abdominopelvic surgery: A systematic review and network meta-analysis[J]. Gynecol Oncol, 2021, 161(1): 304-313.

[28] 石卉慧，彭正燕，杨波，等．护理专科敏感指标的构建在预防妇科恶性肿瘤围手术期静脉血栓栓塞症中的应用效果 [J]. 中华全科医学，2024, 22(5): 892-895,899.

[29] Cherny NI. Evaluation and management of treatment-related diarrhea in patients with advanced cancer: a review[J]. J Pain Symptom Manage, 2008, 36(4): 413-423.

[30] 郭青．预防性护理对妇科恶性肿瘤围手术期患者下肢深静脉血栓发生的影响 [J]. 实用妇科内分泌电子杂志，2024, 11(7): 108-111.

[31] 王晶晶，周艳辉，胡红娟．妇科恶性肿瘤患者围手术期下肢深静脉血栓预防及管理的循证护理实践 [J]. 护理管理杂志，2024, 24(1): 20-25.

[32] 赵晓蕊，龙云，陈思齐．妇科恶性肿瘤患者术后胃肠功能紊乱风险预测模型的构建及验证 [J]. 护理学报，2022, 29(3): 72-78.

[33] 姚小云，陈红宇，胡君娥．癌症患者化疗相关性便秘评估与管理最佳证据总结 [J]. 护理学报，2020, 27(2): 48-52.

[34] 杨鹏程，安军明，傅林辉．中医对于肿瘤化疗后相关性便秘防治的研究 [C]// 新时代 新思维 新跨越 新发展——2019 中国针灸学会年会暨 40 周年回顾论文集．武汉：中国针灸学会，2019.

[35] 蓝海波，魏雨，甘华田．《2017 版便秘的分度与临床策略专家共识》解读 [J]. 结直肠肛门外科，2020,26(3): 257-259.

[36] 陈凛，陈亚进，董海龙．加速康复外科中国专家共识及路径管理指南 (2018 版)[J]. 中国实用外科杂志，2018,38(1): 1-20.

[37] Andreyev J,Ross P, Donnellan C, et al. Guidance on the management of diarrhoea during cancer chemotherapy[J]. Lancet Oncol, 2014, 15(10): e447-e460.

[38] 徐淑芹．护理干预对妇科肿瘤术后化疗患者生存质量影响的研究 [D]. 天津：天津医科大学，2008.

[39] Monasterio C, Hartl C,Hasselblatt P. Acute and chronic diarrhea: a roadmap to differential diagnosis and therapy[J]. Dtsch Med Wochenschr, 2020, 145(18): 1325-1336.

[40] 毕春梅．妇科护理中实施个体化健康教育的临床效果研究 [C]//2023 年华南康复医学与护理研究学术会议论文集．广州：广东省肿瘤康复学会 ,2023.

[41] Lv L,Zhang J. The incidence and risk of infusion phlebitis with peripheral intravenous catheters: A meta-analysis[J]. J Vasc Access, 2020, 21(3): 342-349.

[42] O'Grady NP, Alexander M, Dellinger EP, et al. Guidelines for the prevention of intravascular catheter-related infections. Centers for disease control and prevention[J]. MMWR Recomm Rep, 2002, 51(RR-10): 1-29.

[43] Nicotera R. Phlebitis associated to intravenous/infusional therapy[J]. Assist Inferm Ric, 2011, 30(1): 34-41.

[44] 石玥，王红，吴中叶．妇科肿瘤患者行 PICC 置管并发机械性静脉炎的影响因素及其护理对策 [J]. 中西医结合护理 (中英文), 2022,8(8): 124-126.

[45] 李春燕．美国 INS2016 版《输液治疗实践标准》要点解读 [J]. 中国护理管理，2017, 17(2): 150-153.

[46] 彭娜 . 2016 年 INS 输液治疗实践标准 : 血管通路装置的选择和置入 [J]. 现代医药卫生 , 2017, 33(9): 1285–1287,1291.

[47] Rivet EB. Ostomy management: a model of interdisciplinary care[J]. Surg Clin North Am, 2019, 99(5): 885–898.

[48] 谢丽萍 . 癌症伤口临床特点及其护理干预策略 [J]. 中国实用医药 , 2018, 13(4): 121–123.

[49] 胡月 . 基于扶正理论的杵针与艾灸疗法在癌因性疲乏患者中的应用研究 [D]. 成都：成都中医药大学，2020.

[50] 王莉 , 陈畅乾 . 五音疗法结合临床护理路径在妇科肿瘤围手术期的应用 [J]. 中国中医药现代远程教育 , 2023, 21(23): 136–139.

[51] 王阿芹 , 黄为君 , 包正英 . 妇科肿瘤患者围手术期 ERAS 中西医结合康复护理实践方案的构建 [J]. 护理管理杂志 , 2023, 23(6): 469–475.

[52] 卢晓婷 . 针刺联合三阶梯止痛法治疗癌性疼痛的临床研究 [D]. 沈阳：辽宁中医药大学，2021.

[53] Nieves CBL, Díaz CC, Celdrán–Mañas M, et al. Ostomy patients' perception of the health care received[J]. Rev Lat Am Enfermagem, 2017, 25: e2961.

[54] 黄睿 , 李童 , 李美霞 . 针刺治疗化疗后骨髓抑制的系统评价与 Meta 分析 [J]. 中国针灸 , 2021, 41(5): 557–562.

[55] 张贵霖 , 李俊杰 , 徐韬 . 针刺治疗癌症化疗后恶心呕吐疗效的 Meta 分析 [J]. 世界科学技术 – 中医药现代化 , 2022, 24(7): 2867–2876.

[56] 王珊 . 针刺治疗化疗所致恶心呕吐的 Meta 分析 [D]. 北京：北京中医药大学，2021.

[57] 边双林 . 癌性疼痛针灸疗法的用穴规律与疗效评价研究 [D]. 唐山：华北理工大学，2019.

[58] 陈信义 , 董青 , 田劭丹 . 恶性肿瘤中医药维持治疗临床价值与述评 [J]. 北京中医药大学学报 , 2021, 44(9): 777–783.

[59] Xu L, Lao LX, Ge A, et al. Chinese herbal medicine for cancer pain[J]. Integr Cancer Ther, 2007, 6(3):208–234.

[60] 张培鑫 , 全欣 , 漏世元 . 中医综合康复治疗对肿瘤康复期患者的疗效观察 [J]. 中国肿瘤临床与康复 , 2018, 25(4): 430–432.

[61] Lee MS, Pittler MH,Ernst E. Is Tai Chi an effective adjunct in cancer care? A systematic review of controlled clinical trials[J]. Support Care Cancer, 2007, 15(6):597–601.

[62] Qi F, Li A, Inagaki Y, et al. Chinese herbal medicines as adjuvant treatment during chemo– or radio–therapy for cancer[J]. Biosci Trends, 2010, 4(6):297–307.

[63] Yeh GY, McCarthy EP, Wayne PM, et al. Tai chi exercise in patients with chronic heart failure: a randomized clinical trial[J]. Arch Intern Med, 2011, 171(8): 750–757.

[64] 师伟 , 刘金星 , 张师前 . 妇科围手术期加速康复的中西医治疗专家共识 [J]. 山东中医杂志 , 2021, 40(6): 543–551.

[65] 韦萍 , 杜国丽 , 王金莲 . 高龄妇科恶性肿瘤患者围术期护理的体会 [J]. 云南医药 , 2024, 45(1): 95–96.

妇科恶性肿瘤心理康复治疗中国专家共识（2024 年版）

中国抗癌协会中西整合卵巢癌专业委员会
山东省康复医学会妇科肿瘤康复分会
辽宁省医学会妇科肿瘤分会
浙江省康复医学会妇科肿瘤康复专业委员会

【摘　要】妇科恶性肿瘤是严重危害女性身心健康的一类疾病。在诊治及后续康复的过程中，妇科恶性肿瘤患者及其主要照护者常伴随程度不一的多种心理症状，如心理痛苦、焦虑、抑郁等。既往妇科恶性肿瘤相关临床工作者对于患者的康复管理多注重于躯体症状方面，常忽视心理症状，对于妇科恶性肿瘤患者主要照护者的心理负担也缺乏重视。妇科肿瘤医生应将心理社会领域的内容整合到患者的治疗护理当中。为提高我国妇科肿瘤医生对心理康复的认识，规范对妇科恶性肿瘤患者心理症状的筛查评估及康复管理，本共识根据国内外多年来妇科恶性肿瘤患者心理康复治疗研究，结合中医中药，制定妇科恶性肿瘤患者心理康复专家共识，以期为妇科同道提供参考和借鉴。

【关键词】妇科恶性肿瘤；心理康复；中国专家共识

Chinese Expert Consensus on Psychological Rehabilitation of Patients with Gynecological Malignant Tumor(2024 Edition)

Abstract: Gynecological malignant tumor is a kind of disease that endangers women's physical and mental health seriously. In the process of diagnosis and treatment and subsequent rehabilitation, patients with gynecological malignant tumor and their main caregivers are often accompanied by a variety of psychological symptoms of varying degrees, such as distress, anxiety, depression and so on. In the past, clinical workers related to gynecological malignant tumors paid more attention to physical symptoms in the rehabilitation management of patients, often ignoring psychological symptoms, and paid little attention to the psychological burden of the main caregivers of gynecological malignant tumors. Gynecologic oncologists should integrate the psychosocial aspects into the treatment and care of patients. In order to improve the understanding of psychological rehabilitation of gynecological oncologists in our country, and standardize the screening, evaluation and rehabilitation management of psychological symptoms of patients with gynecological malignant tumor, this consensus based on the research on psychological rehabilitation treatment of patients with gynecological malignant tumor at home and abroad for many years, combined with traditional Chinese medicine, formulated the consensus of experts on psychological rehabilitation of patients with gynecological malignant tumor, in order to provide reference for fellow gynecologists.

Key words：Gynecological malignant tumors, Psychological rehabilitation, Chinese expert consensus

近年来，我国妇科恶性肿瘤的发病率逐年增加，患者年轻化，严重威胁女性健康。常见的妇科恶性肿瘤有宫颈癌、子宫体癌及卵巢癌，其治疗方式包括手术、化疗、放疗、中医中药治疗等。随着医学诊疗技术的不断提升，妇科恶性肿瘤患者的生存期得以延长。然而，妇科恶性肿瘤的诊断给患者带来巨大的心理压力，手术造成女性躯体形象及体征的改变，各种抗肿瘤治疗方案造成身体损伤，有较多并发症。治疗的副作用给患者带来严重的身心打击，如未得到良好管理，将影响患者治疗依从性。因此，妇科恶性肿瘤患者容易产生心理痛苦、焦虑、抑郁、创伤后应激障碍、癌症复发恐惧、睡眠障碍、性心理异常等各种心理症状，严重时还可能产生自杀意念，造成不良事件发生。医疗人员、家属应关注妇科恶性肿瘤患者的心理变化，重视心理健康。妇科肿瘤医生在日常诊疗工作中需加强对患者的心理评估及指导，及时发现患者的心理问题并干预，症状严重时尽早转诊精神专科。精神科医生应提高对妇科恶性肿瘤的认知，指导个体化治疗。多学科综合诊疗（multi-disciplinary diagnosis and treatment, MDT）模式通过整合多个科室的优势为妇科恶性肿瘤患者制定高质量的诊疗方案，其中精神科的参与尤为重要。为促进对妇科恶性肿瘤患者心理康复的规范化管理，我们组织有关专家在国内外现有研究证据的基础上，多次集体讨论，共同制定本共识。本共识证据推荐级别及其代表意义，详见表 1。

表 1　本共识推荐级别及其代表意义

推荐级别	代表意义
1 类	基于高级别临床研究证据，专家意见高度一致。
2A 类	基于高级别临床研究证据，专家意见基本一致；或基于低级别临床研究证据，专家意见高度一致。
2B 类	基于低级别临床研究证据，专家意见基本一致。
3 类	不论基于何种级别临床研究证据，专家意见明显分歧。

1　心理痛苦

1.1　定义

心理痛苦是由多种原因引起的不愉快的情绪体验，包括心理（认知、行为、情感）、社会和 / 或精神的方面，可表现为脆弱、悲伤、恐惧等正常情绪反应，也可进展到出现焦虑、抑郁、与社会分离、存在精神危机等严重表现[1]。

妇科恶性肿瘤患者心理痛苦发生率较高且影响效果较持久。Li 等[2]调查了 480 例处于放疗期的宫颈癌患者，发现心理痛苦的发病率为 68%。Bradley 等[3]对比了 152 名术后 5 ～ 20 年生存期内的宫颈癌、子宫内膜癌幸存者与 89 名健康对照组的心理困扰水平和生活质量，发现相比于健康对照组（17.0%），宫颈癌幸存者（27.6%）和子宫内膜癌幸存者（21.4%）均表现出一定程度的心理痛苦。Pergolotti 等[4]对 11 名卵巢癌术后患者进行研究，发现她们的心理痛苦程度处于中等水平，卵巢癌患者在手术后报告了与多个身体功能和情感领域相关的高度心理痛苦。

1.2　病因

1.2.1　情绪问题

妇科恶性肿瘤威胁患者生命健康，在诊治的不同阶段，患者常会出现焦虑、抑郁、恐惧等负面情绪。此外，女性患者在家庭中承担了重要的角色，治疗过程中的身份转变、家庭变化，包括对处理家务及家庭琐事、照顾孩子以及伴侣间性生活的担忧等，都容易引起患者的不良情绪。患者的心理痛苦轨迹变化受情绪问题的影响[5]。

1.2.2　躯体症状

肿瘤症状困扰程度是影响妇科恶性肿瘤患者心理痛苦的重要因素之一。妇科恶性肿瘤患者手术后特征性器官缺失。年轻患者切除卵巢后会出现更年期症状。未生育患者切除子宫后将丧失生育功能。宫颈癌手术或放疗后可能出现阴道疼痛、阴道缩短等症状，影响性生活[6]。放化疗等抗肿瘤治疗还会导致患者脱发、皮肤色泽改变、疲乏、疼痛、恶心、呕吐、腹泻、便秘等不良反应[7]，患者生活质量严重下降，从而产生心理痛苦。

1.2.3 社会家庭支持

肿瘤患者需要较多的社会家庭支持，包括家庭支持、朋友支持、医疗支持、宗教支持或其他有关机构的支持等，其中最为关键的是家庭支持[8]。有效的社会家庭支持如情感方面的支持（照顾和关心）、经济方面的支持以及肿瘤治疗相关的信息援助等能有效降低妇科恶性肿瘤患者的心理痛苦水平。

1.2.4 其他

年轻患者缺乏生活经验，情感体验不足，抗压能力相对较弱，妇科恶性肿瘤的诊断给患者生理、心理、工作和生活都带来较为沉重的打击，患者在面对未曾经历过的压力和挫折时，容易出现较严重的心理反应。

1.3 评估工具

推荐使用心理痛苦管理筛查量表进行心理痛苦程度及其相关因素的筛查。这一量表包括心理痛苦温度计和问题列表[9]。

心理痛苦温度计是单项条目的心理痛苦自评工具。问题列表将患者患病后可能遇到的问题划分为五类，即实际问题、交往问题、情绪问题、身体问题及信仰/宗教问题。对于中度或重度心理痛苦的患者需要进一步评估[10]。心理痛苦管理筛查量表在妇科恶性肿瘤中的应用值得关注。周颖群等[11]的一项研究采用心理痛苦温度计对102例妇科恶性肿瘤患者展开筛查，发现显著心理痛苦患病率为52%，采用问题列表调查发现影响患者心理痛苦的最主要问题为睡眠、紧张、担忧、经济问题及无时间精力照顾孩子或老人。使用心理痛苦管理筛查量表对妇科恶性肿瘤患者进行筛查，有助于早期识别患者心理痛苦的程度及影响因素，从而针对性地开展心理治疗。

推荐意见：推荐使用心理痛苦管理筛查量表进行心理痛苦程度及其相关因素的筛查（推荐级别：2A）。

1.4 康复治疗

临床医生应对妇科恶性肿瘤患者心理痛苦的原因分类并对其进行干预。如患者心理痛苦由躯体不适症状引起，应对患者躯体症状进行管理。如患者心理痛苦源于心理问题，可对患者进行心理干预，必要时由精神科医生进行治疗。常见的心理干预的方式有认知行为疗法、支持性心理疗法、夫妻情感疗法、正念减压疗法、意义为中心小组干预疗法等。此外，研究发现运动干预如瑜伽、步行、放松训练等对于减轻肿瘤患者的心理痛苦有良好的效果[12]。

推荐意见：临床医生应对妇科恶性肿瘤患者心理痛苦的原因分类并对其进行干预（推荐级别：2A）。

常见的心理干预的方式有认知行为疗法、支持性心理疗法、夫妻情感疗法、正念减压疗法、意义为中心小组干预疗法等（推荐级别：2A）。

运动干预如瑜伽、步行、放松训练等有助于减轻患者的心理痛苦（推荐级别：2A）。

2 焦虑和抑郁

2.1 定义

焦虑障碍表现为过度的焦虑以及相关的行为紊乱，症状严重时会导致明显的临床痛苦或社会功能损害[13]。

抑郁障碍以情绪或心境低落为主要表现，合并有不同程度的认知和行为改变，可能出现幻觉、妄想等精神症状。多数病例会反复发作，间歇期可完全缓解，部分有残留症状[14]。

妇科恶性肿瘤患者普遍存在不同程度的焦虑抑郁情绪。Hu 等[15]的一项关于中国已婚妇科恶性肿瘤患者的横断面研究，纳入 394 例患者，发现焦虑、抑郁患病率分别为 79.95% 和 94.16%。Aquil 等[16]纳入 100 例患者的横断面的研究，发现接受根治性手术治疗的妇科恶性肿瘤患者出现焦虑（66%）和抑郁症状（59%）的高患病率。Manne 等[17]对初诊的妇科原发肿瘤患者进行抑郁调查，其中 59.5% 的参与者报告有抑郁症状，重度及以上程度的抑郁患者占 17.5%。

2.2 病因

2.2.1 心理社会因素

确诊妇科恶性肿瘤后，患者不仅常感到死亡威胁，存在明显的濒死感，还需面对抗肿瘤治疗导致生活质量下降的风险，容易产生焦虑、恐惧等负面情绪。妇科恶性肿瘤的手术涉及生殖系统，许多患者认为女性生殖器官的切除将对第二性征或性生活等产生影响，此类错误认知会导致焦虑抑郁等不良情绪的出现。周期性化疗的患者可能会出现预期性焦虑、恶心或呕吐。此外，社会经济情况、生活方式、家人情绪、家庭支持、社会支持、其他压力事件等是影响肿瘤患者焦虑、抑郁情绪产生的常见因素[18]。

2.2.2 疾病因素

预后较差的肿瘤类型、晚期肿瘤、肿瘤进展、癌痛、治疗效果不佳及不良反应出现、合并症等均有可能导致妇科恶性肿瘤患者焦虑抑郁情绪的产生。妇科恶性肿瘤患者的一些共患病可能引起焦虑抑郁症状，如肺栓塞、甲状腺功能亢进、电解质紊乱等。癌性疼痛是引起患者焦虑和濒死感的重要因素[19]。妇科恶性肿瘤患者放疗后，14% 的患者由于肠道吸收紊乱而出现维生素 B_{12} 缺乏症，从而产生抑郁症状[20]。绝经前患者的双侧卵巢切除术与抑郁症的长期风险增加有关[20]。

2.2.3 药物因素

多种常用药物可能导致妇科恶性肿瘤患者产生程度不一的焦虑或抑郁情绪。例如：干扰素可以导致焦虑和惊恐发作、抑郁障碍。异丙嗪和甲氧氯普胺可以引起静坐不能。

2.3 诊断

目前国内外关于焦虑和抑郁障碍通用的诊断标准包括《疾病和有关健康问题的国际统计分类》第 10 次修订本（International Classification of Diseases 10，ICD-10）和美国《精神障碍诊断与统计手册》第 5 版（The Diagnostic and Statistical Manual of Mental Disorders 5；DSM-5）[21]。一些量表可以用来评估症状的有无和严重程度。量表测评结果必须由精神科医生评估后方可作出诊断。

2.4 评估工具

焦虑抑郁的评估工具多样，目前没有明确的适用于妇科恶性肿瘤临床的评估工具。根据《肿瘤康复指南 2021 版》[22]，常用的焦虑评估量表有医院焦虑抑郁量表（Hospital Anxiety and Depression Scale, HADS）、广泛性焦虑自评量表（Generalized Anxiety Disorder,GAD-7）、汉密尔顿焦虑评定量表（Hamilton Anxiety Scale, HAMA）、焦虑自评量表（Self-Rating Anxiety Scale, SAS）等。常用的抑郁评估量表有 9 个条目患者健康问卷（Patient Health Questionnaire, PHQ-9）、贝克抑郁问卷（Beck Depression Rating Scale, BDI）、抑郁自评量

表（Self-Rating Depression Scale, SDS）、汉密尔顿抑郁评定量表（Hamilton Depression Scale, HAMD）和 HADS 等。焦虑抑郁筛查量表简单易行，可早期识别焦虑、抑郁症状，为早期干预提供依据。

患者首次门诊就诊 / 住院首日 / 病情有明显进展或变化时即使用 GAD-7 和 PHQ-9 量表分别评估患者的焦虑、抑郁情绪，任一量表得分≥ 5 分可建议精神 / 心理专科就诊或启动专科会诊。其中 5 ～ 9 分患者给予心理干预，≥ 10 分患者考虑联合药物治疗。

推荐意见：焦虑和抑郁障碍的诊断参考 ICD-10 和 DSM-5。根据《肿瘤康复指南 2021 版》，常用的焦虑评估量表有 HADS、GAD-7、HAMA 和 SAS 等。常用的抑郁评估量表有 PHQ-9、BDI、SDS、HAMD 和 HADS 等。量表测评结果必须由精神科医生评估后方可作出诊断（推荐级别：2A）。

2.5 康复治疗

妇科恶性肿瘤患者的焦虑抑郁障碍的康复，主要包含心理和药物治疗两方面。轻中度焦虑抑郁患者采用心理治疗已足够，对于重度焦虑抑郁患者则需要药物治疗。

2.5.1 心理治疗

认知行为治疗（cognitive behavioral therapy，CBT）、行为激活（behavioral activation，BA）、基于正念的减压训练（mindfulness-based stress reduction，MBSR）、人际关系治疗（interpersonal psychotherapy，IPT）、接纳和承诺治疗（acceptance and commitment therapy，ACT）等心理治疗手段[23]，能减缓肿瘤患者焦虑抑郁症状，从多方面调动患者内部积极性，提高其解决问题和应对外界刺激的能力，但应在精神科医生指导下进行。

2.5.2 药物治疗

药物治疗应在明确诊断、充分评估药物使用安全性和必要性的情况下，选择适合药物，且药物剂量和使用频次均需由精神科医师根据患者的具体情况开展个体化治疗。

对于焦虑障碍的药物治疗[24]：①苯二氮䓬类药物：代表药物有氯硝西泮、地西泮、劳拉西泮、阿普唑仑、三唑仑、奥沙西泮等，是治疗焦虑障碍的主要药物。具有起效快、疗效好、不良反应小、安全性高的特点[25]。② 5-HT

部分激动剂：如丁螺环酮、坦度螺酮，对广泛焦虑症或惊恐障碍均有效。③ β 受体阻滞剂：如普萘洛尔、美托洛尔等，可以缓解焦虑状态下的躯体症状，如心悸、震颤等[26]。④具有抗焦虑作用的抗抑郁药：选择性五羟色胺再摄取抑制剂（selective serotonin reuptake inhibitors, SSRIs）、五羟色胺去甲肾上腺素再摄取抑制剂（serotonin–norepinephrine reuptake inhibitors, SNRIs）、去甲肾上腺素和特异性 5– 羟色胺能抗抑郁药（noradrenergic and specific serotonergic antidepressants，NASSAs）。⑤有抗焦虑作用的非典型抗精神病药：如喹硫平和奥氮平[27]。

对于抑郁障碍的药物治疗[28]：①优先建议：SSRIs，如氟西汀、帕罗西汀、氟伏沙明、舍曲林、西酞普兰、艾司西酞普兰；SNRIs，如文拉法辛、度洛西汀、米那普仑；NASSAs，如米氮平；去甲肾上腺素和多巴胺再摄取抑制剂（norepinephrine–dopamine reuptake inhibitors，NDRIs），如安非他酮等。②建议：5– 羟色胺平衡抗抑郁药，如曲唑酮；选择性去甲肾上腺再摄取抑制剂（noradrenaline reuptake inhibitors，NRIs），如瑞波西汀；三环类、四环类抗抑郁剂等。③一般建议：吗氯贝胺。在抗抑郁药物治疗中应进行疗效和安全性方面的量化监测，以提高疗效，减少不良反应。抗抑郁药物与抗肿瘤药物之间的相互作用仍不明确，常规抗抑郁药物用于妇科恶性肿瘤患者的安全性及有效性有待进一步研究。

2.5.3 其他

中医中药在妇科恶性肿瘤相关性精神焦虑抑郁问题的康复治疗中有较好的前景。根据中医理论，肿瘤患者因长期恐惧带来的焦虑抑郁会导致患者气血运行紊乱，脏腑功能失调，不利于疾病的恢复。研究发现，基于中医基础理论的开天门疗法在缓解妇科恶性肿瘤患者焦虑抑郁情绪方面有较好的疗效[29]。临床实践中，加强与患者的沟通及情感交流，给予心理安慰，同时配以针灸治疗、汤药治疗，可改善妇科恶性肿瘤患者焦虑抑郁等负面情绪，促进心理健康[30]。此外，肿瘤患者本已脏腑受损，正气大虚，适当的养生锻炼如太极拳、八段锦、导引按跷等不仅有助于人体正气的恢复，提高防御功能，还能防止肿瘤细胞的转移和复发[31]。

此外，运动疗法[32]、音乐疗法[33]等均可有效地缓解妇科恶性肿瘤相关性焦虑和抑郁症状。对于处于晚期的妇科恶性肿瘤患者，姑息治疗可以减轻患者症状负担及焦虑抑郁情绪，减少家属的痛苦[34]。

推荐意见：轻中度焦虑抑郁患者采用心理治疗（推荐级别：2A）。

重度焦虑抑郁患者则需要药物治疗。治疗焦虑障碍的药物有：苯二氮䓬类药物、5-HT 部分激动剂、β 受体阻滞剂、SSRIs、SNRIs、NASSAs 和有抗焦虑作用的非典型抗精神病药。治疗抑郁障碍的药物优先推荐：SSRIs、SNRIs、NDRIs；推荐：5- 羟色胺平衡抗抑郁药、NRIs、三环类、四环类抗抑郁剂；一般推荐：吗氯贝胺。药物治疗应在明确诊断、充分评估药物使用安全性和必要性的情况下，选择适合药物，且剂量和使用频次均需由精神科医生根据患者的具体情况开展个体化治疗（推荐级别：2A）。

中医中药的开天门疗法、针灸治疗、汤药治疗，适当的养生锻炼、运动疗法、音乐疗法等可缓解妇科恶性肿瘤相关性焦虑和抑郁症状（推荐级别：2A）。

对于晚期的妇科恶性肿瘤患者，姑息治疗可以减轻患者症状负担及焦虑抑郁情绪，减少家属的痛苦（推荐级别：2A）。

3 创伤性应激障碍

3.1 定义

创伤性应激障碍（posttraumatic stress disorder, PTSD）是指个体对以往经历、目击或面临的已导致或者可能导致自己、他人死亡或严重躯体伤害的事件、创伤的强烈的害怕、无助或恐惧反应. 主要表现为创伤记忆侵入、回避、负性认知与情绪改变，持续的高警觉[35]。妇科恶性肿瘤作为一种危及生命的疾病，可以作为创伤性的应激源导致 PTSD。

PTSD 是影响妇科恶性肿瘤患者身心健康的重大健康问题之一。何亚林等[36]的研究纳入 230 例妇科恶性肿瘤化疗患者，发现 73. 5% 的患者出现不同程度的 PTSD，其中中重度患者占 37.0%。Gonçalves 等[37]的一项纵向研究发现，36% ～ 45% 的卵巢癌患者在疾病的某个阶段经历过 PTSD。Kornblith 等[38]的研究发现，10% 的年轻子宫内膜癌患者（≤ 55 岁）和 1.6% 的老年子宫内膜癌患者（≥ 65 岁）报告有 PTSD。

3.2 病因

妇科恶性肿瘤的确诊作为一件创伤性事件，威胁患者生命健康，抗肿瘤治疗对躯体产生极大的伤害，常引起患者的紧张、害怕、恐惧、无助等心理，是 PTSD 发生的直接原因。PTSD 相关的危险因素包括存在精神障碍的家族史与既往史、遗传易感因素、幼年时期的心理创伤、性格内向及神经质倾向、创伤事件前后有其他负性生活事件、家境差、健康状态不良、创伤后缺乏有效的社会家庭支持等[39]。遗传变异可能在妇科恶性肿瘤患者 PTSD 的进展中发挥作用，Johnson 等[40]的研究发现两个单核苷酸多肽性位点，即 HRT2A 基因中的 rs622337 和 OPRM1 基因中的 rss510769，与妇科恶性肿瘤患者自我报告的 PTSD 症状相关。

3.3 诊断

PTSD 的诊断标准参考 ICD-10 和 DSM-5。诊断 PTSD 需要同时满足[41]：①暴露于创伤性事件；②存在事件后侵入性症状；③回避创伤相关刺激；④认知和心境的负性改变；⑤警觉性和敏感性明显提高；⑥上述症状出现在创伤性事件发生后的几天到半年之内，且反复出现持续 1 个月以上。

3.4 筛查工具

临床访谈和自陈式量表是用于 PTSD 诊断、评估的两种主要评定方法[42]。两种方式常联合使用，以全面了解患者的症状。临床访谈评定能准确有效地对患者的症状进行筛查，通常由精神科医生实施。临床访谈常用的工具有 DSM-4 结构性临床访谈量表、PTSD 量表问诊版、PTSD 临床评定量表、PTSD 诊断访谈表、PTSD 访谈问卷等。自陈式量表评定简便易行，可以评估 PTSD 的严重程度和频率。常用的自陈式量表有 PTSD 检查表 – 普通版、应激事件影响量表、创伤史问卷、PTSD 症状量表、创伤后应激反应表、明尼苏达多相人格问卷 PTSD 量表等。

推荐意见：PTSD 的诊断标准参考 ICD-10 和 DSM-5（推荐级别：2A）。

PTSD 的诊断和评估主要采用临床访谈和自陈式量表两种评定方法，两种方式常联合使用，以全面了解患者的症状（推荐级别：2A）。

3.5 康复治疗

3.5.1 心理治疗

心理治疗主要包括认知行为疗法、暴露治疗、眼动脱敏与再加工（eye movement desensitization and reprocessing, EMDR）等。认知行为疗法可以帮助患者认识和确认一些不良的逻辑思维及行为方式，通过认知活动来影响情感和行为，并对不良的认知进行矫正重建，从而达到消除 PTSD 的相关症状的目的[43]。暴露治疗目的是教会患者正视在创伤过程中引起恐惧的感受、场景和记忆，并学会适应和控制恐惧[44]。EMDR 是治疗 PTSD 的有效方法，该疗法融合眼动、暴露和认知加工的过程，先通过眼动脱敏，减少创伤焦虑和创伤伤害，再通过认知重建，给患者植入积极的认知和信念，缓解其 PTSD 症状，最终恢复正常[45]。临床实践中应综合考虑妇科恶性肿瘤患者的症状及不同的肿瘤治疗阶段等因素，针对性地采取干预措施。

3.5.2　药物治疗

药物治疗有助于改善患者症状，治疗共患病，提高治疗效果。常用药物有[42]：①抗抑郁药：SSRIs 和单胺氧化酶抑制剂（monoamine oxidase inhibitors，MAOIs），如舍曲林、帕罗西汀和氟西汀，SSRIs 具有良好的疗效和安全性，是 PTSD 的一线用药。②抗焦虑药：苯二氮䓬类，如阿普唑仑、氯硝西泮等，有助于缓解患者的焦虑和高警觉症状。③抗惊厥药：如卡马西平和丙戊酸盐等，可缓解失眠、易激惹和闯入性症状。④肾上腺能抑制药：如普萘洛尔、可乐定等，可降低外周神经的唤醒水平，缓解患者的闯入性症状、高警觉及失眠噩梦。⑤中医中药：如经典的治疗抑郁状态的方剂如百合地黄汤[46]、甘麦大枣汤、逍遥散[47]等。各种药物的作用机制不同，临床上应在精神科医生指导下，充分评估，个体化选择药物治疗方案。

推荐意见：PTSD 的治疗方式包括心理治疗及药物治疗。心理治疗主要推荐认知行为疗法、暴露治疗、EMDR（推荐级别：2A）。

药物治疗的种类主要有抗抑郁药、抗焦虑药、抗惊厥药、肾上腺能抑制药、中医中药，有助于改善患者症状，治疗共患病，提高治疗效果，应在精神科医生的指导下个体化用药（推荐级别：2A）。

4　癌症复发恐惧

4.1　定义

癌症复发恐惧（fear of cancer recurrence，FCR）是指患者因为恶性肿瘤在身体同一部位或其他部位复发及进展引发的恐惧、焦虑和担心的心理状态，和对疾病复发难以控制的看法[48]。复发恐惧主要表现为患者对身体的过度检查、过度警觉及过分关注身体症状的变化，并将身体的某些症状作为病情加重的征兆，严重时会加重患者的心理负担，影响躯体功能及社交生活，从而导致生活质量的降低。较低水平的 FCR 属于正常的情绪反应，有助于妇科恶性肿瘤患者进行自我病情监测，提高对肿瘤复发的警惕性，高度的 FCR 会导致不良情绪的产生，影响患者心理健康。

复发恐惧心理在妇科恶性肿瘤患者中较为常见。Mattsson 等[49]对 337 例妇科恶性肿瘤患者的调查结果显示，61% 的患者存在复发恐惧。Myers 等[50]的一项研究发现，47% 的新诊断为妇科恶性肿瘤的女性在对疾病的复发问题中报告了中度至高度的恐惧。

4.2 病因

年轻妇科恶性肿瘤患者通常处于成家立业的人生关键阶段，肿瘤会给患者带来极大的身心以及经济压力，且部分年轻患者的生育愿望较强烈，相比于年龄较大的患者，往往对疾病复发产生更大的恐惧。肿瘤分期越晚，病情重的妇科恶性肿瘤患者一方面需面临易复发、预后差的疾病威胁，另一方面承受着治疗引起的身心负担和经济负担，可能使其对于癌症复发的恐惧更加严重。采取消极方式应对癌症的患者，通常能精准描述内心痛苦以及恐惧感，生活中常会选择一些重复、浪费时间，甚至毫无意义的方式应对问题，以减轻其对疾病的恐惧感。如消极应对仍未解决问题，患者往往会出现更严重恐惧感[51]。获得良好的社会支持有助于减轻妇科恶性肿瘤患者的复发恐惧，使其能采取积极有效的应对方式，调整不良的心理状态，对疾病预后、心理状态、生存质量均具有改善作用[52]。

4.3 评估工具

妇科恶性肿瘤患者中常用的 FCR 评估量表有癌症复发恐惧量表（Fear of Cancer Recurrence Inventory, FCRI）和恐惧疾病进展简化量表（Fear of Disease Progression in Oncology Patients Simplified Scale,Fo P-Q-SF）。FCRI 用于测定癌症患者对疾病复发恐惧的严重程度，分数越高表示复发恐惧程度越严重[53]。Fo P-Q-SF 用于测评肿瘤等慢性疾病患者的疾病复发性、进展性恐惧情况，分值越高代表恐惧程度越高[54]。

推荐意见：推荐 FCRI 和 Fo P-Q-SF 评估妇科恶性肿瘤患者的 FCR 程度（推荐级别：2A）。

4.4 康复治疗

复发恐惧是妇科恶性肿瘤患者最常见的心理反应之一。及时了解、评估妇科恶性肿瘤患者的复发恐惧的影响因素，给予针对性的干预措施，有助于减轻患者心理负担，减少复发恐惧的发生。

目前对于妇科恶性肿瘤患者复发恐惧的干预主要是心理治疗。认知－存在团体疗法（cognitive-existential group therapy,CEGT）指的是医护人员用支持性手法与患者一起重新评估观点以及对患者认知进行重建，使患者正确了解和认识疾病、挖掘自身潜在能力、采取积极健康的方式应对疾病，同时帮助患者寻找生活的意义[55]。采取积极的 CEGT 干预措施可以帮助妇科恶性肿瘤患者缓解由肿瘤带来的痛苦和不良反应，同时降低患者的复发恐惧水平[56]。支持性团队表达疗法（supportive expressive group therapy,SEGT）是一种在团队的支持下进行的干预方法，包括促进情感表达、利用社会支持面对生存危机，目前主要用于处理癌症患者所面临的情绪、人际关系、当前生存问题[57]。SEGT 能够帮助妇科恶性肿瘤患者增强应对癌症恐惧心理，促进患者和医护人员之间的沟通与相互理解[56]。正念减压疗法（mindfulness-based stress reduction,MBSR）是以正念为基础的一种通过正念冥想、瑜伽、身体觉察等方式，有效减轻个体压力、加强情绪管理、提高患者身心调节能力的一种系统的冥想训练方法[58]。MBSR 不仅能帮助卵巢癌患者减少化疗引起的症状群，还能帮助患者缓解复发恐惧的焦虑、抑郁情绪，提高患者的生存质量[59]。

推荐意见：对于妇科恶性肿瘤患者的复发恐惧推荐 CEGT、SEGT、MBSR 进行心理治疗（推荐级别：2A）。

5 睡眠障碍

5.1 定义

睡眠障碍是指睡眠质和（或）量在睡眠－觉醒过程中出现改变，并伴发各种功能障碍，可直接导致一系列心理障碍、躯体不适或其他疾病等健康问题[60]。多数妇科恶性肿瘤患者在病程的各阶段都伴发有睡眠障碍，其中失眠是最常见的类型[61]。

睡眠障碍是影响妇科恶性肿瘤患者生活质量的一个重要问题，其患病率为 43.6% ～ 86.0%，由于患者特征、评估时间和测量睡眠障碍的方式不同，患病率的差异较大[62]。巩晓娜等[63]的研究发现，宫颈癌患者放化疗期间睡眠障碍发生率51. 61%。方红燕等[64]的相关研究也显示宫颈癌患者在放疗、化疗等治疗期间睡眠障碍发生率高达55. 38%。Armbruster等[65]的研究显示，61%子宫内膜癌患者存在睡眠质量下降，匹兹堡睡眠质量指数（Pittsburgh sleep quality index, PSQI）< 5，63%患者每晚睡眠时间< 7 h，并发现子宫内膜癌合并肥胖患者的睡眠障碍发生率更高。Price等[66]进行的一项纳入772例卵巢癌患者的研究发现，27%的患者报告有失眠的亚临床症状，17%的患者报告有临床上明显的失眠。

5.2 病因

妇科恶性肿瘤患者出现睡眠障碍的原因主要包括：①心理因素：妇科恶性肿瘤患者由于对疾病的恐惧、女性体征的变化、治疗导致经济负担加重等原因，容易出现焦虑、抑郁等情绪，影响睡眠质量。②生理因素：睡眠障碍是常见的因抗肿瘤治疗切除卵巢或造成卵巢功能损害而引起的更年期症状。肿瘤及抗肿瘤治疗会过度消耗身体的能量物质，而患者自身营养难以满足需求，且营养物质无法完全氧化，产生较多酸性物质，会对患者的中枢神经系统构成刺激[67]。此外，肿瘤微环境中的一些促炎性细胞因子如白介素1、白介素6、肿瘤坏死因子-α参与睡眠调节，与睡眠障碍的发生有关[68]。抗肿瘤治疗对患者躯体生理的影响，例如术后疼痛或药物作用，化疗导致的骨髓抑制、恶心、呕吐、脱发等，放疗诱发泌尿系统症状如夜尿症等不良反应直接影响患者的睡眠质量[69-70]。③环境因素：医院等治疗相关的噪音影响患者睡眠。

5.3 评估工具

目前在有关妇科恶性肿瘤睡眠障碍的研究中，国内外普遍使用PSQI对患者近一个月的睡眠障碍程度进行量化。PSQI包括睡眠质量、入睡时间、睡眠时间、睡眠效率、睡眠障碍、催眠药物使用、日间功能障碍7个维度。PSQI评分得分数越高表明睡眠质量越差，总得分≥8分即为存在睡眠障碍[71]。少部分研究使用失眠严重程度指数（insomnia severity index, ISI）[66]、一般睡眠障碍量表（General Sleep Disturbance Scale,GSDS）[72]、阿森斯失眠量表（Athens Insomnia Scale,AIS）[73]、SPIEGEL表[74]或腕部活动记录仪[75]对睡眠障碍进行评估。

推荐意见： 推荐使用PSQI对妇科恶性肿瘤患者的睡眠障碍进行评估（推荐级别：2A）。

5.4 康复治疗

5.4.1 心理治疗

失眠认知行为治疗（cognitive behavioral therapy for insomnia，CBT-I）主要包括通过睡眠限制、放松、认知及睡眠健康教育、刺激控制等手段干预患者睡眠障碍[76]。CBT-I 是失眠的一线治疗方法[77]。多数轻度睡眠障碍患者可以取得较为明显的疗效，但症状易反复，对于睡眠障碍较重的患者疗效不明显。

5.4.2 药物治疗

心理治疗无效或疗效不佳的患者，可以添加药物治疗。药物治疗包括镇静催眠药，对于术后及放化疗过程中出现的疼痛呕吐等对症治疗，对于伴有更年期症状的妇科恶性肿瘤患者在充分评估后的激素替代治疗，必要时可联合抗抑郁药物等。

5.4.3 中医疗法

妇科恶性肿瘤引起的睡眠障碍属于中医内科失眠的范畴。多数患者因为脏腑机能紊乱，气血失和，阴阳失调，阳不入阴而发病。主要病机为阳盛阴衰、阴阳失交，病位主要在心，涉及肝脾肾，病性有虚实两方面，肝郁化火、痰热内扰为实，心脾两虚、心肾不交、心脾气虚为虚，久病多虚实夹杂或为淤血所致。对于失眠的治疗，中医强调以人为中心，辨证论治，根据患者气血阴阳失调情况进行个体化调理。中医外治法如按摩疗法[78]、健身八段锦[79]、雷火灸[80]等在治疗妇科恶性肿瘤导致的睡眠障碍中也有良好的临床效果。

5.4.4 其他

如运动疗法[81]、音乐疗法[82]、亮光疗法[83]及人文关怀心理护理[84]等其他治疗方式均可以一定程度上减轻妇科恶性肿瘤患者的睡眠障碍情况。

推荐意见：对于轻度睡眠障碍的妇科恶性肿瘤患者首选心理治疗，CBT-I 是失眠的一线治疗方法（推荐级别：2A）。

心理治疗无效或疗效不佳的患者，可以添加药物治疗（推荐级别：2A）。

中医根据患者气血阴阳失调情况进行个性化调理。中医外治疗法如按摩疗法、健身八段锦、雷火灸等在治疗妇科恶性肿瘤导致的睡眠障碍中也有良好的临床效果（推荐级别：2A）。

运动疗法、音乐疗法、亮光疗法及人文关怀心理护理等方式可以减轻妇科恶性肿瘤患者的睡眠障碍（推荐级别：2A）。

6 自杀意念

6.1 定义

自杀意念是指存在自杀意图，但未实际采取自我伤害的行动或威胁自我生存的行为[85]。自杀意念是自杀死亡的早期心理过程，具有自杀意念的人自杀危险性大[86]。

妇科恶性肿瘤的诊治给患者带来沉重的生理和心理负担。研究发现，妇科恶性肿瘤患者的自杀率比其他类型恶性肿瘤患者高 30%[87]。汤观秀等[88]的研究纳入 697 例妇科恶性肿瘤患者，发现妇科恶性肿瘤患者自杀意念发生率为 18. 4%，其中卵巢癌患者自杀意念发生率为 30.3%，宫颈癌患者为 15.3%、子宫内膜癌患为 14.5%。Mahdi 等[89]的一项针对美国妇科恶性肿瘤患者的研究发现每 10 万人年的妇科癌症自杀率：卵巢癌（16.1），阴道癌（15.7），宫颈癌（7.3）和子宫体癌（5.7）。

6.2 病因

妇科恶性肿瘤患者自杀事件是精神心理障碍中最严重表现，其意念和行为是由多种因素综合作用产生。妇科恶性肿瘤的诊断被认为是一个有压力的、危及生命的事件，可能引发心理创伤。妇科恶性肿瘤患者的手术治疗往往涉及盆腔器官的切除，对女性的性功能、生育功能造成一定的影响，并可能导致其与性伴侣关系的改变，产生焦虑、抑郁等情绪，因此妇科恶性肿瘤患者较其他恶性肿瘤患者承受更大的生理和心理压力，自杀死亡的风险增加。妇科恶性肿瘤的临床分期对确定治疗方案和判断预后有重要意义。早期肿瘤患者病情较轻、预后好，因此患者对疾病恢复抱有更大的希望和信心，较少出现自杀的想法；晚期肿瘤患者躯体症状明显，治疗效果不佳，生理、心理和经济压力增加，产生自杀想法的可能性更大。

6.3 评估工具

自杀意念是自杀的早期心理活动，不同研究对其的评估和界定可能存在差异。自杀意念的评估主要通过设置单一的条目或者采用量表进行筛查[90]。如 Walker 等[91]通过询问研究对象现在或曾经是否有过自杀的想法来对自杀意念进行判定，该方法简单、快速，但由于提问方式过于直接、敏感，可能导致研究结果与实际情况存在偏差。

自杀风险筛查量表种类繁多，可以分为一级、二级筛查工具[92]。一级自杀筛查工具通常为包含自杀相关条目的量表，在患者常规心理健康评价或首次自杀风险筛查中使用，如病人健康问卷、患者安全筛查等[93]。二级自杀筛查工具通常为专业的自杀筛查量表，可应用于一级筛查阳性的患者中，也可直接对所有患者使用，如自杀意念量表、成人自杀意念问卷、自杀可能性量表等[93]。由于中外文化背景和人群的差异，以上各种自杀意念评估工具的适用性和信效度还有待进一步证实。

推荐意见：临床实践中，包含自杀相关条目的量表用于患者常规心理健康评价或首次自杀风险筛查中，如病人健康问卷、患者安全筛查等（推荐级别：2A）。

专业的自杀筛查量表可应用于一级筛查阳性的患者，也可直接对所有患者使用，如自杀意念量表、成人自杀意念问卷、自杀可能性量表等（推荐级别：2A）。

6.4 康复治疗

对有自杀意念的妇科恶性肿瘤患者，应进行危机干预，针对不同危险度的患者有不同的策略。安全计划干预（safety planning intervention，SPI）指在患者自杀相关痛苦发作期间提供一组预定的个性化支持和应对策略，帮助个体降低短期内自杀的风险[94]。SPI 实施前需要患者描述自杀危机事件及自杀危机前后发生的事件，包括诱因及患者对这些事件的反应。SPI 干预过程包括 6 个步骤[94]：①识别并确定何时采用安全计划的自杀危机征兆。②确定内部应对策略以分散患者的自杀念头。③通过社会交往分散注意力。④确定可以帮助解决自杀危机的亲友。⑤确定专业的紧急联系人，如心理医生、危机热线中心的工作人员。⑥限制致命自杀方式的使用以确保安全。实施 SPI 的过程中应随时检查患者的情绪状态，及时做出调整。实施 SPI 后应采用定性或定量的方法评估干预的效果。

推荐意见：对有自杀意念的妇科恶性肿瘤患者，应进行危机干预，针对不同危险度的患者有不同的策略（推荐级别：2A）。

7 性健康问题

7.1 定义

性健康是一种与性有关的身体、情感、精神和社会健康状态；性健康不仅仅是没有疾病、功能障碍和身体不适。性健康要求采取积极和尊重的态度对待性和性关系，并有可能获得愉快和安全的性体验，不受胁迫、歧视和暴力[95]。妇科恶性肿瘤给患者带来生理和心理的双重打击。处于不同年龄、文化、职业、个性特点及社会环境的妇科恶性肿瘤患者会产生不同的性健康问题。

在妇科恶性肿瘤治疗过程中，患者出现急性或长期性功能障碍的风险增加[96]。据报道，妇科恶性肿瘤治疗后性功能障碍发生率为30%～100%[97-99]。一项回顾性研究发现，高达75%的上皮性卵巢癌患者会出现性心理疾病，常见的症状包括阴道干燥，性交困难，性欲和性活动减少，性高潮受损，身体形象下降，伴侣亲密关系减少[100]。另一项系统综述的研究结果发现：在接受放疗或根治性子宫切除术合并盆腔淋巴结切除术的女性中，26%～85%的患者性兴趣丧失，27%～35%的患者润滑减少，26%～55%的患者性交困难，30%～37%的患者性生活不满意，32%～50%的患者阴道狭窄/短/干燥，45%的患者性交减少，20%的患者性高潮功能障碍[101]。

7.2 病因

妇科恶性肿瘤患者的性健康问题主要可以分为生理、心理、社会因素三方面，各因素之间相互影响。

妇科恶性肿瘤患者的手术治疗的副作用影响患者的性感受。根治性子宫切除术可以减少性唤起时阴道的血流量；阴道内的瘢痕组织会降低阴道弹性，使其扩张性减小，长度缩短；绝经前患者卵巢切除造成雌激素下降；手术损伤骨盆区域的神经会导致生殖器敏感性降低和性高潮延迟或缺失[102]。化疗可能会引起脱发、恶心、呕吐、疲乏等不良反应，放疗后阴道弹性下降、狭窄和缩短，产生明显的性交困难、疼痛等，患者对性生活失去兴趣。

妇科恶性肿瘤的诊断属于创伤性事件，抗肿瘤治疗方案造成的女性躯体变化及损伤，患者容易产生悲伤、焦虑、抑郁等负性情绪。心理困扰会对性行为产生负面影响，也会影响妇科恶性肿瘤患者在肿瘤治疗后的性行为体验。部分妇科恶性肿瘤患者对于抗肿瘤治疗后性生活有错误认知，如担心性生活会引起癌症的扩散、复发、转移，认为切除生殖器官会影响成为合适的性伴侣，担心肿瘤会通过性接触传染给配偶等。

在社会因素方面，部分患者的配偶认为切除女性生殖器官后会使患者降低性欲和失去性特征，而有意识回避与患者的性行为，患者因此产生自卑、焦虑、悲观和绝望等心理，此类情况都会引起性功能障碍。妇科恶性肿瘤治疗的负担和强烈的应对需求可能会使患者与配偶沟通更具挑战性。肿瘤治疗和随后的家庭护理需求会使患者及其伴侣 / 照顾者的角色发生变化[103]。亲密伴侣角色和其他社会角色的变化可能会破坏正常的伴侣互动，导致不满意的性关系。

7.3 评估

临床上可以通过问诊、查体、量表测量等方式评估肿瘤患者的性健康问题。常见的女性性功能障碍评估量表有：女性性功能指数量表、性功能问卷、女性性功能障碍筛查工具、女性性痛苦量表、女性性满意度调查问卷等[104]。

推荐意见：临床上可以通过问诊、查体、量表测量等方式评估肿瘤患者的性健康问题（推荐级别：2A）。

7.4 康复治疗

妇科恶性肿瘤患者康复期性功能损伤的心理干预和性健康教育是妇科肿瘤医生的重要责任。性问题具有隐私性，多数妇科恶性肿瘤患者存在性健康问题时往往不会积极寻求帮助，在诊疗过程中，临床医生应主动提出并解决问题。抗肿瘤治疗前，对患者进行宣教，使其简单了解女性生殖系统解剖知识和一般的性知识，告知抗肿瘤治疗后可能会发生的躯体变化及对性生活产生的影响，使患者有一定的心理预期[105]。对于切除子宫后有阴道残端的患者，术后 2 ～ 3 个月复诊提示阴道残端愈合后可以开始性生活。盆腔放疗的患者在放疗结束后 2 ～ 3 个月，急性放射不良反应恢复后可以开始性生活。化疗患者在身体状态良好的情况下，治疗中及治疗后可继续进行性生活。随诊时，主动向患者了解性生活情况，仔细检查有可能引起患者性生活障碍的原因，并进行针对性治疗。加强与患者的沟通交流，进行个体化的性心理干预，使患者树立信心，积极配合治疗，促进性健康。对于因妇科恶性肿瘤治疗造成卵巢功能破坏的自然绝经年龄前的患者，为改善性生活质量，排除禁忌后，可以使用激素替代治疗（hormone replacement therapy, HRT），但需充分权衡利弊[106]。对于存在阴道狭窄粘连的患者，可以使用阴道模具来辅助阴道功能的恢复。阴道干涩的患者可以在性生活过程中使用润滑剂。性是一个关系问题，性问题会对患者、配偶 / 伴侣和双方关系产生影响[107]。向患者配偶 / 伴侣提供信息和教育，解除顾虑，并解决他们在性生活过程中可能遇到的问题。

推荐意见：治疗前，对患者进行宣教，使其简单了解女性生殖系统解剖知识和一般的性知识（推荐级别：2A）。

随诊时，主动向患者了解性生活情况，仔细检查有可能引起患者性生活障碍的原因，并进行针对性治疗（推荐级别：2A）。

因妇科恶性肿瘤治疗造成卵巢功能破坏的自然绝经年龄前的患者，为改善性生活质量，排除禁忌后，可以使用激素替代治疗，但需充分权衡利弊（推荐级别：2A）。

对于存在阴道狭窄粘连的患者，也可以使用阴道模具辅助阴道功能的恢复（推荐级别：2A）。

阴道干涩的患者可以在性生活过程中使用润滑剂（推荐级别：2A）。

向患者配偶 / 伴侣提供信息和教育，解除顾虑，并解决他们在性生活过程中可能遇到的问题（推荐级别：2A）。

8 病耻感

8.1 概述

病耻感是一个涉及医学、社会学、心理学等众多学科的复杂问题，越来越受到医务人员的关注[108]。病耻感指的是患者由于罹患某些疾病而出现的心理上的羞耻感，属于一种心理应激反应[109]。有研究显示，病耻感与患者生活质量呈密切负相关，在症状严重程度与生活质量之间起中介作用[110]。病耻感通常会导致患者就医延迟、治疗依从性下降，最终导致其生活质量下降。妇科恶性肿瘤患者承受着更多与性相关的病耻感，例如“宫颈癌”常常被人与“私生活不检点”联系起来。患者可能对外界的反应过分敏感，聚焦放大了社会交往中他人对自己的言行表现，甚至对不相关的言行也会产生负性联想觉得自己因疾病受到了歧视，同时阴道异常排液出血、有异味在一定程度上影响患者夫妻感情，夫妻生活受到影响，都可能是患者病耻感的重要因素。在病耻感的影响下，一方面，患者会很困惑如何将自己的诊断告诉他人，尤其是告诉自己的孩子；另一方面，如果患者有女儿，还会特别担心自己会将癌症遗传给孩子。甚至由于病耻感，很多患者不会直接与医生讨论她们所关心的性方面的问题，而是会通过网络或其他病友，以及周围非专业人士那里获取信息。

8.2 病耻感的影响因素

患者发病的年龄越小，病耻感对其生活造成的影响越大；文化程度对患者的病耻感有一定的影响，文化程度较高的患者更能积极去应对公众，进行疾病的教育；良好的婚姻状态对于病耻感有一定的保护作用；个人月收入越高的患者，病耻感得分越低[111]；在岗的患者与无业患者相比，其病耻感程度更低[109]；与未接受手术的患者相比，术后患者病耻感较高。首先，手术切除了女性的生殖器官，部分患者认为自己不再是女性，甚至认为自己可能会出现男性化特征，部分患者过度担心衰老问题，害怕疾病影响夫妻感情[112]；其次，手术切除生殖器官使患者丧失了生育功能，尤其是对未育的患者带来毁灭性的打击，容易对配偶及家庭产生愧疚感，从而增加病耻感程度；此外，手术过程中可能会切除患者部分阴道，导致术后出现阴道变短，同时激素水平的变化导致阴道干涩，性欲下降，均会影响性功能，从而影响夫妻生活，增加患者病耻感。

8.3 病耻感的管理

医生、患者与家属之间坦诚而充分的沟通非常重要，临床工作中，医务人员应关注患者的病耻感，应积极进行关于妇科恶性肿瘤的相关健康宣教，纠正患者关于疾病的认知，树立抗病信心。可以主动询问患者关于性方面的困扰，增加术后性生活指导相关教育，以改善患者性生活质量，或将其转诊至性心理学家；同时增强同伴及家属的疾病教育，促进夫妻感情交流，缓解患者的负性情绪，改善病耻感。

推荐意见：妇科恶性肿瘤及其诊治更多与性、性器官切除、生育等密切相关，更多存在病耻感的问题，尤其较为年轻的患者（推荐级别：2A 类）。

妇科恶性肿瘤健康宣教、医生主动询问、治疗前充分告知、性伴侣共同教育等有助于缓解妇科恶性肿瘤患者病耻感，有利于患者接受规范的诊疗（推荐级别：2A 类）。

9 终末期心理社会支持

9.1 心理问题

鼓励患者充分表达感受，恰当应用沟通技巧表达对患者的理解和关怀，鼓励家属陪伴，促进家属和患者的有效沟通，指导患者使用放松技术减轻焦虑，帮助患者寻找团体和社会的支持[113]，如果患者出现愤怒情绪，应帮助其查找引起愤怒的原因，给予个性化的辅导；如果患者有明显的抑郁状态，应该请精神科医生会诊或给予专业的心理治疗；如果患者出现自杀倾向，应该及早发现，做好防范，预防意外发生。

放松训练使用较多的是渐进式肌肉松弛法，可以教授患者交替收缩或放松自己的骨骼肌群，从而取得放松的效果。此外，还有静坐放松、呼吸放松、想象放松等。

9.2 灵性问题

恶性肿瘤患者的灵性需求包括：把还没有做完的事情做好的紧迫感，需要从此生、受苦、死亡中找到意义、目的及成就，需要有活下去的希望与意念，需要有对自己、他人的信心及信仰，需要自己的爱，想要找到生命有什么意义，活着是为什么，需要家人、重要人的爱。针对此类问题推荐开展以意义为中心的心理治疗（meaning-centered psychotherapy, MCP）、癌症疾病管理与有意义地生活疗法（managing cancer and living meaningfully，CALM）和尊严疗法（dignity therapy，DT）。

要帮助患者相信自己值得受到照顾，相信其他人是值得信赖的，可以帮助照顾自己。让患者能够坦然地说出自己的请求并接受他人的照顾，能够与亲人开放地沟通，表达自己的情绪。保持“双重觉察”的能力，即体验方生方死的可能性。要让患者讲述某些要么自己认为重要，要么想要记录下来并留给尚存人世所爱的人的话题或者记忆。要让患者感到被尊重和有价值，要保持积极倾听，保持好奇和尊重去探寻患者提到的细节及其影响。要尽量保护患者的隐私，对患者所担心的善后问题尽量妥善准备。帮助患者整理和实现“愿望清单”[114]，引导患者完成“道谢、道歉、道爱、道别”的“四道”人生旅程。

9.3 死亡问题

国家《安宁疗护实践指南（试行）》中建议对患者进行死亡教育。尊重患者的知情权利，引导患者面对和接受当前疾病状况。帮助患者获得有关死亡、濒死相关知识，引导患者正确认识死亡。让患者认识到死亡降临成为生命发展的一个自然与平静的结果。最后在心理满足中平静地离开人世[115]。引导患者回顾人生，肯定生命的意义。鼓励患者制定现实可及的目标，并协助其完成心愿。鼓励家属陪伴和坦诚沟通，适时表达关怀和爱。允许家属陪伴，与亲人告别。坦诚沟通关于死亡的话题，不敷衍或回避。尊重患者对死亡的态度。

10 主要照护者的心理问题

10.1 概述

主要照护者在照顾患者期间也可能会出现前述焦虑、抑郁、眠差等心理问题，也同样适用前述的评估和干预方法。其中焦虑是比较突出也是受关注较多的方面。尤其罹患妇科恶性肿瘤后，家庭的基本功能，诸如经济功能，性生活和生育功能，教育功能，抚养与赡养功能，情感交流功能，休闲与娱乐功能等多个方面都可能面临挑战。正处于生育年龄患者的性生活和生育功能尤其会造成直接的影响，会因此背负压力，即使在康复阶段，也可能会因为这种压力而衍生出更多的问题。

10.2 其他评估工具

10.2.1 家庭环境表

家庭环境表（Family Environment Scale，FES）常用于评估家庭功能，中文版包含 90 个条目。FES 的分量表中最常用的为家庭关系指数（family relationship index，FRI）量表，包括 12 个条目的自评量表，用于评估家庭凝聚力、表达能力和处理冲突的能力。内容简化，方便应用。

10.2.2 照护负担相关量表

Zarit 照护负担量表（Zarit Burden Interview，ZBI）包括 22 个条目，角色负担和个人负担两个维度。总分为 88 分，分数越高，则照护负担越重。照护者负担量表（Caregiver Burden Inventory，CBI）是另一个测量照护负担的工具，包括 24 个条目，总分为 96 分，包括 5 个维度：生理性负担、情感性负担、社交性负担、时间依赖性负担以及发展受限负担。

10.2.3 照护者未满足的需求评估工具

癌症患者家庭照护者需求量表（Needs Assessment of Family Caregivers-Cancer Scale，NAFC-C）包括心理社会、医疗、经济、日常活动 4 个维度，有 27 个条目。该量表中文版的信、效度已得到验证。

10.2.4 照护者生活质量评估工具

目前已经得到验证可以用于癌症患者照护者的评估工具有癌症照护者生活质量指数（Caregiver Quality of Life Index-Cancer Scale，CQOLC）和威胁生命疾病家庭照护者生活质量问卷（Quality of Life in Life-Threatening Illness-Family

Carer Version，QOLLTI-F）。CQOLC 有 35 个条目，包括 4 个分量表：照护负担、被打扰的情况、积极适应以及经济忧虑。QOLLTI-F 有 16 个条目及 1 个询问总体生活质量状况的条目，包括 7 个分量表：环境、患者状态、照护者的状态、照护者的观念、照护质量、关系，经济状况。

10.3 心理社会支持

10.3.1 教育及心理社会支持

在照护患者过程中应提供如何管理症状以及其他躯体问题的知识；关注患者和照护者的心理社会需求、对夫妻关系以及家庭关系的担忧，倾听照护者对自我感受的倾诉、给予共情的回应和积极的支持。有很多研究发现[116]，多数患者家属希望能从病友及其家属那里获得有关信息，也最希望接受面对面的个别指导。患者家属希望得到有关治疗效果、家庭护理措施、治疗费用时间及疗程这三方面的信息；希望在入院、术前、术后得到有明显区别的信息。因此，在治疗的不同时期应尽量向家属提供侧重不同的信息，这样有利于减轻他们的疾病不确定感，缓解不良情绪。

10.3.2 技能训练

主要关注照护者的应对技能、沟通技能以及问题解决的能力，同时关注照护者的行为变化。疾病所处分期越晚，上述技能对于照护者就越重要。另外，通过沟通技能培训可以引导照护者与临床医务人员进行有效沟通，从而在医疗过程中做出更为恰当的决策。

10.3.3 针对照护者具体症状的心理治疗

照护者如果出现一些具体的精神心理问题，如焦虑、抑郁、失眠等，或存在家庭问题、性的问题，可考虑个体心理治疗、团体心理治疗、认知行为治疗、家庭治疗等干预措施。

10.3.4 聚焦家庭的悲伤治疗

聚焦家庭的悲伤治疗（family focused grief therapy，FFGT）通常包括 4 ～ 8 个会谈，每次会谈为 90 min。根据肿瘤的治疗过程，治疗的总持续时间可能在 9 ～ 18 个月不等。FFGT 的主要目标是减轻癌症患者及其家人的心理压力，并通过改善家庭功能以防止因丧亲而造成的痛苦。FFGT 的一个重要特征是在患者去世后仍可以对其家属继续实施治疗。在这一阶段，FFCT 甚至比治疗前更加强大，而且具有明显的支持性表达的性质。

推荐意见：主要照护者在妇科恶性肿瘤诊疗过程中发挥重要作用，但同样面临各种心理问题，最常见的是焦虑症状。通过定期对照护者进行会谈、量表评估、思想教育、技能培训、心理干预等措施，不仅能降低其心理问题出现的风险，同时有利于提高肿瘤患者治疗的顺利进行（推荐级别：2A 类）。

11 总 结

心理因素影响着妇科恶性肿瘤的发生进展和预后转归。临床工作中对妇科恶性肿瘤患者心理康复的重视程度有待提高。本共识列举了常见的妇科恶性肿瘤相关心理症状的筛查和康复治疗方法。临床医生对妇科恶性肿瘤患者心理康复的管理应综合考虑症状的严重程度、可获得的心理社会支持、抗肿瘤药物及精神类药物、中医中药之间相互作用、精神科医生意见等因素，个体化选择康复治疗方案。

12 声 明

本共识旨在为妇科恶性肿瘤心理康复治疗提供指导性意见，但并非唯一的共识，不排除其他意见与建议的合理性。

利益冲突：所有作者均声明不存在利益冲突。

主　编：仇雅菊

副主编：张　颐　于爱军　黎金婷　李芳梅　周洪友　胡东晓　陈　洁

编　委（按姓氏笔画排序）：丁婷（山东中医药大学第二附属医院 / 山东省中西医结合医院）；于云海（山东大学第二医院）；于爱军（浙江省肿瘤医院）；于浩（山东第一医科大学附属肿瘤医院）；王小元（山东第一医科大学第一附属医院）；王长林（山东第一医科大学第二附属医院）；王化丽（大连市妇女儿童医疗中心）；王玉东（上海交通大学医学院国际和平妇幼保健院）；王巧荣（山东省菏泽市中医医院）；王世军（首都医科大学附属宣武医院）；王冬（重庆大学附属肿瘤医院）；王永军（首都医科大学附属积水潭医院）；王刚（四川省妇幼保健院）；王纪彪（山东省康复医院）；王丽（山东中医药大学附属医院）；王武亮（郑州大学第二附属医院）；王建

东(首都医科大学附属北京妇产医院);王健(济宁医学院附属枣庄市立医院);王雅卓(河北省人民医院);王锋(山东省康复医院);王新波(山东省妇幼保健院);牛菊敏(辽宁省沈阳市妇婴医院);仇雅菊(浙江省肿瘤医院);孔为民(首都医科大学附属北京妇产医院);艾浩(锦州医科大学附属第三医院);卢雯平(中国中医科学院广安门医院);邢洁(浙江省肿瘤医院);尧良清(广州医科大学附属妇女儿童中心);师伟(山东中医药大学附属医院);吕晓娟(浙江省肿瘤医院);朱育焱(中国医科大学附属第一医院);朱前勇(河南省人民医院);刘军秀(中山大学附属第一医院);刘畅(兰州大学第一医院);刘岿然(中国医科大学附属盛京医院);刘学健(山东省第一康复医院);刘淑娟(空军军医大学西京医院);安菊生(中国医学科学院肿瘤医院);许天敏(吉林大学第二医院);孙立新(山西省肿瘤医院);孙阳(福建省肿瘤医院);孙捷(中国医学科学院肿瘤医院);孙蓬明(福建省妇幼保健院);阳志军(广西医科大学附属肿瘤医院);寿华锋(浙江省人民医院);严建华(浙江省杭州市文仲中医院);李大鹏(山东第一医科大学附属肿瘤医院);李宁(中国医学科学院肿瘤医院);李芳梅(中国医科大学附属第一医院);李妍(中国医科大学附属盛京医院);李学和(宁波大学附属人民医院);李俊东(中山大学肿瘤防治中心);杨英捷(贵州省肿瘤医院);肖静(广东省中医院);吴令英(中国医学科学院肿瘤医院);何尧(浙江省绍兴市妇幼保健院);佐晶(中国医学科学院肿瘤医院);佟晓光(中国医科大学附属第四医院);邹雪梅(山东中医药大学第二附属医院/山东省中西医结合医院);汪宏波(华中科技大学同济医学院附属协和医院);汪期明(宁波大学附属妇女儿童医院);沈文静(中国医科大学附属第一医院);宋茜(浙江省台州市肿瘤医院);张师前(山东大学齐鲁医院);张梅(安徽医科大学第一附属医院);张颐(中国医科大学附属第一医院);张新(辽宁省肿瘤医院);陆安伟(南方医科大学深圳医院);陆琦(复旦大学附属金山医院);陈卓(浙江省肿瘤医院);陈亮(山东第一医科大学附属肿瘤医院);陈洁(山东省康复医院);陈鑫(浙江省肿瘤医院);范江涛(广西医科大学第一附属医院);周欣(中国医科大学附属盛京医院);周春鹤(哈尔滨医科大学附属肿瘤医院);周洪友(浙江省丽水市中心医院);周薇(浙江省台州医院);庞业梅(浙江省杭州市文仲中医院);郎芳芳(山东省妇幼保健院);屈庆喜(山东大学齐鲁医院);赵虎(郑州大学第二附属医院);赵昌盛(山东大学第二医院);赵喜娃(河北医科大学第四医院);

胡东晓（浙江大学医学院附属妇产科医院）；胡燕（温州医科大学附属第一医院）；段萍（温州医科大学附属第二医院）；俞超芹（海军军医大学第一附属医院）；娄阁（哈尔滨医科大学附属肿瘤医院）；姚淑娟（山东中医药大学附属医院）；袁光文（中国医学科学院肿瘤医院）；耿敬芝（中国医学科学院肿瘤医院）；贾双征（中国医学科学院肿瘤医院）；高嵩（中国医科大学附属盛京医院）；郭瑞霞（郑州大学第一附属医院）；黄奕（湖北省肿瘤医院）；梅文（浙江省杭州市文仲中医院）；章杰捷（浙江省肿瘤医院）；商宇红（大连医科大学附属第一医院）；董延磊（山东大学第二医院）；韩凤娟（黑龙江中医药大学附属第一医院）；韩璐（大连市妇女儿童医疗中心）；焦伊胜（中国医科大学附属盛京医院）；游雯（浙江省杭州市文仲中医院）；楼寒梅（浙江省肿瘤医院）；蔡红兵（武汉大学中南医院）；黎金婷（广西壮族自治区人民医院）；薛凤霞（天津医科大学总医院）

参考文献

[1] National Comprehensive Cancer Network. NCCN Clinical Practice Guidelines in Oncology-Distress Management (Version 2.2018) [R]. America：National Comprehensive Cancer Network, 2018:18-25.

[2] Li LR, Lin MG, Liang J, et al. Effects of intrinsic and extrinsic factors on the level of hope and psychological health status of patients with cervical cancer during radiotherapy[J]. Med Sci Monit, 2017, 23:3508.

[3] Bradley S, Rose S, Lutgendorf S, et al. Quality of life and mental health in cervical and endometrial cancer survivors[J]. Gynecol Oncol, 2006,100(3): 479-486.

[4] Pergolotti M, Bailliard A, McCarthy L, et al. Women's experiences after ovarian cancer surgery: distress, uncertainty, and the need for occupational therapy[J]. Am J Occup Ther, 2020, 74(3): 7403205140p1-7403205140p9.

[5] Bidstrup PE，Christensen J，Mertz BG，et al．Trajectories of distress，anxiety，and depression among women with breast cancer: Looking beyond the mean [J]． Acta Oncologica，2015，54(5) : 1-8.

[6] 李伟玲 , 谌永毅 , 汤新辉，等 . 宫颈癌患者心理痛苦现状调查及相关因素分析 [J]. 护士进修杂志 ,2019,34(24):2209-2213.

[7] 唐丽丽 . 心理社会肿瘤学 [M]. 北京：北京大学医学出版社 ,2012.

[8] 于苏娜 . 妇科肿瘤放疗患者心理痛苦现状及影响因素分析 [J]. 当代护士（上旬刊）, 2022, 29 (11): 33-36.

[9] Holland JC, Andersen B, Breitbart WS, et al. Distress management[J]. J Natl Compr Canc Netw,2010,8(4):448-485.

[10] Jacobsen P, Donovan K, Trask P, et al. Screening for psychological distress in ambulatory cancer patients[J]. Cancer, 2005,103(7):1494-1502.

[11] 周颖群 , 狄文 . 妇科恶性肿瘤患者及其照顾者心理痛苦的横断面研究 [J]. 现代妇产科进展 ,

2013, 22 (4) :269-273.

[12] 邵晓丽，江锦芳．癌症病人心理痛苦筛查与干预研究进展 [J]. 护理研究 ,2015,29(28):3469-3473.

[13] 肖茜，张道龙．ICD-11 与 DSM-5 关于焦虑障碍诊断标准的异同 [J]. 四川精神卫生，2020, 33(1): 79-83.

[14] 肖茜，张道龙．ICD-11 与 DSM-5 关于抑郁障碍诊断标准的异同 [J]. 四川精神卫生，2019, 32(6): 543-547.

[15] Hu YY, Ma ZH, Zhang H, et al. Prevalence of and factors related to anxiety and depression symptoms among married patients with gynecological malignancies in China[J] . Asian J Psychiatr, 2018, 37: 90-95.

[16] Aquil A, Kherchi OE, Azmaoui NEL, et al. Anxio-depressive symptoms in Moroccan women with gynecological cancer: Relief factors[J] . Bull Cancer, 2021, 108(5): 472-480.

[17] Manne SL, Kashy DA, Virtue S, et al. Acceptance, social support, benefit-finding, and depression in women with gynecological cancer[J] . Qual Life Res, 2018, 27(11): 2991-3002.

[18] Hinz A, Herzberg PY, Lordick F, et al. Age and gender differences in anxiety and depression in cancer patients compared with the general population[J]. Eur J Cancer Care,2019,28(5):el3129.

[19] 高建美，于东玲，李少波．心理干预对妇科恶性肿瘤患者家属心理状态及应对方式的影响 [J]. 中国健康心理学杂志，2010, 18 (12): 1436-1437.

[20] Pitman A, Suleman S, Hyde N, et al. Depression and anxiety in patients with cancer[J] . BMJ, 2018, 361: k1415.

[21] 王盼盼，从恩朝，罗斌，等．肿瘤相关性抑郁焦虑的研究进展 [J]. 现代肿瘤医学，2023, 31(15):2922-2925.

[22] 李柏．肿瘤康复指南 [M]. 北京：人民卫生出版社 ,2021.

[23] 郑琪琪．42 例肿瘤患者术后焦虑和抑郁障碍的临床分析 [J]. 局解手术学杂志，2008,17（3）：167-168.

[24] 林易玮，张雨晨，王澜凝，等．抗抑郁抗焦虑药物的药理与临床 [J]. 实用药物与临床，2020, 23 (1): 1-4.

[25] Rickels K, Moeller HJ. Benzodiazepines in anxiety disorders: reassessment of usefulness and safety[J].World J Biol Psychiatry,2019,20(7):514-518.

[26] Nutt DJ. Overview of diagnosis and drug treatments of anxiety disorders[J]. CNS Spectr,2005,10(1):49-56.

[27] Kaplan M. Atypical antipsychotics for treatment of mixed depression and anxiety[J]. J Clin Psychiatry, 2000, 61(5):388-389.

[28] 牛雅娟．《中国抑郁障碍防治指南》药物治疗解读 [J]. 临床药物治疗杂志，2018, 16 (5): 6-8.

[29] 李凯月．开天门法对妇科恶性肿瘤患者焦虑和抑郁的疗效评价 [J]. 继续医学教育，2021, 35 (5): 109-111.

[30] 樊国云．中医护理对妇科肿瘤患者术后的心理影响分析 [J]. 中国计划生育和妇产科，2017, 9 (10): 68-69，73.

[31] 杨红，殷岫绮，钱麟，等．妇科肿瘤的中医药治疗策略 [J]. 中医杂志 ,2015,56(8):651-654.

[32] 陈然，肖永，曹芳． 5A 护理模式联合运动疗法在妇科肿瘤化疗患者中的应用效果 [J]. 实用妇科内分泌电子杂志，2020, 7 (20): 7-8，10.

[33] 黄日花，黄远霞，黄雪梅．围术期心理护理联合音乐干预对妇科肿瘤患者的影响 [J]. 齐鲁护

理杂志 , 2017, 23 (18): 11–13.

[34] Persenaire C, Spinosa DL, Brubaker LW, et al. Incorporation of palliative care in gynecologic oncology[J] .Curr Oncol Rep, 2023, 25(11): 1295–1305.

[35] Ozer EJ, Best SR, Lipsey TL, et al . Predictors of posttraumatic stress disorder and symptams in adults A meta–analysis [J]. Psychol Bull ,2003, 129(1): 52–73.

[36] 何亚林 , 王炫力 , 王雪 , 等 . 妇科恶性肿瘤化疗患者人格特征、正念及创伤后应激障碍的关系 [J]. 四川医学 , 2021, 42(1):17–21.

[37] Gonçalves V, Jayson G, Tarrier N. A longitudinal investigation of posttraumatic stress disorder in patients with ovarian cancer[J] . J Psychosom Res, 2011, 70(5): 422–431.

[38] Kornblith AB, Powell M, Regan MM, et al. Long–term psychosocial adjustment of older vs younger survivors of breast and endometrial cancer[J]. Psychooncology, 2007,16(10):895–903.

[39] Boyd JE, Lanius RA, McKinnon MC. Mindfulness–based treatments for posttraumatic stress disorder:a review of the treatment literature and neurobiological evidence[J]. J Psychiatry Neurosci, 2017,42(6):170021.

[40] Johnson AM, Teoh D, Jewett P, et al. Genetic variants associated with post–traumatic stress symptoms in patients with gynecologic cancer[J] . Gynecol Oncol, 2023, 170: 102–107.

[41] Brewin CR, Cloitre M, Hyland P, et al. A review of current evidence regarding the ICD–11 proposals for diagnosing PTSD and complex PTSD[J] . Clin Psychol Rev, 2017,(58): 1–15.

[42] 陈博 , 崔丽霞 . 癌症患者创伤后应激障碍的研究进展 [J]. 第四军医大学学报 , 2008, 1: 84–86.

[43] Ross SL, Sharma–Patel K, Brown EJ, et al. Complex trauma and trauma–focused cognitive–behavioral therapy:how do trauma chronicity and PTSD presentation affect treatment outcome?[J]. Child Abuse Negl,2021,111:104734.

[44] McLean CP, Levy HC, Miller ML et al. Exposure therapy for PTSD: A meta–analysis[J] . Clin Psychol Rev, 2022, 91: 102115.

[45] 张小培 , 史慧颖 , 李丹 , 等 . 快速眼动疗法的治疗研究述评 [J]. 中国健康心理学杂志 , 2010, 18 (11):1401–1403.

[46] 管家齐 , 孙燕 , 陈海伟 . 百合地黄汤对小鼠抑郁症模型的影响 [J]. 中华中医药杂志 , 2013, 28(6):1875–1877.

[47] 熊常州 . 逍遥散合甘麦大枣汤治疗乳腺癌相关抑郁的临床研究 [D]. 成都：成都中医药大学 ,2023.

[48] Lebel S, Ozakinci G, Humphris G, et al. From normal response to clinical problem:definition and clinical features of fear of cancer recurrence[J]. Support Care Cancer, 2016, 24(8):3265–3268.

[49] Mattsson E, Einhorn K, Ljungman L, et al. Women treated for gynaecological cancer during young adulthood–A mixed–methods study of perceived psychological distress and experiences of support from health care following end–of–treatment[J]. Gynecol Oncol, 2018, 149 (3) :464–469.

[50] Myers SB, Manne SL, Kissane DW, et al. Social–cognitive processes associated with fear of recurrence among women newly diagnosed with gynecological cancers[J] . Gynecol Oncol, 2013, 128(1): 120–127.

[51] 王雪莲 . 宫颈癌筛查高危妇女对宫颈癌病变认知程度及影响因素调查分析 [J]. 解放军预防医学杂志，2017,35(10)：1264.

[52] 赖小玲 , 黎淑仪 . 治疗后宫颈癌患者复发恐惧现状及影响因素分析 [J]. 护理学杂志 , 2019, 34 (7): 69–72.

[53] Simard S, Savard J. Fear of cancer recurrence inventory:development and initial validation of a multidimensional measure of fear of cancer recurrence[J]. Support Care Cancer, 2009, 7 (3) :241–251.

[54] Mehnert A, Herschbach P, Berg P, et al.Fear of progression in breast cancer patients–validation of the short form of the Fear of Progression Questionnaire (FoP–Q–SF) [J]. Z Psychosom Med Psychother, 2006, 52 (3) :274–288.

[55] 王成艳，程明明，盛铭钧 . 认知 – 存在团体对社区慢性精神分裂症患者的干预效果 [J]. 中国健康心理学杂志，2013,21(7):974–977.

[56] Walker LM,Bischoff TF,Robinson JW.Supportive expressive group therapy for women with advanced ovarian cancer[J].Int J Group Psychother,2010,60(3):407–427.

[57] Koch L, Bertram H, Eberle A, et al. Fear of recurrence in long–term breast cancer survivors–still an issue.Results on prevalence,determinants,and the association with quality of life and depression from the Cancer Survivorship–a multi–regional population–based study[J]. Psychooncology, 2014, 23(5): 547–554.

[58] 郭海涛，张春舫，王霜霜，等 . 癌症幸存者复发恐惧研究进展 [J]. 河北医药，2019, 41(19): 3019–3023,3029.

[59] 董雷雷，杨富国，刘志梅，等 . 正念减压疗法对卵巢癌化疗患者症状群及心理的影响 [J]. 齐鲁护理杂志，2020,26(15):52–54.

[60] 曾倩茹，熊正爱 . 围绝经期睡眠障碍的病因学研究进展 [J]. 中国实用妇科与产科杂志，2018, 34 (7): 821–823.

[61] 张梅，宋娟荣，何晓丽，等 . 行为疗法与自我训练在妇科肿瘤伴发失眠患者护理中的疗效观察 [J]. 国际精神病学杂志，2015, 42 (5): 110–113.

[62] Pozzar RA, Hammer MJ, Paul SM , et al. Distinct sleep disturbance profiles among patients with gynecologic cancer receiving chemotherapy[J] . Gynecol Oncol, 2021, 163(2): 419–426.

[63] 巩晓娜，刘国红 . 宫颈癌患者放化疗期间睡眠障碍发生情况及影响因素分析 [J]. 世界睡眠医学杂志，2021, 8 (1): 73–75.

[64] 方红燕，李丽蓉，周安秀，等 . 宫颈癌同步放化疗患者焦虑 – 抑郁及睡眠质量的相关性分析 [J]. 世界睡眠医学杂志，2019, 6(2):120–122.

[65] Armbruster SD, Song J, Gatus L, et al. Endometrial cancer survivors' sleep patterns before and after a physical activity intervention: A retrospective cohort analysis[J] . Gynecol Oncol, 2018, 149(1): 133–139.

[66] Price MA, Zachariae R, Butow PN, et al. Prevalence and predictors of insomnia in women with invasive ovarian cancer: anxiety a major factor[J]. Eur J Cancer, 2009, 45(18): 3262–3270.

[67] 杨舒涵，王妍，周凯男，等 . 妇科肿瘤引起的睡眠障碍研究进展 [J]. 肿瘤防治研究，2021, 48 (9): 898–902.

[68] Clevenger L, Schrepf A, Christensen D, et al. Sleep disturbance, cytokines, and fatigue in women with ovarian cancer[J] . Brain Behav Immun, 2012, 26(7): 1037–1044.

[69] İlhan TT, Uçar MG, Gül A, et al. Sleep quality of endometrial cancer survivors and the effect of treatments[J]. Turk J Obstet Gynecol, 2017, 14(4): 243–248.

[70] Donovan KA, Boyington AR, Judson PL, et al. Bladder and bowel symptoms in cervical and endometrial cancer survivors[J] . Psychooncology, 2014, 23(6): 672–678.

[71] Mollayeva T, Thurairajah P, Burton K, et al. The pittsburgh sleep quality index as a screening tool for sleep dysfunctionin clinical and non–clinical samples:a systematic review and meta–analysis[J].

Sleep Med Rev, 2016, 25:52–73.

[72] Pozzar RA, Hammer MJ, Paul SM, et al. Distinct sleep disturbance profiles among patients with gynecologic cancer receiving chemotherapy[J] . Gynecol Oncol, 2021, 163(2): 419–426.

[73] 耿敬芝，路虹，段丽丽．初治卵巢癌患者术后化疗期间睡眠障碍的发生情况及变化模式 [J]. 中国肿瘤临床与康复，2023, 30 (3): 192–198.

[74] 肖秋云．责任制优质护理全程追踪模式对宫颈癌化疗后睡眠障碍的影响 [J]. 世界睡眠医学杂志，2019, 6 (11): 1599–1601.

[75] Jim HSL, Jacobsen PB, Phillips KM, et al. Lagged relationships among sleep disturbance, fatigue, and depressed mood during chemotherapy[J] . Health Psychol, 2013, 32(7): 768–774.

[76] Riemann D, Baglioni C, Bassetti C, et al. European guideline for the diagnosis and treatment of insomnia[J]. J Sleep Res, 2017,26(6): 675–700.

[77] 中华医学会神经病学分会，中华医学会神经病学分会睡眠障碍学组．中国成人失眠诊断与治疗指南 (2017 版)[J]. 中华神经科杂志，2018, 51(5):324–335.

[78] Donoyama N, Satoh T, Hamano T, et al. Effects of Anma therapy(Japanese massage) on health-related quality of life in gynecologic cancer survivors: a randomized controlled trial[J]. PLoS One, 2018, 13(5): e0196638.

[79] 邱红海．八段锦对妇科肿瘤术后快速康复的应用研究 [J]. 中国继续医学教育，2018, 10(19): 165–167.

[80] 崔劲花，王笑笑，梁梦颖，等．雷火灸对改善宫颈癌同步放化疗患者睡眠障碍的效果研究 [J]. 当代护士 (下旬刊), 2020, 27(6):90–92.

[81] Armbruster SD, Song J, Gatus L, et al. Endometrial cancer survivors' sleep patterns before and after a physical activity intervention: a retrospective cohort analysis[J]. Gynecol Oncol, 2018,149(1): 133–139.

[82] 许美华，邱锡坚，徐河玉．放松训练配合聆听音乐对宫颈癌患者睡眠质量的影响 [J]. 齐鲁护理杂志，2010, 16(12): 7–8.

[83] Fox RS, Baik SH, Mcginty H, et al. Feasibility and preliminary efficacy of a bright light intervention in ovarian and endometrial cancer survivors[J]. Int J Behav Med, 2021, 28(1): 83–95.

[84] 陈立希，苏志琳．心理护理联合人文关怀护理对改善宫颈癌患者围手术期睡眠质量的作用 [J]. 世界睡眠医学杂志，2018,5(11): 1393–1396.

[85] Pokorny AD. A scheme for classifying suicidal behaviours [M]. Bowie MD, America: Charles Press, 1974: 29–44.

[86] Baca-Garcia E, Perez-Rodriguez MM, Oquendo MA, et al. Estimating risk for suicide attempt: Are we asking the right questions? Passive suicidal ideation as a marker for suicidal behavior [J]. J Affect Disord,2011, 134 (1–3): 327–332.

[87] Ward KK, Roncancio AM, Plaxe SC. Women with gynecologic malignancies have a greater incidence of suicide than women with other cancer types[J] . Suicide Life Threat Behav, 2013, 43(1): 109–115.

[88] 汤观秀，陈志芳，王云，等．妇科恶性肿瘤患者自杀意念现状及影响因素研究 [J]. 中国全科医学，2014, 17(25): 3005–3008.

[89] Mahdi H, Swensen RE, Munkarah AR, et al. Suicide in women with gynecologic cancer[J] . Gynecol Oncol, 2011, 122(2): 344–349.

[90] 汤观秀，王云，雷俊．恶性肿瘤患者自杀意念的研究进展 [J]. 中国全科医学，2013, 16(40):4110–4112.

[91] Walker J, Hansen CH, Butcher I, et al. Thoughts of death and suicide reported by cancer patients who endorsed the "suicidal thoughts" item of the PHQ-9 during routine screening for depression[J]. Psychosomatics, 2011, 52 (5) :424–427.

[92] The Joint Commission. Detecting and treating suicide ideation in all settings[J]. Sent Event Alert, 2016, 24(56):1–7.

[93] 许珂 , 胡德英 , 谭蓉 , 等 . 患者自杀风险筛查与评估的研究进展 [J]. 中华护理杂志 , 2019, 54 (3): 467–471.

[94] Stanley B，Brown GK. Safety planning intervention：a brief intervention to mitigate suicide risk[J]. Cogn Behav Pract，2012，19(2): 256–264.

[95] World Health Organization. Defining sexual health[EB/OL]. [2018–02–21]. http://www.who.int/reproductivehealth/topics/sexual_health/sh_definitions/en/.

[96] Bae H, Park H. Sexual function, depression, and quality of life in patients with cervical cancer[J]. Support Care Cancer, 2016,24(3):1277–1283.

[97] Bai JB, Belcher SM, Meador R, et al. Comparisons of depression, sexual function, and quality of life between women with gynecological cancers and race-matched healthy controls[J] . Cancer Nurs, 2021, 44(2): 116–124.

[98] Brotto LA, Yule M, Breckon E. Psychological interventions for the sexual sequelae of cancer: a review of the literature[J]. J Cancer Surviv, 2010,4(4):346–360.

[99] Harter P, Schrof I, Karl LM, et al. Sexual function, sexual activity andquality of life in women with ovarian and endometrial cancer[J]. Geburtshilfe Frauenheilkd, 2013, 73(5):428–432.

[100] Logue CA, Pugh J, Jayson G. Psychosexual morbidity in women with ovarian cancer[J] . Int J Gynecol Cancer, 2020, 30(12): 1983–1989.

[101] Mishra N, Singh N, Sachdeva M, et al. Sexual Dysfunction in cervical cancer survivors: a scoping review[J] . Womens Health Rep (New Rochelle), 2021, 2(1): 594–607.

[102] Valpey R, Kucherer S, Nguyen J. Sexual dysfunction in female cancer survivors: A narrative review[J] . Gen Hosp Psychiatry, 2019, 60: 141–147.

[103] Ratner ES, Foran KA, Schwartz PE, et al. Sexuality and intimacy after gynecological cancer[J] . Maturitas, 2010, 66(1): 23–26.

[104] 叶然 , 张爱霞 , 徒文静 , 等 . 女性性功能障碍评估量表的研究进展 [J]. 中国妇幼保健 , 2014, 29 (28): 4686–4689.

[105] 孙晓光 . 妇科恶性肿瘤治疗对性功能的影响 [J]. 中国实用妇科与产科杂志 , 2008, 7: 505–507.

[106] 辛晓燕 . 年轻妇科肿瘤患者的绝经症状管理 [J]. 中国癌症杂志 , 2012, 22 (6): 436–440.

[107] Boa R, Grénman S. Psychosexual health in gynecologic cancer[J] . Int J Gynaecol Obstet, 2018, 143（Suppl 2）: 147–152.

[108] Yuan JM, Zhang JE, Zheng MC, et al. Stigma and its influencing factors among Chinese patients with stoma[J] . Psychooncology, 2018, 27(6): 1565–1571.

[109] Ernst J, Mehnert A, Taubenheim S, et al. Stigmatization in Employed Patients with Breast, Intestinal, Prostate and Lung Cancer[J] . Psychother Psychosom Med Psychol, 2017, 67: 304–311.

[110] Wan XJ, Wang CL, Xu DJ, et al. Disease stigma and its mediating effect on the relationship between symptom severity and quality of life among community-dwelling women with stress urinary incontinence: a study from a Chinese city[J] . J Clin Nurs, 2014, 23(15–16): 2170–2179.

[111] Asampong E, Dako-Gyeke M, Oduro R. Caregivers' views on stigmatization and discrimination of

people affected by leprosy in Ghana[J]. PLoS Neglected Tropical Diseases, 2018, 12(1):e0006219.
[112] Omichi C , Nakamura K , Haraga J ,et al. The influence of adverse effects on quality of life of survivors of gynecologic cancer[J]. Int J Gynecol Cancer, 2017,27(9):2014–2019.
[113] 王婧婷 , 吴傅蕾 , 张颖婷 , 等 . 2017 版 NCCN 肿瘤患者安宁疗护临床实践指南要点解读 [J]. 上海护理 , 2017, 17(5):9–12.
[114] 符根华 . 妇科肿瘤患者临终心理特征及护理对策 [J]. 临床和实验医学杂志 , 2006, 5(12):2074–2075.
[115] 王琳 , 陈文娟 , 王立洁 , 等 . 安宁疗护对妇科肿瘤晚期患者临终期生活质量的影响 [J]. 甘肃医药 , 2019, 38(6):571–572.
[116] Verceles AC , Corwin DS , Afshar M , et al. Half of the family members of critically ill patients experience excessive daytime sleepiness[J]. Intensive Care Medicine, 2014, 40(8):1124–1131.

妇科恶性肿瘤相关疲乏及癌痛的康复治疗中国专家共识(2024年版)

中国抗癌协会中西整合卵巢癌专业委员会
山东省康复医学会妇科肿瘤康复分会
辽宁省医学会妇科肿瘤分会
浙江省康复医学会妇科肿瘤康复专业委员会

【摘　要】肿瘤相关疲乏及癌痛是妇科恶性肿瘤患者的常见伴随症状，导致患者生活质量下降，甚至影响治疗疗效及预后。随着肿瘤患者的生存期延长，对于肿瘤相关疲乏及癌痛的康复管理就显得尤为重要。参照国内外最新相关文献及我国其他肿瘤的指南共识，借鉴国内外医学中心经验，制定妇科恶性肿瘤相关疲乏及癌痛康复治疗的专家共识，以期整合解决妇科恶性肿瘤患者肿瘤相关疲乏及癌痛，提高患者生活质量，改善生存预后。

【关键词】妇科恶性肿瘤；肿瘤相关疲乏；癌性疼痛；中国专家共识

Chinese Expert Consensus on Rehabilitation Treatment of Gynecological Malignant Tumor Related Fatigue and Cancer Pain(2024 Edition)

Abstract：Tumor–related fatigue and cancer pain are common concomitant symptoms in patients with gynecological malignant tumor, which often lead to a decline in the quality of life of patients and even affect the therapeutic effect and prognosis of patients. With the prolonged survival of cancer patients, rehabilitation management of such symptoms is particularly important. In this paper, gynecologic malignancy related fatigue and cancer pain symptoms as an example, with reference to the relevant guideline consensus in China and the latest relevant literature at home and abroad, drawing on the experience of domestic and foreign medical centers, it is urgent to develop an expert consensus for the treatment of gynecologic malignancy related fatigue and cancer pain, so as to alleviate the discomfort of patients with gynecologic malignancy and improve the prognosis.

Key words: Gynecological malignant tumors; Tumor-related fatigue; Cancer pain; Chinese expert consensus

随着手术、放化疗及免疫治疗等诊治技术水平提升，妇科恶性肿瘤患者的生存期明显延长，但患者常因疾病本身或相关治疗的副作用所致的症状而困扰，肿瘤相关疲乏及癌痛是妇科恶性肿瘤患者常见的伴随症状，可贯穿于肿瘤发生和治疗过程始终，直接影响标准治疗的进行，影响患者身心状态，进而导致预后不良。改善疲劳、缓解疼痛可以较大程度减轻患者的痛苦，提高生活质量，明显改善预后。为此组织国内专家根据国内外现有文献，集体讨论并共同制定妇科恶性肿瘤相关疲乏及癌痛康复治疗的相关共识，旨在为妇科肿瘤医生提供相关症状康复的参考建议。本共识推荐级别及其代表意见，详见表 1。

表 1　本共识推荐级别及其代表意义

推荐级别	代表意义
1 类	基于高级别临床研究证据，专家意见高度一致。
2A 类	基于高级别临床研究证据，专家意见基本一致；或基于低级别临床研究证据，专家意见高度一致。
2B 类	基于低级别临床研究证据，专家意见基本一致。
3 类	不论基于何种级别临床研究证据，专家意见明显分歧。

1　妇科恶性肿瘤相关疲乏的康复治疗

肿瘤相关疲乏（cancer-related fatigue，CRF）又称癌因性疲乏，是由癌症本身或相关治疗引起的包括躯体、情绪和（或）认知等方面疲乏或耗竭的主观感觉[1]，是肿瘤患者最常见的伴随症状，可发生在整个疾病周期中，并在治疗结束后仍持续存在。肿瘤诊断时 CRF 发病率为 40%，治疗期间为 62% ～ 85%，30% 的癌症患者可能出现严重的 CRF[2]。子宫及卵巢作为女性重要的生殖器官，手术切除可能为患者带来额外的心理负担，进而引发 / 加重妇科恶性肿瘤患者的 CRF。有研究表明，有高达 93% 的卵巢癌患者出现 CRF[3]，对于妇科恶性肿瘤患者，临床医生需将 CRF 记录为治疗相关的不良事件[4–5]。CRF 症状多样，可表现为虚弱、懒惰、冷漠、注意力不集中、记忆力丧失和抑郁等，并可能是降低患者生存率的风险因素[6]。与“正常”疲劳不同，CRF 更强烈，进展更快，持续更久，与患者的活动强度不成比例，无法通过休息得以缓解[7]。与恶心呕吐、疼痛等其他症状相比，CRF 对恶性肿瘤患者生存质量的影响更显著[8]，并很可能导致治疗中断，直接影响患者预后。鉴于 CRF 在妇科恶性肿瘤患者群体中的严重性，在常规临床肿瘤护理中建立标准化的评估和康复方法至关重要。

1.1 病因及潜在诱发因素

疲乏是许多易感因素或病因共同促成的结果，发病机制尚不完全清楚。目前认为可能包括中枢和外周性机制[9]。中枢性机制包括细胞因子失调、下丘脑－垂体－肾上腺轴失调、昼夜节律紊乱、5－羟色胺失调和迷走神经传导激活等假说，可能是由于中枢神经功能改变，运动神经元兴奋性传导失败；外周性机制主要包括肌肉代谢失调假说，可能源于肌肉和相关组织协调性下降。

诱因包括人口特征、生理因素和社会心理等因素，其中包括：①妇科恶性肿瘤本身相关的因素：如子宫内膜癌及宫颈癌患者阴道大量流血所引发的贫血、卵巢癌腹腔积液所致的少尿、腹胀、离子紊乱、营养不良等；②妇科恶性肿瘤治疗手段相关的因素：如手术、放化疗、免疫治疗本身及其所致的并发症，如白细胞、粒细胞、血红蛋白及血小板减少等，研究表明，使用 PARPi 时约 1/3 的患者在服药第 1 个月内出现疲乏症状，大部分是由贫血及粒细胞减少所引发的[10]；③患者一般状态包括基础疾病、感染、肝肾功能不全、心衰、脱水、睡眠障碍、缺乏运动、慢性疼痛及某些药物的使用等[11-12]。

1.2 诊断标准

目前国际上提出 CRF 的诊断标准[13]：在过去 1 个月内每天或几乎每天出现以下情况并持续 2 周及以上：

（1）在日常的活动强度基础上出现明显的疲劳、虚弱或需要更多的休息，或出现体力与活动强度不相称的变化，并伴有以下 5 种及以上症状：①乏力或肢体沉重感；②注意力降低或无法集中；③情绪低沉，兴趣减退；④失眠或嗜睡；⑤睡眠无法恢复精力；⑥活动困难；⑦对疲劳的情绪反应（悲伤沮丧或烦躁）显著；⑧无法胜任以前能完成的日常任务；⑨近事记忆减退；⑩活动后症状持续数小时不缓解。

（2）严重影响日常社交、工作或其他重要功能性领域。

（3）从病史、体格检查或实验室检查中可以证明这些症状是恶性肿瘤或恶性肿瘤相关治疗的结果。

（4）排除合并精神疾病（如重度抑郁症、躯体化障碍、躯体障碍或谵妄）的结果。

1.3 疲乏评估

1.3.1 CRF 筛查

由于 CRF 的严重性及对日常生活的影响，建议自肿瘤确诊时、肿瘤治疗期间及治疗结束后均应常规对所有患者进行 CRF 筛查。初步筛查可根据患者年龄选择相应的疲乏评估工具进行[14–15]。

1.3.2 CRF 评估

对于中重度疲乏患者，需经过专业训练的医护人员通过更全面具体的评估量表进行 CRF 评估，包括单维度量表和多维度量表[12, 16]：

（1）单维度量表主要用于测量疲乏程度，包括简易疲乏量表、癌症治疗功能评估疲乏量表、疲乏问卷、视觉模拟疲乏量表等。

（2）多维度量表可测量疲乏性质、严重性及影响因素等，包括 Piper 疲乏修订量表、疲乏症状量表、癌症疲乏量表、多维度疲乏量表、多维度疲乏症状量表简表等。

1.3.3 评估内容

（1）疲劳状态：包括疲劳发作时间及模式、持续时长及变化、伴随症状、诱因及缓解因素、对机体的影响等。

（2）肿瘤病史：对患者的疾病状态和治疗进行评估，评估疲乏是否与肿瘤病史相关。

（3）可治疗因素：患者可自我评估疲乏原因（如疼痛、心理健康、贫血、营养不良等），针对可治疗因素进行对症治疗。

（4）体格检查：包括步态、姿势、活动范围、眼部及口腔检查。

推荐意见：CRF 可发生在整个疾病周期中。所有妇科恶性肿瘤患者均应自诊断之日、治疗期间及治疗结束后，由专业人士进行相应的筛查或评估（推荐级别：2A）。

1.4 CRF 症状康复

对于妇科恶性肿瘤患者 CRF 的症状康复，需根据患者自身情况及治疗状态（如抗肿瘤治疗期间和恢复期）综合管理。健康宣教是 CRF 管理的核心，且不论患者的 CRF 程度如何，对因治疗均是必要的。针对轻度 CRF 患者，使用非药物干预即可，而中重度 CRF 患者应在此基础上联合药物治疗效果更佳。

1.4.1 健康宣教

不论肿瘤的类型、期别及治疗阶段，均应对妇科恶性肿瘤患者进行 CRF 相关的健康宣教。在恶性肿瘤早期进行健康宣教有利于 CRF 的改善，指南提倡自 CRF 确诊，即开始对患者进行相关宣教，同时提供管理疲劳的策略和建议[12]。健康宣教的内容包括告知 CRF 相关症状、评分标准、干预措施等，缓解患者紧张情绪的同时增加对抗疾病及 CRF 的信心，鼓励并引导患者参与到 CRF 的自我管理中。

1.4.2 对因治疗

在抗肿瘤治疗期间以针对肿瘤本身及治疗相关因素为主，包括通过手术减轻肿瘤负荷，预防性升白升板治疗，积极应对治疗相关副反应等；在恢复期主要针对其他可治疗因素进行对因治疗，如针对贫血患者予补血药物或输血治疗；存在感染者可进行抗感染治疗；针对肝肾功能不全、心衰患者进行专科就诊，根据专科医生意见行系统性治疗；改善营养不良；保证足够睡眠及适当运动等。

1.4.3 非药物干预

1.4.3.1 运动疗法

目前的研究表明可以通过运动疗法来预防或缓解患者疲劳症状，且对于大多数 CRF 妇科恶性肿瘤患者在抗肿瘤治疗期间和恢复期的长期管理均是安全有效的。妇科恶性肿瘤的手术及其治疗常见的副作用包括肌肉消耗及营养不良[17]，可以以此两者为制定锻炼计划的目标，运动方式包括有氧运动、瑜伽、抗阻力及肌肉放松训练、太极及组合运动等[18]。根据美国运动医学院（the American College of Sports Medicine, ACSM）指南，在 12 周内每周至少进行 3 次中等强度的有氧运动可以显著减少 CRF，将有氧运动与阻力训练课程相结合，每周进行 2 ～ 3 次，或每周进行两次抗阻力训练，也可以有效地减少 CRF[19]。在排除禁忌后，大多数患者可通过多模式、中度到高强度运动改善 CRF，提高患者生活质量及心理健康[20-24]。然而，晚期恶性肿瘤患者的运动干预方案仍然有争议，需要更多循证医学证据来确定特定恶性肿瘤的最佳运动量[25]。

1.4.3.2 心理社会干预

有研究表明[26]，妇科恶性肿瘤患者 CRF 与其心理因素有关，而与具体肿瘤类型及治疗方案无关，作为 CRF 的独立预后因素，尤其是在抗肿瘤治疗期间，对妇科恶性肿瘤患者进行心理社会干预是必要的。心理社会干预是旨在减少或消除患者负面心理认知和社会障碍的各种心理及社会康复措施，主要包括认知行为疗法、正念减压、压力管理疗法、心理教育治疗及同伴支持治疗[2]。心理社会干预主要通过医护人员利用专业知识针对患者个人情况制定全面的护理计划，提供健康宣教和行为指导，以积极向上的态度和行为尊重与理解患者，同时充分地倾听和支持；另一方面，家属作为后备坚实力量应给予患者足够的陪伴和安慰等，亦有助于改善患者的疲劳症状，重建对抗疾病的信心[27]。

1.4.3.3 饮食和睡眠管理

妇科恶性肿瘤患者常出现营养不良，进行饮食干预是很必要的[17]。足够的蛋白质、适量的脂肪和高纤维碳水化合物的饮食模式能够减少炎症与肥胖，富含水果、蔬菜、谷物和抗炎脂肪酸的饮食模式可能会改善癌症患者的CRF[28]。但由于与恶性肿瘤患者本身的生理、心理因素及其他治疗相关副反应，遵守标准的饮食模式较为困难，饮食管理可以根据患者的个人喜好和需求进行调整。饮食管理可以与其他干预措施相结合，并融入患者的日常生活，最大限度地减少对正常生活的干扰。睡眠障碍与 CRF 的关系尤为紧密[29]，为了缓解恶性肿瘤患者的 CRF，建议进行睡眠管理，以缓解疲劳，恢复体力，增强免疫力。可以通过限制卧床总时长进行睡眠限制疗法。通过建立睡眠时间表，避免在睡前进行身体或精神锻炼，并改善卧室环境等方法养成良好的睡眠卫生习惯。

1.4.3.4 光疗法

光疗法是一种使用人工或自然光来预防和治疗 CRF 的物理疗法。通过每日照射光强度为 1 000 ～ 5 000 勒克斯的白光 30 分钟，持续 4 周的光疗能有效降低 CRF[30]。其原理是通过光照刺激下丘脑视交叉上核，调整昼夜节律，继而治疗情绪异常及睡眠障碍[1, 31]。然而，持续的白光照射可能会对眼睛和皮肤造成不适或刺激，特别是皮肤对光敏感的人。同时可以与其他非药物干预措施结合使用，但需要专业设备和专职人员操作。

1.4.4 药物治疗

尽管目前已有药物用于 CRF 的治疗的尝试，但有研究表示，与非药物治疗相比，药物干预对 CRF 的作用较小[32]。

1.4.4.1 神经兴奋类药物

此类药物能够迅速抵消患者疲劳症状，最常使用的药物为哌甲酯，其减少 CRF 的功效已被广泛研究[33]，哌甲酯通常耐受性良好。然而，它可能会产生睡眠障碍或食欲减退等副反应，进而加剧 CRF[34]。难以控制的高血压及心脏病患者为哌甲酯使用的禁忌人群，因此，哌甲酯不应常规用于 CRF 管理，而应由专业医师有选择地应用。

1.4.4.2 抗抑郁药

使用抗抑郁药管理 CRF 的研究较为有限。当患者合并抑郁症时，安非他酮可能会改善 CRF[35]。

1.4.5 中医疗法

目前传统中医疗法在 CRF 管理方面也引起了临床的广泛关注。根据中医学观点，CRF 是由气、血、阴和阳的不平衡引起的，导致器官功能受损。中医疗法旨在通过调节内脏和阴阳、血气来缓解 CRF。

1.4.5.1 中草药治疗

有研究表明[36]，现应用于 CRF 治疗的草药有一百余种，无论其单独应用亦或组合使用，都在 CRF 治疗方面有着潜在作用。对于恶性肿瘤患者来说，放疗和化疗被视为外来邪毒，容易损伤脾胃，进而导致脾失健运。因此，在治疗 CRF 时，通常推荐健脾益气类的中草药，例如黄芪、人参及党参。此外，由此类中草药组成的中成药包括康艾注射液、补中益气汤及参芪扶正注射液等都是目前较为关注的药物[37]。植物化学物质（如藏红花、环状磷酸腺苷和生姜中的姜黄素）因其较强的抗氧化特性，也被证明能够用于缓解化疗及 PARPi 所带来的疲乏[10]。中医认为，气是维持生命活动最基本的物质，流动于身体的各个脏腑、经络、组织和器官中，在机体新陈代谢和免疫力中起着关键作用。上述中药及中成药主要功效在于补气、增强机体免疫，这可能有助于解释中药治疗 CRF 的机制。目前关于中医药使用的安全性还需要进一步探讨，据报道，人参的三级不良反应主要包括躁动、失眠、恶心和呕吐，其比例从 1% 到 5% 不等，且与草药相比，中医产品可能引起更多的不良反应，常见为皮疹、瘙痒、发热、腹痛等，严重者可能出现过敏性休克，因中药成分复杂，对于其质量检测及控制带来了很大难度[38-39]。

1.4.5.2 非药物干预

中医中非药物干预手段包括针灸、穴位按摩、太极、太极剑、八段锦、五禽戏和其他技术，均可在一定程度上缓解肿瘤患者的 CRF[40-41]。但考虑到现有文献有限，需要进一步验证其未来治疗效果。

推荐意见： CRF的治疗核心在于健康宣教，鼓励妇科恶性肿瘤患者参与到CRF的管理中，积极对症处理如纠正贫血等也是改善CRF的重要方法。非药物干预是CRF主要的治疗手段，包括运动、心理社会干预、睡眠饮食管理、光疗法等；药物疗法不作为治疗首选；中医治疗有着广泛的发展前景，但安全性和有效性还需要进一步研究证明（推荐级别：2A）。

2 妇科恶性肿瘤癌痛的康复治疗

癌性疼痛是由癌症本身或其相关因素导致的一种与实际或潜在的组织损伤有关的令人不愉快的感觉和情感体验，包括感觉、情感、认知和社会维度的痛苦体验，简称癌痛，是妇科恶性肿瘤患者最常见和最难以忍受的症状之一[42]。疼痛作为一种主观感觉，无法通过化验检查等诊断工具来验证，因此患者对症状改善的自我报告是治疗成功的基准[43]。研究显示，在妇科恶性肿瘤中，约70%的癌症晚期患者承受着不同程度的癌痛，多数为中等程度的钝痛，范围主要涉及盆腔和邻近器官组织，包括下腹、会阴及腰部[44-45]。对于许多妇科恶性肿瘤患者来说，疼痛可能会成为治疗的长期后遗症，很大程度上影响患者的日常活动及生活质量，进而削减患者对抗疾病的信心。

2.1 病因及机制

妇科恶性肿瘤患者的疼痛来源包括：①恶性肿瘤本身的疼痛：女性盆底会阴部由骨、韧带、肌肉及筋膜等结构组成，具有丰富的血管及神经，组织脏器关系较密切，当肿瘤体积增大，压迫、侵犯至上述结构时会出现不同程度和性质的疼痛[46]，当肿瘤转移并侵犯骨、脑组织或压迫/阻塞周围空腔脏器时所引发的相关部位疼痛等；如当宫颈癌患者局部病灶较大，累及骨盆壁出现的坐骨神经痛、压迫及侵及输尿管所引发的输尿管阻塞及肾积水所引发的疼痛、当晚期卵巢癌患者出现病灶盆腹腔广泛转移及合并大量腹腔积液所引发的疼痛、当子宫内膜癌出现骨盆及脊柱转移所引发的疼痛[44]。②与恶性肿瘤治疗手段引起的副反应相关的疼痛：如化疗引起的黏膜炎、神经毒性、肌肉骨骼疼痛，手术引发的术后切口疼痛、盆腹腔粘连的慢性盆腔痛等。盆腔和会阴部组织对放射线较敏感，易引发放疗相关副损伤如放射性肠炎等，其中也包含心理社会因素的作用。③肿瘤组织坏死引发炎症。

妇科恶性肿瘤相关癌痛可分为伤害性疼痛和神经性疼痛[47]。伤害性疼痛是完整的伤害感受器受到有害刺激引起的反应，根据痛感可分为躯体痛和内脏痛：躯体疼痛可以是浅层（例如涉及皮肤或黏膜）或深层的（例如涉及骨骼、肌肉和肌腱），而内脏疼痛涉及内脏器官，如肺、肝脏、肠道和心脏。当盆腔内肿瘤仅表现为压迫时，患者通常表现以内脏痛为主，可能合并牵涉痛，当肿瘤侵犯肌肉、筋膜等盆壁结构时，患者会表现出定位准确的躯体疼痛[46]。神经性疼痛是指由于神经压迫或损伤造成的疼痛，常见于晚期妇科恶性肿瘤患者。有部分顽固性癌痛患者通常是伤害性疼痛和神经性疼痛的结合[48]。

2.2 评估

2.2.1 评估原则

以“常规、全面、量化、动态”为原则[49]，主张在患者每次就诊时均进行疼痛筛查。需对持续的疼痛定期评估；若出现新发疼痛或现有疼痛加剧，需进行全面评估。

2.2.2 评估内容

可以从症状、社会心理因素、治疗过程、体格检查及相关化验检查等四个方面评估。全面评估疼痛，包括疼痛发作时间及频率、疼痛强度（可使用数字分级法、面部表情评估量表法或主诉疼痛程度分级法）、疼痛部位及性质、加重及缓解因素、对生活质量的影响、恶性肿瘤治疗史等，明确患者对舒适度和功能需求的期望目标[12]。“Edmonton 癌痛分类系统”是根据 7 个被认为具有临床预后价值的特征对癌痛进行分类。包括：疼痛机制（内脏、骨骼或软组织、神经病变、混合、未知）；偶然疼痛；日常阿片类药物使用；认知功能；心理困扰；耐受性（根据随访近 3 周阿片类药物使用剂量平均每天增加 5% 以上）；以及过去的酗酒或药物成瘾史。根据这些特征的组合，患者被定义为疼痛控制良好、间歇性或控制不良。随着此分类系统的应用，研究人员发现在临床实践中，其部分条目的定义难以解释，且分类结果对于预后预测价值不佳，故研究人员对此系统进行修正，命名为“改良 Edmonton 癌痛分类系统”。“改良 Edmonton 癌痛分类系统”主要变化是特征数量从 7 个减少到 5 个：疼痛机制、偶然疼痛、心理压力、成瘾行为和认知功能，能够更好地评估患者的癌痛程度并指导后续治疗[50]。

2.3 管理原则

疼痛管理的目标：“5 As”，即在 5 方面优化疼痛治疗结果[44]：①镇痛（Analgesia）：优化镇痛（缓解疼痛）；②活动（Activities）：优化日常生活活动（心理社会功能）；③副作用（Adverse effects）：尽量减少不良事件；④异常服药（Aberrant drug taking）：避免服用异常药物（成瘾相关后果）；⑤情感（Affect）：疼痛和情绪之间的关系。

推荐意见：癌痛作为妇科恶性肿瘤患者最常见及最难以忍受的症状之一，应遵循“常规、全面、量化、动态”的评估原则，疼痛管理的目标是“5 As”（推荐级别：2A）。

2.4 症状康复

2.4.1 药物治疗

采用三阶梯[51]疗法。

第一阶梯指非类阿片类镇痛剂，如对乙酰氨基酚和非甾体抗炎药（NSAIDs）以及佐剂，用于治疗轻度疼痛。非类阿片类镇痛剂在治疗骨及软组织疼痛方面效果显著，但由于此类药物的肝肾毒性、消化道黏膜损伤及可能对发热症状的掩盖，因此在化疗期间应用并不广泛[52]。佐剂是主要指用于治疗疼痛以外疾病但具有镇痛特性的药物，包括皮质类固醇（如泼尼松、地塞米松）、抗抑郁药（如阿米替林、诺曲替林、文拉法辛）、双膦酸盐（如帕米膦酸、唑来酸）和抗惊厥药（如加巴喷丁、普列巴林、卡马西平、拉莫三嗪）。佐剂通常用于缓解骨痛、神经性疼痛和内脏疼痛，能在一定程度上减少患者对阿片类药物的需求。

第二阶梯指弱阿片类药物（如曲马朵、氢可酮、可待因等）[53]。

第三阶梯指强效阿片类药物（如吗啡、羟考酮、芬太尼、氢吗啡酮等），是治疗癌痛的主要药物，主要用于治疗中至重度疼痛。吗啡可选择口服、静脉 / 皮下注射及直肠给药[54]，对于既往未使用过阿片类药物的患者，吗啡被认为是首选药物，通常使用口服给药，具体剂量需进行初始剂量滴定，相关阿片类药物剂量详见表 2[55]。需要紧急缓解的严重疼痛患者应通过静脉 / 皮下注射给药。阿片类药物的适当剂量应基于患者的疼痛强度和目标，同时限制不良和无法控制的副反应。便秘、恶心呕吐、瘙痒、谵妄、呼吸抑制、运动和认知障碍是阿片类药物常见的副反应，每个不良反应都需要仔细评估和治疗策略[56]。

表 2　阿片类药物剂量表

药物名称	口服剂量（mg）	肠外剂量（mg）	作用时间（h）
吗啡	30	10	3 ～ 4
氢吗啡酮	7.5	1.5	2 ～ 3
芬太尼	–	0.1	–
羟考酮	15 ～ 20	–	3 ～ 5
羟吗啡酮	10	–	3 ～ 6
氢可酮	30 ～ 45	–	3 ～ 5
可待因	200	–	3 ～ 4
曲马多	300	–	6

2.4.2 非药物干预

放疗在治疗妇科恶性肿瘤方面具有多种作用：可治愈疾病、阻止肿瘤生长、控制症状。它作为一种非药物镇痛剂能有效且快速地缓解症状，尤其对于骨转移疼痛的患者，可作为首选[57]。

癌痛几乎可以作用于身体任何部位，对于口服药物及放疗均不能缓解的难治性疼痛，可以通过神经阻滞进行局部控制，可在周围神经、神经丛神经或中枢神经轴部位通过注射化学物质（苯酚或乙醇）、射频（热）消融或手术来实现。理论上，任何周围神经都可以被阻滞。妇科恶性肿瘤引起的盆腔疼痛的上下腹神经丛的阻滞已被证明可以有效缓解疼痛[58]。

晚期妇科恶性肿瘤患者常会经历消极情绪，如悲观、焦虑、恐惧和抑郁，这会显著降低他们的生活质量并降低治疗的有效性，其心理状况与疼痛程度密切相关[59–62]，身心实践专注于大脑、思想、身体和行为之间的互动，通过心灵来改善身体功能和促进健康。患者可通过冥想、瑜伽、太极等，或近期研究出的生物反馈及音乐疗法等方法减少焦虑抑郁、恐惧愤怒和痛苦等不良情绪，同时提高身心幸福感。它们可以作为补充治疗，以减少焦虑、情绪障碍、睡眠障碍，并改善癌症患者的生活质量[63–66]，同时鼓励患者家庭成员积极参与其中[65]。

2.4.3　中医疗法

中医观点认为“不通则痛，不荣则痛”，全身气行不畅，痰浊、瘀血等病理产物相继产生，痰瘀互结果，不通则痛；或血液、津液运行受阻，无法营养全身脏腑经络，不荣则痛。中医药主要通过扶正祛邪，调整人体气血阴阳、脏腑经络来治疗癌痛。有学者认为，相比较其他疗法，中医治疗癌痛是经济有效的，且副作用更少[66]。

针灸疗法作为中医治疗的一个分支，主要通过调节神经系统来发挥作用[67]。目前各种针灸方法已被广泛应用于治疗妇科恶性肿瘤相关癌痛，可以针刺足三里、三阴交、阿是穴与循经取穴为主，通过手动操作、热或电脉冲治疗疼痛[9]。研究表明，针灸在缓解患者癌痛症状的同时能够减轻阿片类药物剂量的压力[68-69]。

治疗性按摩疗法可通过按摩肌肉、肌腱和结缔组织，以促进放松、缓解紧张、改善血液循环进而缓解癌痛，但在应用时应避免对有潜在肿瘤转移部位或骨转移周围的软组织施加强压，血小板减少或抗凝治疗的患者应选用温和的轻触式按摩，不应按摩开放性伤口、皮肤破裂、静脉血栓形成、植入医疗设备（起搏器等）以及放疗或近期手术切口等皮肤敏感的区域。因此，在治疗恶性肿瘤患者时，对按摩治疗师进行适当的培训至关重要[63]。

除针灸及按摩外，太极及使用中草药（温经止痛方）后行经络热敷均可一定程度上缓解妇科恶性肿瘤患者癌痛，减少辅助镇痛药的剂量和不良反应，改善恶性肿瘤患者生活质量[66, 70]。

2.4.4 多学科疼痛管理

癌痛综合门诊通常由疼痛科、肿瘤科、缓和医学科、放疗科、放射介入科及心理科组成，必要时也可包含康复科、骨科及药剂科等科室参与，共同合作以为妇科恶性肿瘤患者缓解癌痛，管理治疗相关副反应，提高生活质量。理论上，所有癌痛的妇科恶性肿瘤患者均应进行多学科的疼痛综合管理，但我国目前关于癌痛诊疗规范体系及制度仍在进一步完善，在实际临床诊疗中较难实现每位患者的多学科疼痛管理，且由于不同医疗机构的条件限制，无法保证相关门诊及病房的建设。相信随着我国相关体系的建设，更多的妇科恶性肿瘤患者能够通过多学科疼痛管理缓解症状，尤其是药物镇痛效果不佳或不良反应难以耐受的癌痛患者，更能由此获益[55]。

推荐意见：癌痛“三阶梯”药物疗法是主要的治疗方式，但应注意药物成瘾性；非药物治疗包括放疗、神经阻滞、身心治疗等；中医疗法包括针灸、按摩及其他辅助疗法，能够在缓解癌痛同时，降低镇痛药物的剂量及不良反应。多学科疼痛管理能使妇科恶性肿瘤患者获益，但相关诊疗及制度仍在完善中（推荐级别：2A）。

3 总 结

妇科恶性肿瘤患者疾病本身所导致的症状（如卵巢癌患者的腹胀、子宫内膜癌及宫颈癌患者的阴道流血等）通常在手术及放化疗后均有较大程度的改善，但治疗及疾病晚期所致的疲乏、癌痛等症状常伴随并困扰患者一生。因此，此类肿瘤相关症状的康复管理需要引起医护人员的重视，本共识建议自患者确诊肿瘤之日起即给予患者相应的筛查及评估，以求早发现、早治疗，通过缓解症状，改善患者的生活质量，进而增加患者对抗疾病的信心，为患者带来更好的预后。

4 声 明

本共识旨在为妇科恶性肿瘤相关疲乏及癌痛的康复治疗提供指导性意见，但并非唯一的共识，不排除其他意见与建议的合理性。

利益冲突：所有作者均声明不存在利益冲突。

主编：于爱军

副主编：张 颐 师 伟 陈 卓 严 妍 庞晓燕 李芳梅 王 锋

编委（按姓氏笔画排序）：丁婷（山东中医药大学第二附属医院/山东省中西医结合医院）；于云海（山东大学第二医院）；于爱军（浙江省肿瘤医院）；于浩（山东第一医科大学附属肿瘤医院）；王小元（山东第一医科大学第一附属医院）；王长林（山东第一医科大学第二附属医院）；王化丽（大连市妇女儿童医疗中心）；王玉东（上海交通大学医学院国际和平妇幼保健院）；王巧荣（山东省菏泽市中医医院）；王世军（首都医科大学附属宣武医院）；王冬（重庆大学附属肿瘤医院）；王永军（首都医科大学附属积水潭医院）；王刚（四川省妇幼保健院）；王纪彪（山东省康复医院）；王丽（山东中医药大学附属医院）；王武亮（郑州大学第二附属医院）；王建东（首都医科大学附属北京妇产医院）；王健（济宁医学院附属枣庄市立医院）；王雅卓（河北省人民医院）；王锋（山东省康复医院）；王新波（山东省妇幼保健院）；牛菊敏（辽宁省沈阳市妇婴医院）；仇雅菊（浙江省肿瘤医院）；孔为民（首都医科大学附属北京妇产医院）；艾浩（锦州医科大学附属第三医院）；卢雯平（中国中医科学院广安门医院）；邢洁（浙江省肿瘤医院）；尧良清（广州医科大学附属妇女儿童中心）；师伟（山东中医药大学附属医院）；吕晓娟

（浙江省肿瘤医院）；朱育焱（中国医科大学附属第一医院）；朱前勇（河南省人民医院）；刘军秀（中山大学附属第一医院）；刘畅（兰州大学第一医院）；刘岿然（中国医科大学附属盛京医院）；刘学健（山东省第一康复医院）；刘淑娟（空军军医大学西京医院）；安菊生（中国医学科学院肿瘤医院）；许天敏（吉林大学第二医院）；孙立新（山西省肿瘤医院）；孙阳（福建省肿瘤医院）；孙捷（中国医学科学院肿瘤医院）；孙蓬明（福建省妇幼保健院）；阳志军（广西医科大学附属肿瘤医院）；寿华锋（浙江省人民医院）；严建华（浙江省杭州市文仲中医院）；严妍（中国医科大学附属第一医院）；李大鹏（山东第一医科大学附属肿瘤医院）；李宁（中国医学科学院肿瘤医院）；李芳梅（中国医科大学附属第一医院）；李妍（中国医科大学附属盛京医院）；李学和（宁波大学附属人民医院）；李俊东（中山大学肿瘤防治中心）；杨英捷（贵州省肿瘤医院）；肖静（广东省中医院）；吴令英（中国医学科学院肿瘤医院）；何尧（浙江省绍兴市妇幼保健院）；佐晶（中国医学科学院肿瘤医院）；佟晓光（中国医科大学附属第四医院）；邹雪梅（山东中医药大学第二附属医院/山东省中西医结合医院）；汪宏波（华中科技大学同济医学院附属协和医院）；汪期明（宁波大学附属妇女儿童医院）；沈文静（中国医科大学附属第一医院）；宋茜（浙江省台州市肿瘤医院）；张师前（山东大学齐鲁医院）；张梅（安徽医科大学第一附属医院）；张颐（中国医科大学附属第一医院）；张新（辽宁省肿瘤医院）；陆安伟（南方医科大学深圳医院）；陆琦（复旦大学附属金山医院）；陈卓（浙江省肿瘤医院）；陈亮（山东第一医科大学附属肿瘤医院）；陈洁（山东省康复医院）；陈鑫（浙江省肿瘤医院）；范江涛（广西医科大学第一附属医院）；周欣（中国医科大学附属盛京医院）；周春鹤（哈尔滨医科大学附属肿瘤医院）；周洪友（浙江省丽水市中心医院）；周薇（浙江省台州医院）；庞业梅（浙江省杭州市文仲中医院）；庞晓燕（中国医科大学附属第一医院）；郎芳芳（山东省妇幼保健院）；屈庆喜（山东大学齐鲁医院）；赵虎（郑州大学第二附属医院）；赵昌盛（山东大学第二医院）；赵喜娃（河北医科大学第四医院）；胡东晓（浙江大学医学院附属妇产科医院）；胡燕（温州医科大学附属第一医院）；段萍（温州医科大学附属第二医院）；俞超芹（海军军医大学第一附属医院）；娄阁（哈尔滨医科大学附属肿瘤医院）；姚淑娟（山东中医药大学附属医院）；袁光文（中国医学科学院肿瘤医院）；耿敬芝（中国医学科学院肿瘤医院）；贾双征（中国医学科学院肿瘤医院）；高嵩（中国医科大学附属盛京医院）；

郭瑞霞（郑州大学第一附属医院）；黄奕（湖北省肿瘤医院）；梅文（浙江省杭州市文仲中医院）；章杰捷（浙江省肿瘤医院）；商宇红（大连医科大学附属第一医院）；董延磊（山东大学第二医院）；韩凤娟（黑龙江中医药大学附属第一医院）；韩璐（大连市妇女儿童医疗中心）；焦伊胜（中国医科大学附属盛京医院）；游雯（浙江省杭州市文仲中医院）；楼寒梅（浙江省肿瘤医院）；蔡红兵（武汉大学中南医院）；薛凤霞（天津医科大学总医院）

参考文献

[1] 中国抗癌协会癌症康复与姑息治疗专业委员会，中国临床肿瘤学会肿瘤支持与康复治疗专家委员会. 癌症相关性疲乏诊断与治疗中国专家共识[J]. 中华医学杂志,2022,102(3):180–189.

[2] Zuo S, Cheng H, Wang Z, et al. Nonpharmacological interventions for cancer-related fatigue: A literature review[J]. Asia Pac J Oncol Nurs，2023，10(5):100230.

[3] Williams LA, Agarwal S, Bodurka DC,et al. Capturing the patient's experience: using qualitative methods to develop a measure of patient-reported symptom burden: an example from ovarian cancer[J]. J Pain Symptom Manage，2013，46(6):837 - 845.

[4] Wang XS, Woodruff JF. Cancer-related and treatment-related fatigue[J]. Gynecol Oncol，2015，136(3):446–452.

[5] Anderson NJ, Hacker ED. Fatigue in women receiving intraperitoneal chemotherapy for ovarian cancer: a review of contributing factors[J]. Clin J Oncol Nurs, 2008,12(3):445 - 454.

[6] Bower JE. Cancer-related fatigue-mechanisms, risk factors, and treatments[J]. Nat Rev Clin Oncol，2014，11(10):597–609.

[7] Pisu M, Azuero A, Halilova KI, et al. Most impactful factors on the health-related quality of life of a geriatric population with cancer[J]. Cancer，2018，124(3):596–605.

[8] 李沛瑾，侯丽，王前，等. 穴位刺激治疗成人癌因性疲乏的系统评价再评价 [J]. 中国中医药信息杂志,2023,30(10):48–55.

[9] 张琴，陈方平. 血液系统恶性肿瘤患者相关疲劳的生物 – 心理 – 社会模式探讨 [J]. 医学与哲学（临床决策论坛版）,2010,31(1):78–80.

[10] Wang CL, Gao PN, Xu JL, et al. Natural phytochemicals prevent side effects in BRCA-mutated ovarian cancer and PARP inhibitor treatment[J]. Front Pharmacol, 2022,13:1078303.

[11] Portenoy RK, Itri LM. Cancer-related fatigue: guidelines for evaluation and management[J]. Oncologist, 1999,4(1):1–10.

[12] 凌昌全，李柏. 肿瘤康复指南 [M]. 北京：人民卫生出版社，2021:180–192.

[13] 中华医学会肿瘤学分会肿瘤支持康复治疗学组. 中国癌症相关性疲乏临床实践诊疗指南（2021 年版）［J］. 中国癌症杂志，2021, 31(9): 852–872.

[14] Berger AM, Mitchell SA, Jacobsen PB, et al. Screening, evaluation, and management of cancer-related fatigue: Ready for implementation to practice?[J]. CA Cancer J Clin, 2015,65(3):190–211.

[15] 生金，潘宏铭. 2023 年第 2 版 NCCN 癌因性疲乏诊治指南述评 [J]. 实用肿瘤杂志，2023,38(5):416–420.

[16] Bower JE, Bak K, Berger A, et al. Screening, assessment, and management of fatigue in adult survivors of cancer: an American Society of Clinical Oncology Clinical Practice Guideline adaptation[J]. Clin Oncol, 2014,32(17):1840–1850.

[17] Mizrahi D, Naumann F, Broderick C, et al.Quantifying physical activity and the associated barriers for women with ovarian cancer[J]. Int J Gynecol Cancer ,2015,25(4):577–583.

[18] Dong B, Qi YS, Lin L, et al. Which exercise approaches work for relieving cancer-related fatigue? A network Meta-analysis[J].Orthop Sports Phys Ther, 2023,53(6):1–10.

[19] Schmitz KH, Courneya KS, Matthews C, et al. American college of sports medicine roundtable on exercise guidelines for cancer survivors [J]. Med Sci Sports Exerc, 2010,42(7):1409–1426.

[20] Jones TL, Sandler CX, Spence RR, et al. Physical activity and exercise in women with ovarian cancer: a systematic review[J]. Gynecol Oncol ,2020,158(3):803–811.

[21] Newton MJ, Hayes SC, Janda M, et al. Safety, feasibility and effects of an individualised walking intervention for women undergoing chemotherapy for ovarian cancer: a pilot study[J]. BMC Cancer, 2011,11:389.

[22] Mizrahi D, Broderick C, Friedlander M, et al. An exercise intervention during chemotherapy for women with recurrent ovarian cancer: a feasibility study[J]. Int J Gynecol Cancer, 2015,25(6):985–992.

[23] von Gruenigen VE, Frasure HE, Kavanagh MB, et al. Feasibility of a lifestyle intervention for ovarian cancer patients receiving adjuvant chemotherapy[J]. Gynecol Oncol, 2011, 122(2):328–333.

[24] Maurer T, Belau MH, von Grundherr J, et al. Randomised controlled trial testing the feasibility of an exercise and nutrition intervention for patients with ovarian cancer during and after first-line chemotherapy (BENITA-study)[J]. BMJ Open,2022,12(2):e054091.

[25] Toohey K, Chapman M, Rushby AM, et al. The effects of physical exercise in the palliative care phase for people with advanced cancer: a systematic review with meta-analysis[J]. Cancer Surviv, 2023,17(2):399–415.

[26] Prue G, Allen J, Gracey J, et al. Fatigue in gynecological cancer patients during and after anticancer treatment[J]. J Pain Symptom Manage,2010,39(2):197–210.

[27] 逄艳香，张少丽，杜省古，等. 认知心理干预对改善血液系统恶性肿瘤患者情绪和社会功能的效果观察 [J]. 精神医学杂志，2015, 28(6):426–428.

[28] Inglis J, Lin P, Kerns S, et al. Nutritional interventions for treating cancer-related fatigue: a qualitative review[J]. Nutr Cancer, 2019,71(1):21 – 40.

[29] 彭丽，成放群，邓力红，等. 综合护理干预方法在肺癌患者睡眠障碍中的影响研究 [J]. 当代护士（中旬刊）,2021,28(7):142–145.

[30] Wu J, Ni S, Xu Y, et al. Research progress of phototherapy intervention for cancer-caused fatigue[J]. Chinese General Practice Nursing, 2020,18(36):5070–5073.

[31] 高德慧，刘寨东. 癌因性疲乏治疗现状 [J]. 辽宁中医药大学学报 ,2020,22(10):144–148.

[32] Thekdi SM, Trinidad A, Roth A. Psychopharmacology in cancer[J]. Curr Psychiatry Rep, 2015,17:529.

[33] Thong MSY, van Noorden CJF, Steindorf K, et al. Cancer-related fatigue: causes and current treatment options [J]. Curr Treat Options Oncol,2022,23(3):450–451.

[34] Murillo-Rodríguez E,Veras AB, Rocha NB, et al. An overview of the clinical uses, pharmacology, and safety of modafinil[J]. ACS Chem Neurosci, 2018,9(2):151–158.

[35] Grassi L, Nanni MG, Rodin G, et al. The use of antidepressants in oncology: a review and practical tips for oncologists[J]. Ann Oncol, 2017,29(1):101-111.

[36] Yang JY, Li YX, Chau CI, et al. Efficacy and safety of traditional Chinese medicine for cancer-related fatigue: a systematic literature review of randomized controlled trials[J].Chin Med,2023,18(1):142.

[37] Sadeghian M, Rahmani S, Zendehdel M, et al. Ginseng and cancer-related fatigue: a systematic review of clinical trials[J]. Nutr Cancer, 2021,73(8):1270-1281.

[38] Li HN, Deng JX, Deng LW, et al. Safety profile of traditional Chinese herbal injection: An analysis of a spontaneous reporting system in China[J]. Pharmacoepidemiol Drug Saf, 2019,28(7):1002-1013.

[39] Li H, Wang SW, Yue ZH, et al. Traditional Chinese herbal injection: current status and future perspectives[J]. Fitoterapia, 2018,129:249-256.

[40] Zhao YY, Wang SM, Li JH, et al. Effectiveness and safety of traditional Chinese medical therapy for cancer-related fatigue: a systematic review and Meta-analysis of randomized controlled trials[J]. Journal of traditional Chinese medicine, 2020,40(5):738-748.

[41] Ren Z, Cui W, Li YP. Application of traditional Chinese medicine acupoint needle embedding combined with emotional nursing in patients with gynecological malignant tumors[J]. World J Psychiatry, 2023,13(9):645-653.

[42] 宋颖，田畅，李佳祺．成人癌性疼痛规范化管理研究现状 [J]. 天津护理 ,2023,31(2):250-252.

[43] Hussain Z. The holistic approach to cancer pain management[J]. Ulster Med J, 2022,91(1):45-49.

[44] 邱宇辰，孔为民．妇科恶性肿瘤疼痛的评估与处理 [J]. 临床肿瘤学杂志，2024,29(1):84-8 9.

[45] Wu W, He XD, Li SJ, et al. Pain nursing for gynecologic cancer patients[J]. Front Oncol, 2023,13:1205553.

[46] 王昆．妇科癌痛的诊治 [J]. 中国实用妇科与产科杂志，2003, 10: 8-9.

[47] 丁文龙．腕踝针联合阿片类药物治疗难治性癌痛的临床研究 [D]. 南京：南京中医药大学 ,2023.

[48] Yoon SY,Oh J.Neuropathic cancer pain: prevalence, pathophysiology, and management[J]. Korean J Intern Med，2018，33(6):1058-1069.

[49] 郭卫．乳腺癌骨转移临床诊疗专家共识 [J]. 中国肿瘤临床，2022,49(13):660-669.

[50] Fainsinger RL, Nekolaichuk CL. A "TNM" classification system for cancer pain: the Edmonton Classification System for Cancer Pain (ECS-CP)[J]. Support Care Cancer，2008，16(6):547-555.

[51] Samala RV, Lagman RL, Najafi S, et al. Frequently asked questions about managing cancer pain: An update[J]. Cleve Clin J Med，2021，88(3):183-191.

[52] Villars P, Dodd M, West C, et al. Differences in the prevalence and severity of side effects based on type of analgesic prescription in patients with chronic cancer pain[J]. J Pain Symptom Manage，2007，33(1):67-77.

[53] 柳珂，焦晓栋，周新城，等．中度癌痛治疗中二阶梯与三阶梯策略的疗效及安全性比较 [J]. 肿瘤代谢与营养电子杂志，2021,8(3):321-325.

[54] Mercadante S. Intravenous morphine for management of cancer pain[J]. Lancet Oncol , 2010,11(5):484-489.

[55] 余佳文，王瑾，刘红菊，等．成人慢性癌症相关性疼痛治疗与管理 [J]. 协和医学杂志，2024,15(4):764-770.

[56] Rajagopal A, Vassilopoulou-Sellin R, Palmer JL, et al. Symptomatic hypogonadism in male survivors

of cancer with chronic exposure to opioids[J]. Cancer, 2004,100(4):851–858.

[57] Hartsell WF, Scott CB, Bruner DW, et al. Randomized trial of short–versus long–course radiotherapy for palliation of painful bone metastases[J]. Natl Cancer Inst, 2005, 97(11):798–804.

[58] Correia JS, Silva M, Castro C, et al. The efficacy of the ganglion impar block in perineal and pelvic cancer pain[J]. Support Care Cancer, 2019, 27(11):4327–4330.

[59] Beesley VL, Price MA, Butow PN, et al. Physical activity in women with ovarian cancer and its association with decreased distress and improved quality of life[J]. Psychooncology, 2011, 20(11):1161–1169.

[60] Roland KB, Rodriguez JL, Patterson JR, et al. A literature review of the social and psychological needs of ovarian cancer survivors[J]. Psychooncology,2013, 22(11):2408–2418.

[61] Lin KY, Edbrooke L, Granger CL,et al. The impact of gynaecological cancer treatment on physical activity levels: a systematic review of observational studies[J]. Braz J Phys Ther, 2019,23(2):79–92.

[62] 刘利侠，刘汉梅．规范化癌痛护理模式对肿瘤晚期患者疼痛控制效果评价 [J]. 婚育与健康，2023,29(19):127–129.

[63] Deng G. Integrative medicine therapies for pain management in cancer patients[J]. Cancer J,2019,25(5):343–348.

[64] Tucker K, Staley SA, Clark LH, et al. Physical activity: impact on survival in gynecologic cancer[J]. Obstet Gynecol Surv, 2019,74(11):679–692.

[65] Sonalkar S, Chavez V, McClusky J, et al. Gynecologic care for women with physical disabilities: a qualitative study of patients and providers[J]. Womens Health Issues, 2020, 30(2):136–141.

[66] Cai PL, Li LN, Hong HX, et al. A Chinese medicine warm compress (Wen Jing Zhi Tong Fang), combined with WHO 3–step analgesic ladder treatment for cancer pain relief: A comparative randomized trial[J]. Medicine (Baltimore), 2018, 97(11):e9965.

[67] Zhang XY, Qiu H, Li CS, et al. The positive role of traditional Chinese medicine as an adjunctive therapy for cancer[J]. Biosci Trends, 2021,15(5):283–298.

[68] He YH, Guo XF, May BH, et al. Clinical evidence for association of acupuncture and acupressure with improved cancer pain: a systematic review and Meta–analysis[J]. JAMA Oncol,2020, 6(2):271–278.

[69] Meng FF, Feng YH. A pilot study of acupuncture at pain acupoints for cervical cancer pain[J]. Medicine (Baltimore),2018,97(52):e13736.

[70] Behzadmehr R, Dastyar N, Moghadam MP, et al. Effect of complementary and alternative medicine interventions on cancer related pain among breast cancer patients: A systematic review[J]. Complement Ther Med, 2020, 49:102318.

妇科恶性肿瘤幸存者运动康复中国专家共识(2024年版)

中国抗癌协会中西整合卵巢癌专业委员会
山东省康复医学会妇科肿瘤康复分会
辽宁省医学会妇科肿瘤分会
浙江省康复医学会妇科肿瘤康复专业委员会

【摘　要】妇科恶性肿瘤综合治疗后进行体力活动可以促进盆底功能的恢复，降低下肢淋巴水肿的发生率，改善患者的生活质量和生存率。有效的运动处方包括每周至少进行150分钟的中等强度，或每周至少75分钟的高强度有氧体育活动。即使低于推荐的最低运动量，低水平锻炼依然具有健康益处，建议所有妇科恶性肿瘤幸存者（gynecologic cancer survivors，GCS）根据自身疾病状况和能力进行必要的调整。健身专业人士需要对GCS进行运动前评估，以制定安全有效的锻炼计划，必要时需医学专业人员进行医学评估并提出建议。相关人员还应熟练掌握GCS在治疗期内存在的运动禁忌证，避免危害健康的意外事件发生。本共识旨在为GCS术后康复过程中运动处方的制定提供参考。

【关键词】妇科恶性肿瘤幸存者；运动康复；体力活动；中国专家共识

Chinese Expert Consensus on the Effects of Exercise for Postoperative Rehabilitation of Gynecologic Cancer Survivors(2024 Edition)

Abstract：Physical activity after comprehensive treatment of gynecological malignant tumor can promote the recovery of pelvic function, reduce the incidence of lower limb lymphedema, and improve the quality of life and survival rate of patients. Effective exercise prescriptions include at least 150 minutes of moderate–intensity physical activity per week, or at least 75 minutes of vigorous–intensity aerobic physical activity per week. Low levels of exercise, even below the recommended minimum, are also associated with health benefits, and all gynecologic cancer survivors （GCS） are advised to make necessary adjustments based on their disease status and abilities. Fitness professionals need to conduct a pre-exercise evaluation of GCS to develop a safe and effective exercise program, and medical professionals are required to conduct a medical assessment and make recommendations if necessary. Relevant personnel should also be familiar with the exercise contraindications existing in GCS during the treatment period to avoid accidents that endanger health. Therefore, the purpose of this consensus is to provide reference for the formulation of exercise prescription during the postoperative rehabilitation of GCS.

Key words：Gynecologic cancer survivors, Exercise rehabilitation, Physical activity, Chinese expert consensus

现阶段，手术是治疗妇科恶性肿瘤的主要方法之一。但手术作为一种创伤性治疗手段，术后存在并发症风险，严重时会造成术后盆底肌肉损伤、下肢淋巴水肿等，严重危害患者的身心健康，影响其术后生活质量。随着妇科恶性肿瘤幸存者（gynecologic cancer survivors，GCS）人数的增加，在这一人群中，进行运动训练对术后恶性肿瘤康复有积极影响。运动训练泛指各种锻炼身体、增加体能的活动，既包括妇科 GCS 术后有针对性进行的盆底肌肉训练（pelvic floor muscle training，PFMT），也包括任何强度的体力活动。研究显示，中高强度的有氧运动对GCS的益处包括改善身体机能、疲劳、睡眠质量、生活质量、焦虑和抑郁，甚至可能降低复发风险和延长生存期等[1-3]。但实际上，GCS 的体力活动水平和体能一般均较治疗前降低，但绝大多数 GCS 有能力提高身体活动水平[4]。研究表明，运动干预措施是提高该人群身体活动水平的有效方法，经过干预后其肌肉力量、运动能力和敏捷性均得到明显改善[5-6]。因此，医疗保健专业人员应该致力于为 GCS 提供合理的运动干预。目前在妇科恶性肿瘤围手术期及居家期管理中，涉及术后康复过程中早期活动及远期运动的推荐缺乏相关指南或共识。为此组织国内有关专家，查阅文献，集体讨论，制定本共识，以期为临床工作提供借鉴和指导，帮助 GCS 术后更快地恢复、改善生活质量、延长生存期。本共识推荐级别及其代表意义，详见表 1。

表 1　本共识推荐级别及其代表意义

推荐级别	代表意义
1 类	基于高级别临床研究证据，专家意见高度一致。
2A 类	基于高级别临床研究证据，专家意见基本一致；或基于低级别临床研究证据，专家意见高度一致。
2B 类	基于低级别临床研究证据，专家意见基本一致。
3 类	不论基于何种级别临床研究证据，专家意见明显分歧。

1　运动对妇科恶性肿瘤幸存者的康复益处

1.1　减少术后并发症

1.1.1　盆底功能障碍

盆底功能障碍（pelvic floor dysfunction，PFD）是妇科恶性肿瘤及相关治疗影响患者术后生活质量的一个重要方面。盆底肌肉训练（pelvic floor muscle training，PFMT），又称凯格尔运动，是 PFD 的首选保守治疗方法[7]。该训练主要针对肛提肌，通过重复的收缩提高肌肉的力量、耐力和协调性，从而增加盆腔器官的结构支撑[8]；在感觉运动训练课程中，还可恢复肛提肌的本体感觉；同时腹内压增加可更好地压迫尿道，从而改善尿失禁等症状[9]。

常见的盆底疾病包括膀胱功能障碍和性功能障碍等。膀胱功能障碍可表现为尿急、尿频、尿失禁以及排尿困难、尿潴留等。研究表明，接受 PFMT 治疗的 GCS 其中有 80% 尿失禁症状有改善[10]。一项研究报告了 PFMT 对子宫内膜癌幸存者的影响，其中大多数患者盆底肌肉快速收缩和耐力均有明显改善，87.5% 的患者尿失禁症状得到缓解[11]。一例根治性外阴切除术后的病例报道称，患者术后接受 PFMT 治疗 16 周，盆底肌力量明显改善，膀胱功能部分恢复[12]。另外关于宫颈癌幸存者的研究也表明，PFMT 可有效降低尿路感染和尿潴留的发生率，改善膀胱功能，提高患者舒适度[13]。

GCS 术后放疗的长期副作用会引起阴道结构改变，如阴道狭窄、粘连、干燥和性交痛等[14]。此外，社会和心理因素的影响也会导致女性性功能障碍[15]。多项研究显示经过包括 PFMT 在内的多模式盆底物理治疗后，大多数 GCS 的性功能有明显改善[16]；每周增加 1 小时体力活动，持续 6 个月后，子宫内膜癌幸存者报告的性兴趣明显提高[17]。在临床实践中，大多数临床医生会使用多模式 PFMT，其将生物反馈、电刺激和 PFMT 进行整合。研究表明，生物反馈辅助的 PFMT 对妇科恶性肿瘤术后性功能障碍的恢复有良好的效果[18]。

1.1.2 下肢淋巴水肿

在妇科手术中，盆腔引流中断可能导致富含蛋白质的淋巴液在下肢积聚，最终导致下肢肿胀[19]。研究发现，体力活动不足是GCS术后淋巴水肿的危险因素[20]。与体力活动水平较低的子宫内膜癌幸存者相比，体力活动较高的子宫内膜癌幸存者报告下肢淋巴水肿的比例显著降低[21]。淋巴水肿最常用的治疗方法为基于压力的物理治疗（compression-based physical therapy，CPT），例如使用多层绷带和弹性衣物的加压疗法[22]。一项随机对照交叉实验证实，与CPT相比，在加压疗法基础上进行高负荷的积极运动明显更有效地减轻下肢水肿[23]。综合消肿疗法（complex decongestive therapy，CDT）是近年来广泛应用于治疗四肢淋巴水肿的方法，包括手法淋巴引流、压迫疗法、皮肤护理和康复运动[24]。研究发现，早期预防性CDT也可降低下肢淋巴水肿的发生率，改善患者的生活质量[25]。

1.1.3 下肢静脉血栓形成

一项前瞻性研究显示妇科手术因素、腹腔镜术中影响、肿瘤、女性激素及盆腔静脉解剖特点等使妇科术后患者存在高凝风险，术后静脉血栓栓塞率高达15%～40%[26]。在接受肿瘤细胞减灭术的卵巢癌患者中，与接受常规护理的患者相比，接受运动干预联合常规护理的患者术后3个月内下肢静脉血栓发生率明显降低[27]。此外，与单纯进行运动干预的卵巢癌患者相比，在早期康复运动的基础上联合实施协同护理，其术后2周下肢深静脉血栓形成风险评分显著更低[28]。因此，推荐对患者在早期康复运动干预的基础上联合实施协同护理，最大程度降低静脉血栓形成的风险。

1.1.4 其他

此外，术后早期进行活动还有利于降低GCS肠梗阻、压疮等并发症的发生率[29-31]。

1.2 改善生活质量

接受手术治疗的GCS通常会因恶性肿瘤及其治疗而产生身心障碍，影响术后生活质量。在GCS中，身体活动与良好的社会心理结局有关，尤其是在神经病变最严重的人群中[32]。一项针对卵巢癌幸存者的前瞻性研究发现，接受为期6个月，每周150分钟的中等强度有氧运动计划干预的患者生活质量（quality of life, QoL）评分明显提高，恶性肿瘤相关疲劳明显改善[33]。另一项回顾性研究也发现，每周至少进行150分钟中等至剧烈强度的体力活动的卵巢癌幸存者在疲劳、周围神经病变、睡眠和心理社会功能方面均报告了更有利的结果[34]。具体而言，进行体力活动与疲劳、周围神经病变、抑郁、焦虑、睡眠功能障碍和日间功能障碍呈负相关，而与幸福感、睡眠质量和睡眠效率呈正相关。

一项对照研究显示对子宫内膜癌幸存者进行运动干预相比对照组在体力活动水平和体质指数（body mass index，BMI）方面表现出明显改善[35]。较高的BMI与较差的整体QoL独立相关，而每周进行150分钟以上的体力活动可以抵消较高的BMI对子宫内膜癌幸存者生活质量产生的负面影响（例如疲劳、焦虑、情绪健康等）[36]。但也有研究表明，运动独立于BMI对子宫内膜癌幸存者QoL的身体和功能方面产生影响[37]。

一项针对204名宫颈癌幸存者的研究发现，体力活动与生活质量密切相关。与未达到每周至少150分钟中等强度体育锻炼的人相比，达到该体力活动要求的人在QoL更高；即使每周锻炼3小时的幸存者抑郁、焦虑和痛苦发生率更低[38]。而一项针对76名Ⅰ期和Ⅱ期宫颈癌幸存者的研究发现，恶性肿瘤治疗严重影响这部分人群的睡眠质量，其睡眠质量低的患病率约为普通女性的2倍，而辅助治疗期间的运动可以有效降低其发生风险[39]。

1.3 改善生存率

运动可能影响妇科恶性肿瘤幸存者的生存率。对12项病例对照研究进行的汇总分析显示没有定期进行中度或剧烈体育活动的卵巢癌患者死亡风险升高12%[40]。一项前瞻对照研究显示，与不进行高强度体力活动相比，幸存者进行高强度体力活动可降低卵巢癌特异性死亡率风险26%和全因死亡风险24%[41]。另一项大规模前瞻性研究中观察到，卵巢癌诊断后进行体力活动与较好的预后相关，而未观察到诊断前体力活动与较好的预后相关[1]。在子宫内膜癌的前瞻性队列中，与进行较低水平体力活动的幸存者相比，诊断后进行较高水平体力活动的幸存者无病生存期提高了64%[42]。鉴于较高的QoL与GCS的总生存率升高有关，QoL可能作为一个中间变量，在体力活动改善患者生存中起着重要作用[34, 43]。

推荐意见：GCS术后进行体力活动可以改善由疾病或者手术导致的膀胱功能障碍和性功能障碍等盆底功能疾病；提高患者整体生活质量；一些证据证明，体力活动还可改善GCS生存率（推荐级别：2A类）。

2　运动抑制肿瘤的机制

2.1　抑制增殖，促进凋亡

研究表明，高脂肪饮食喂养的大鼠脂肪组织产生的条件培养基对人乳腺癌细胞的增殖具有促进作用[44]，而进行体力活动的大鼠可抵消这种作用[45]。胰岛素样生长因子（insulin-like growth factors，IGFs）可以影响肿瘤有丝分裂和具有抗凋亡作用，也影响癌细胞的增殖和分化[46]。对绝经后女性的研究表明，经过6个月的步行训练后，运动妇女的IGF-1和IGF-3显著低于未运动妇女[47]。

2.2　调节细胞因子和生长因子的释放

近期研究表明，运动可以通过调节肌肉和脂肪组织及其分泌的因子来影响肿瘤细胞的生长、死亡和迁移/侵袭[48]。急性中等强度有氧间歇运动后立即获得的血清中IL-6浓度升高，可显著降低人类结直肠癌细胞的增殖[49]。而小鼠肿瘤模型的研究发现，运动介导的肾上腺素和IL-6释放到血液中可促进NK细胞动员、重新分布、激活，并增加活化NK细胞的瘤内浸润[50]。此外，一项针对有乳腺癌风险的女性的随机对照试验表明，有氧运动训练通过减少体脂以及调节瘦素和脂联素水平来降低乳腺癌风险[51]。

2.3　调节肿瘤细胞代谢

运动可以降低循环葡萄糖浓度，增加肿瘤组织中的血液和氧气供应，减少癌细胞和基质细胞中的糖酵解，增加氧化磷酸化，并通过减少乳酸产生和增加清除率来降低其浓度[52-53]。一项针对胰腺癌患者的研究发现，中等强度的家庭运动显著增加了肿瘤组织中的总血管数量、延长的血管、可见的开放管腔和微血管密度。这些改变有助于减少肿瘤组织内的缺氧[54]。

2.4　调节抗肿瘤免疫

研究表明，为期15周的中等强度有氧运动可增强早期乳腺癌患者外周血单核细胞中NK细胞的离体细胞毒性[55]。对胰腺癌患者临床标本的分析发现，与匹配的历史对照相比，在手术切除前参加结构化运动的患者具有更多的$CD8^+$ T细胞浸润，并且肿瘤组织中颗粒酶B表达更高[56]。运动还可以降低慢性淋巴细胞白血病和乳腺癌患者的调节性T细胞的比例[57-58]。此外，运动还会影响乳腺癌和血液恶性肿瘤患者的巨噬细胞、粒细胞和单核细胞[59-60]。值得注意的是，运动强度可能决定T细胞介导的抗癌适应性免疫。中低强度运动可以抑制恶性肿瘤进展，而过度的高强度运动可能会抑制抗癌免疫反应[61-62]。

推荐意见：运动可抑制癌细胞增殖，促进细胞凋亡；还可通过调节细胞因子和生长因子的释放，进一步调节肿瘤细胞代谢和改善肿瘤免疫，从而抑制肿瘤生长。值得注意的是，中低强度运动可抑制恶性肿瘤进展，而过度的高强度运动可能会抑制抗癌免疫反应（推荐级别：2A 类）。

3 运动处方

2018 年美国运动医学会召开了第二次圆桌会议，对 2010 年版恶性肿瘤幸存者提出的一般运动建议进行了更新[63]。其目标是为不同的恶性肿瘤相关健康结果制定更精细的运动处方，以更好地指导相关医疗保健及健身专业人员对恶性肿瘤幸存者培训或照顾。建议所有 GCS 及相关健身和医疗保健专业人员遵循 2018 年美国运动医学会圆桌会议建议，并根据个人的疾病状况和能力进行必要的调整。

3.1 恶性肿瘤治疗对运动耐力的潜在影响

为了最好地评估 GCS 的运动耐力并制定安全有效的锻炼计划，健身专业人士有必要了解 GCS 患有恶性肿瘤的类型和程度（即分期）。健身专业人士还必须熟悉妇科恶性肿瘤的常见治疗方法、这些治疗方法可能引起的副作用和症状，以及随后对运动耐量的影响（表 2）。

表 2 恶性肿瘤治疗对运动耐量和安全性的潜在影响

治疗相关因素和副作用		手术	化疗	放疗	激素治疗	靶向治疗或免疫治疗
心血管变化	心脏损伤或心血管疾病风险增加		√	√	√	√
内分泌变化	骨骼健康恶化		√	√	√	
	身体成分的变化（体重增加）		√		√	
	身体成分的变化（体重减轻/肌肉重量减轻）	√	√	√	√	√
胃肠道变化	恶心		√			√
	腹泻		√	√		√
	胃肠道功能改变	√	√	√		√

续表

治疗相关因素和副作用		手术	化疗	放疗	激素治疗	靶向治疗或免疫治疗
免疫变化	免疫功能受损 / 贫血		√	√	√	√
代谢变化	代谢综合征的进展 / 恶化		√		√	√
神经系统变化	周围神经病变		√			
	认知变化		√	√	√	
肺部变化	肺功能改变或肺炎		√	√		
皮肤变化	发红、刺激			√		
	皮疹			√		
骨骼变化	关节活动度降低			√		
疲劳		√	√	√	√	√
淋巴水肿		√		√		
疼痛	常规	√	√	√	√	√
	肌肉痛 / 关节痛		√		√	√

3.2 运动前评估

恶性肿瘤的诊断和治疗都可能影响运动训练的潜在安全性，对 GCS 进行运动前评估，可能有助于制定安全有效的运动处方。美国国立综合癌症网络（NCCN）幸存者指南就何时需要医学专业人员进行医学评估提出建议，以确保疾病和治疗相关副作用的安全性[64]。表 3 中提到的受过训练的人包括康复专家（即物理治疗师、职业治疗师、理疗师）和认证运动生理学家。

表 3 运动前评估恶性肿瘤治疗相关不良事件的推荐处理方案

患者描述	评估、处方和建议
无合并症	无需进一步的运动前医学评估，遵循一般运动建议
周围神经病变、关节炎 / 肌肉骨骼问题、骨骼健康状况不佳（例如骨质减少或骨质疏松症）、淋巴水肿	推荐运动前进行医学评估，根据评估修改一般运动建议，考虑转诊至受过培训的人员

续表

患者描述	评估、处方和建议
肺或腹部手术、造口术、心肺疾病、共济失调、极度疲劳、严重营养缺乏、身体状况恶化 / 变化（如淋巴水肿加重）、骨转移	运动前由医生进行运动前医学评估和许可，转介给受过培训的人员

3.3 推荐运动量及运动类型

根据目前的文献，有效的运动处方包括每周至少进行150分钟的中等强度，或每周至少75分钟的高强度有氧体育活动[32, 34, 65]。在有氧训练的基础上增加肌肉强化训练，每周至少2次，每次至少完成2组包括8次以上的重复，可获得额外的健康益处[66]。但无论如何，即使低于推荐的最低运动量，低水平锻炼依然具有健康益处，因此要尽力避免静坐少动。表4总结了常见的中等强度和高强度有氧运动以及肌肉强化活动的运动方式。

表4 常见的有氧运动及肌肉强化运动方式示例

中等强度的有氧运动（＞150分钟 / 周）	高强度有氧运动（＞75分钟 / 周）	肌肉强化活动（每周至少2天锻炼所有主要肌肉群）
快走（＞4.8 km/h）	徒步上坡、竞走、慢跑 / 跑步	举重
水中有氧运动	游泳	阻力带
骑自行车（＜16 km/h）	骑自行车（＞16 km/h）	体重练习（俯卧撑、引体向上、仰卧起坐）
网球（双打）	网球（单打）	–
交际舞	有氧舞蹈	–
一般园艺	起伏园艺（挖掘、锄地）	–

3.4 运动禁忌及注意事项

GCS在明确诊断及治疗后，面临身体功能下降的风险，因此与非恶性肿瘤群体相比，运动时存在诸多障碍。具体而言，一些常见的禁忌证包括极度疲劳、贫血、共济失调或术后时间和愈合不足。表5总结了GCS常见的副作用，以及该人群运动处方的相关禁忌证和特殊注意事项[67]。

表 5　GCS 参与运动的潜在禁忌证和特殊考虑因素

治疗相关因素和副作用		运动的禁忌证	运动期间的特殊注意事项
治疗相关因素	静脉化疗	在静脉注射治疗期间或治疗后 24 h 内不运动	密切监测患者对运动的反应；接受化疗的患者感染风险增加——在健身设施中采取额外的预防措施以避免感染（即确保设备的正确清洁和消毒）
	手术	手术后最长 8 w 的恢复时间后开始运动计划	腹部、腹股沟或下肢肿胀或者发炎的女性在参加下半身运动前应征得医生批准
	腹膜内化疗	治疗日不运动	由于导管的存在不能进行水上运动；密切监测患者对运动的反应；接受化疗的患者感染风险增加——在健身设施中采取预防措施以避免感染
	放射治疗	–	因皮肤刺激而不得进行水上运动；密切监测患者对运动的反应；接受放射治疗的患者感染风险增加——在健身设施中采取额外的预防措施以避免感染
	抽血	抽血前不运动	–
治疗的常见副作用	疲劳	如果患者极度疲劳，则不运动	轻度或中度疲劳患者可通过运动缓解症状
	血象异常	如果血小板低于 50 000/mL；白细胞低于 3 000/μL 或血红蛋白低于 10 g/dL 则不运动	–
	淋巴水肿	下肢肿胀应减少或避免下半身运动，直至进一步的医学评估	患有淋巴水肿的女性在运动时应穿合身的紧身衣
	急性感染	避免运动，直到 48 小时内无症状	目前正在接受治疗的患者感染风险增加——应在健身设施中采取额外的预防措施以避免感染
	严重恶心、呕吐、腹泻	24～36 小时内严重恶心、呕吐或腹泻不运动	保证适当的水分和营养；咨询注册营养师

续表

治疗相关因素和副作用		运动的禁忌证	运动期间的特殊注意事项
常见的预先存在或治疗相关疾病	肌肉骨骼因素	如果近期骨骼、背部或颈部疼痛、异常肌肉无力、严重恶病质和/或Karnofsy体能状态评分为≤60%，则不进行运动	骨转移或骨质疏松症的患者可能需要改变运动强度或者持续时间，因为骨折的风险增加——这对于接受激素治疗的女性尤其重要
	心血管和肺部因素	如果出现胸痛、呼吸困难、咳嗽、喘息，则不要运动；如果静息心率大于100次/min或小于50次/min，则不进行运动；如果收缩压＞145 mmHg或舒张压＞95 mmHg，则不运动；如果心率不规则，则不得运动	如果使用改变心率的药物，不要依赖目标心率训练来评估/监测强度；而是利用BORG感知劳累评级（RPE）作为监测运动强度的工具
	神经系统因素	如果患者出现共济失调、头晕、定向障碍、视力模糊或认知状态显著下降，则不进行运动	神经病变患者可能会感到轻微失去平衡，但仍能进行运动——因此，有身体支撑的运动方式（例如卧式骑自行车或使用手杖）可能是最合适的

推荐意见：健身专业人士必须熟悉妇科恶性肿瘤的常见治疗方法可能引起的副作用和症状，评估治疗对患者运动耐量的影响。对于报告恶性肿瘤治疗相关不良事件的GCS，应考虑转诊至受过培训的人员。有效的运动处方包括每周至少进行150分钟的中等强度，或每周至少75分钟的高强度有氧体育活动以及每周2次以上的肌肉强化训练。此外，相关人员还应熟练掌握GCS存在的运动禁忌证，避免危害健康的意外事件发生（推荐级别：2A类）。

4 总 结

术后康复过程中进行中等强度运动可以抑制肿瘤的进展，减轻症状和抗肿瘤治疗带来的副作用，提高GCS对治疗的耐受性，延长其生存期。因此需要妇科医护工作者提高对运动给GCS术后康复带来的健康益处的认知，增加对其本人及家属的运动宣教，提高其自主运动的意识，积极鼓励 GCS 根据自己的能力进行合理的运动或者推荐其参与运动康复项目，从而形成规律锻炼的习惯，进而提高 GCS 的运动水平，对于肿瘤的康复起着极为关键的作用。

5 声　明

本共识旨在为妇科恶性肿瘤幸存者运动康复提供指导性意见，但并非唯一的共识，不排除其他意见与建议的合理性。

利益冲突： 所有作者均声明不存在利益冲突。

主　编： 张师前

副主编： 于爱军　张　颐　佐　晶　宋玉丽　庞晓燕　李芳梅　佟晓光

编　委（按姓氏笔画排序）：丁婷（山东中医药大学第二附属医院 / 山东省中西医结合医院）；于云海（山东大学第二医院）；于爱军（浙江省肿瘤医院）；于浩（山东第一医科大学附属肿瘤医院）；王小元（山东第一医科大学第一附属医院）；王长林（山东第一医科大学第二附属医院）；王化丽（大连市妇女儿童医疗中心）；王玉东（上海交通大学医学院国际和平妇幼保健院）；王巧荣（山东省菏泽市中医医院）；王世军（首都医科大学附属宣武医院）；王冬（重庆大学附属肿瘤医院）；王永军（首都医科大学附属积水潭医院）；王刚（四川省妇幼保健院）；王纪彪（山东省康复医院）；王丽（山东中医药大学附属医院）；王武亮（郑州大学第二附属医院）；王建东（首都医科大学附属北京妇产医院）；王健（济宁医学院附属枣庄市立医院）；王雅卓（河北省人民医院）；王锋（山东省康复医院）；王新波（山东省妇幼保健院）；牛菊敏（辽宁省沈阳市妇婴医院）；仇雅菊（浙江省肿瘤医院）；孔为民（首都医科大学附属北京妇产医院）；艾浩（锦州医科大学附属第三医院）；卢雯平（中国中医科学院广安门医院）；邢洁（浙江省肿瘤医院）；尧良清（广州医科大学附属妇女儿童中心）；师伟（山东中医药大学附属医院）；吕晓娟（浙江省肿瘤医院）；朱育焱（中国医科大学附属第一医院）；朱前勇（河南省人民医院）；刘军秀（中山大学附属第一医院）；刘畅（兰州大学第一医院）；刘岿然（中国医科大学附属盛京医院）；刘学健（山东省第一康复医院）；刘淑娟（空军军医大学西京医院）；安菊生（中国医学科学院肿瘤医院）；许天敏（吉林大学第二医院）；孙立新（山西省肿瘤医院）；孙阳（福建省肿瘤医院）；孙捷（中国医学科学院肿瘤医

院）；孙蓬明（福建省妇幼保健院）；阳志军（广西医科大学附属肿瘤医院）；寿华锋（浙江省人民医院）；严建华（浙江省杭州市文仲中医院）；李大鹏（山东第一医科大学附属肿瘤医院）；李宁（中国医学科学院肿瘤医院）；李芳梅（中国医科大学附属第一医院）；李妍（中国医科大学附属盛京医院）；李学和（宁波大学附属人民医院）；李俊东（中山大学肿瘤防治中心）；杨英捷（贵州省肿瘤医院）；肖静（广东省中医院）；吴令英（中国医学科学院肿瘤医院）；何尧（浙江省绍兴市妇幼保健院）；佐晶（中国医学科学院肿瘤医院）；佟晓光（中国医科大学附属第四医院）；邹雪梅（山东中医药大学第二附属医院/山东省中西医结合医院）；汪宏波（华中科技大学同济医学院附属协和医院）；汪期明（宁波大学附属妇女儿童医院）；沈文静（中国医科大学附属第一医院）；宋玉丽（中国医科大学附属第一医院）；宋茜（浙江省台州市肿瘤医院）；张师前（山东大学齐鲁医院）；张梅（安徽医科大学第一附属医院）；张颐（中国医科大学附属第一医院）；张新（辽宁省肿瘤医院）；陆安伟（南方医科大学深圳医院）；陆琦（复旦大学附属金山医院）；陈卓（浙江省肿瘤医院）；陈亮（山东第一医科大学附属肿瘤医院）；陈洁（山东省康复医院）；陈鑫（浙江省肿瘤医院）；范江涛（广西医科大学第一附属医院）；周欣（中国医科大学附属盛京医院）；周春鹤（哈尔滨医科大学附属肿瘤医院）；周洪友（浙江省丽水市中心医院）；周薇（浙江省台州医院）；庞业梅（浙江省杭州市文仲中医院）；庞晓燕（中国医科大学附属第一医院）；郎芳芳（山东省妇幼保健院）；屈庆喜（山东大学齐鲁医院）；赵虎（郑州大学第二附属医院）；赵昌盛（山东大学第二医院）；赵喜娃（河北医科大学第四医院）；胡东晓（浙江大学医学院附属妇产科医院）；胡燕（温州医科大学附属第一医院）；段萍（温州医科大学附属第二医院）；俞超芹（海军军医大学第一附属医院）；娄阁（哈尔滨医科大学附属肿瘤医院）；姚淑娟（山东中医药大学附属医院）；袁光文（中国医学科学院肿瘤医院）；耿敬芝（中国医学科学院肿瘤医院）；贾双征（中国医学科学院肿瘤医院）；高嵩（中国医科大学附属盛京医院）；郭瑞霞（郑州大学第一附属医院）；黄奕（湖北省肿瘤医院）；梅文（浙江省杭州市文仲中医院）；章杰捷（浙江省肿瘤医院）；商宇红（大连医科大学附属第一医院）；董延磊（山东大学第二医院）；韩凤娟（黑龙江中医药大学附属第一医院）；韩璐（大连市妇女儿童医疗中心）；焦伊胜（中国医科大学附属盛京医院）；游雯（浙江省杭州市文仲中医院）；楼寒梅（浙江省肿瘤医院）；蔡红兵（武汉大学中南医院）；

薛凤霞（天津医科大学总医院）

参考文献

[1] Wang T, Townsend MK, Eliassen AH, et al. Prediagnosis and postdiagnosis leisure time physical activity and survival following diagnosis with ovarian cancer[J]. Int J Cancer, 2021, 149(5):1067–1075.

[2] 张沙沙，张凤芝，杨继梅．有氧运动在卵巢癌患者癌因性疲乏中的应用现状 [J]. 护理实践与研究 ,2022, 19 (21):3205–3209.

[3] 吴爱平，冯素文，范建萍．有氧运动对妇科恶性肿瘤化疗患者睡眠及生活质量的影响 [J]. 护理与康复，2018, 17 (5):46–49.

[4] 沈雅琳，汤利萍，黎露丝，等．癌症患者居家体力活动依从性影响因素和改善策略的研究进展 [J]. 中华护理教育，2023, 20 (8):1009–1013.

[5] Rose GL, Stewart EM, Clifford BK, et al. Efficacy of exercise interventions for women during and after gynaecological cancer treatment – a systematic scoping review[J]. Support Care Cancer, 2023, 31 (6):342.

[6] 和祥风，叶群，易丽萍，等．有氧联合抗阻运动对妇科肿瘤幸存者身体适能、癌因性疲乏和生活质量的影响 [J]. 按摩与康复医学，2020, 11 (15):37–41.

[7] 刘群英．Kegel 训练联合盆底肌肉训练对盆底功能障碍性疾病患者的疗效及对盆底功能恢复的影响 [J]. 基层医学论坛，2024, 28 (3):63–65.

[8] 李海虹．盆底肌肉训练对盆底功能障碍性疾病患者盆底功能及生活质量的影响 [J]. 中国妇幼保健，2018, 33 (4):748–751.

[9] Radzimińska A, Strączyńska A, Weber–Rajek M, et al. The impact of pelvic floor muscle training on the quality of life of women with urinary incontinence: a systematic literature review[J]. Clin Interv Aging, 2018, 13:957–965.

[10] Rutledge TL, Rogers R, Lee SJ, et al. A pilot randomized control trial to evaluate pelvic floor muscle training for urinary incontinence among gynecologic cancer survivors[J]. Gynecol Oncol, 2014, 132 (1):154–158.

[11] Bernard S, McLean L, Boucher S, et al. An in–home rehabilitation program for the treatment of urinary incontinence symptoms in endometrial cancer survivors: a single–case experimental design study[J]. Int Urogynecol J, 2021, 32 (11):2947–2957.

[12] McClurg D,Hagen S. Quality of life issues following surgery for vulval cancer: a case report[J]. Physiother Res Int, 2009, 14 (3):193–198.

[13] Zong JJ, You MH, Li C. Effect of Kegel Pelvic Floor Muscle Exercise Combined with Clean Intermittent Self–catheterization on urinary retention after radical hysterectomy for cervical cancer[J]. Pak J Med Sci, 2022, 38 (3Part– Ⅰ):462–468.

[14] Barcellini A, Dominoni M, Mas FD, et al. Sexual health dysfunction after radiotherapy for gynecological cancer: role of physical rehabilitation including pelvic floor muscle training[J]. Front Med (Lausanne), 2021, 8:813352.

[15] Rutledge TL, Heckman SR, Qualls C, et al. Pelvic floor disorders and sexual function in gynecologic cancer survivors: a cohort study[J]. Am J Obstet Gynecol, 2010, 203 (5):514.e511–517.

[16] Cyr MP, Dumoulin C, Bessette P, et al. A prospective single–arm study evaluating the effects of a

multimodal physical therapy intervention on psychosexual outcomes in women with dyspareunia after gynecologic cancer[J]. J Sex Med, 2021, 18 (5):946–954.

[17] Armbruster SD, Song J, Bradford A, et al. Sexual health of endometrial cancer survivors before and after a physical activity intervention: A retrospective cohort analysis[J]. Gynecol Oncol, 2016, 143 (3):589–595.

[18] Cyr MP, Dostie R, Camden C, et al. Improvements following multimodal pelvic floor physical therapy in gynecological cancer survivors suffering from pain during sexual intercourse: Results from a one-year follow-up mixed-method study[J]. PLoS One, 2022, 17 (1):e0262844.

[19] 孔为民，张赫．妇科肿瘤治疗后下肢淋巴水肿专家共识 [J]. 中国临床医生杂志，2021, 49 (2):149–155.

[20] 宋美璇，陈郎，徐林霞，等．妇科癌症病人术后下肢淋巴水肿发生风险及预防的最佳证据总结 [J]. 循证护理，2022, 8 (17):2279–2284.

[21] Brown JC, John GM, Segal S, et al. Physical activity and lower limb lymphedema among uterine cancer survivors[J]. Med Sci Sports Exerc, 2013, 45 (11):2091–2097.

[22] Yoshihara M, Kitamura K, Tsuru S, et al. Factors associated with response to compression-based physical therapy for secondary lower limb lymphedema after gynecologic cancer treatment: a multicenter retrospective study[J]. BMC Cancer, 2022, 22 (1):25.

[23] Fukushima T, Tsuji T, Sano Y, et al. Immediate effects of active exercise with compression therapy on lower-limb lymphedema[J]. Support Care Cancer, 2017, 25 (8):2603–2610.

[24] Do JH, Choi KH, Ahn JS, et al. Effects of a complex rehabilitation program on edema status, physical function, and quality of life in lower-limb lymphedema after gynecological cancer surgery[J]. Gynecol Oncol, 2017, 147 (2):450–455.

[25] Wu X, Liu Y, Zhu D, et al. Early prevention of complex decongestive therapy and rehabilitation exercise for prevention of lower extremity lymphedema after operation of gynecologic cancer[J]. Asian J Surg, 2021, 44 (1):111–115.

[26] Barber EL,Clarke-Pearson DL. Prevention of venous thromboembolism in gynecologic oncology surgery[J]. Gynecol Oncol, 2017, 144 (2):420–427.

[27] 杭晶，崔爱霞．运动干预在卵巢癌减灭术患者预防术后下肢静脉血栓中的应用 [J]. 贵州医药 ,2023, 47 (6):974–975.

[28] 顾美良，许晔，范丽君．协同护理联合早期康复运动对卵巢癌手术患者的影响 [J]. 齐鲁护理杂志 ,2023, 29 (10):75–78.

[29] O'Neill AM, Calpin GG, Norris L, et al. The impact of enhanced recovery after gynaecological surgery: A systematic review and meta-analysis[J]. Gynecol Oncol, 2023, 168:8–16.

[30] 金靖，石红林，闫利鹏，等．加速康复外科策略下品管圈管理模式对妇科手术临床效率及护理质量的影响 [J]. 中国计划生育学杂志，2023, 31 (9):2100–2104.

[31] 柴明涵，金秋利，段德敏．加速康复外科在妇科手术中的临床应用 [J]. 妇产与遗传（电子版）,2023, 13 (2):24–28.

[32] Thomaier L, Jewett P, Brown K, et al. The associations between physical activity, neuropathy symptoms and health-related quality of life among gynecologic cancer survivors[J]. Gynecol Oncol, 2020, 158 (2):361–365.

[33] Stevinson C, Steed H, Faught W, et al. Physical activity in ovarian cancer survivors: associations with fatigue, sleep, and psychosocial functioning[J]. Int J Gynecol Cancer, 2009, 19 (1):73–78.

[34] Zhou Y, Cartmel B, Gottlieb L, et al. Randomized trial of exercise on quality of life in women with ovarian cancer: Women's Activity and Lifestyle Study in Connecticut (WALC)[J]. J Natl Cancer Inst, 2017, 109 (12):djx072.

[35] Lin KY, Frawley HC, Denehy L, et al. Exercise interventions for patients with gynaecological cancer: a systematic review and meta-analysis[J]. Physiotherapy, 2016, 102 (4):309-319.

[36] Lin LL, Brown JC, Segal S, et al. Quality of life, body mass index, and physical activity among uterine cancer patients[J]. Int J Gynecol Cancer, 2014, 24 (6):1027-1032.

[37] Courneya KS, Karvinen KH, Campbell KL, et al. Associations among exercise, body weight, and quality of life in a population-based sample of endometrial cancer survivors[J]. Gynecol Oncol, 2005, 97 (2):422-430.

[38] Iyer NS, Osann K, Hsieh S, et al. Health behaviors in cervical cancer survivors and associations with quality of life[J]. Clin Ther, 2016, 38 (3):467-475.

[39] Tian J, Chen GL,Zhang HR. Sleep status of cervical cancer patients and predictors of poor sleep quality during adjuvant therapy[J]. Support Care Cancer, 2015, 23 (5):1401-1408.

[40] Cannioto RA, LaMonte MJ, Kelemen LE, et al. Recreational physical inactivity and mortality in women with invasive epithelial ovarian cancer: evidence from the Ovarian Cancer Association Consortium[J]. Br J Cancer, 2016, 115 (1):95-101.

[41] Zhou Y, Chlebowski R, LaMonte MJ, et al. Body mass index, physical activity, and mortality in women diagnosed with ovarian cancer: results from the Women's Health Initiative[J]. Gynecol Oncol, 2014, 133 (1):4-10.

[42] Friedenreich CM, Cook LS, Wang Q, et al. Prospective cohort study of pre- and postdiagnosis physical activity and endometrial cancer survival[J]. J Clin Oncol, 2020, 38 (34):4107-4117.

[43] Klapheke AK, Keegan THM, Ruskin R, et al. Pre-diagnosis health-related quality of life and survival in older women with endometrial cancer[J]. Support Care Cancer, 2020, 28 (10):4901-4909.

[44] Ashcraft KA, Warner AB, Jones LW, et al. Exercise as adjunct therapy in cancer[J]. Semin Radiat Oncol, 2019, 29 (1):16-24.

[45] Theriau CF, Shpilberg Y, Riddell MC, et al. Voluntary physical activity abolishes the proliferative tumor growth microenvironment created by adipose tissue in animals fed a high fat diet[J]. J Appl Physiol (1985), 2016, 121 (1):139-153.

[46] Hankinson SE, Willett WC, Colditz GA, et al. Circulating concentrations of insulin-like growth factor- I and risk of breast cancer[J]. Lancet, 1998, 351 (9113):1393-1396.

[47] Irwin ML, Varma K, Alvarez-Reeves M, et al. Randomized controlled trial of aerobic exercise on insulin and insulin-like growth factors in breast cancer survivors: the Yale Exercise and Survivorship study[J]. Cancer Epidemiol Biomarkers Prev, 2009, 18 (1):306-313.

[48] Zhu C, Ma H, He A, et al. Exercise in cancer prevention and anticancer therapy: Efficacy, molecular mechanisms and clinical information[J]. Cancer Lett, 2022, 544:215814.

[49] Orange ST, Jordan AR, Odell A, et al. Acute aerobic exercise-conditioned serum reduces colon cancer cell proliferation in vitro through interleukin-6-induced regulation of DNA damage[J]. Int J Cancer, 2022, 151 (2):265-274.

[50] Pedersen L, Idorn M, Olofsson GH, et al. Voluntary running suppresses tumor growth through Epinephrine- and IL-6-dependent NK cell mobilization and redistribution[J]. Cell Metab, 2016, 23 (3):554-562.

[51] Sturgeon K, Digiovanni L, Good J, et al. Exercise-induced dose-response alterations in adiponectin and leptin levels are dependent on body fat changes in women at risk for breast cancer[J]. Cancer Epidemiol Biomarkers Prev, 2016, 25 (8):1195-1200.

[52] Koelwyn GJ, Quail DF, Zhang X, et al. Exercise-dependent regulation of the tumour microenvironment[J]. Nat Rev Cancer, 2017, 17 (10):620-632.

[53] Pavlova NN,Thompson CB. The rmerging hallmarks of cancer metabolism[J]. Cell Metab, 2016, 23 (1):27-47.

[54] Florez Bedoya CA, Cardoso ACF, Parker N, et al. Exercise during preoperative therapy increases tumor vascularity in pancreatic tumor patients[J]. Sci Rep, 2019, 9 (1):13966.

[55] Fairey AS, Courneya KS, Field CJ, et al. Randomized controlled trial of exercise and blood immune function in postmenopausal breast cancer survivors[J]. J Appl Physiol (1985), 2005, 98 (4):1534-1540.

[56] Kurz E, Hirsch CA, Dalton T, et al. Exercise-induced engagement of the IL-15/IL-15R α axis promotes anti-tumor immunity in pancreatic cancer[J]. Cancer Cell, 2022, 40 (7):720-737.e725.

[57] Perry C, Herishanu Y, Hazan-Halevy I, et al. Reciprocal changes in regulatory T cells and Th17 helper cells induced by exercise in patients with chronic lymphocytic leukemia[J]. Leuk Lymphoma, 2012, 53 (9):1807-1810.

[58] Zimmer P, Baumann FT, Bloch W, et al. Impact of a half marathon on cellular immune system, pro-inflammatory cytokine levels, and recovery behavior of breast cancer patients in the aftercare compared to healthy controls[J]. Eur J Haematol, 2016, 96 (2):152-159.

[59] Schmidt T, Jonat W, Wesch D, et al. Influence of physical activity on the immune system in breast cancer patients during chemotherapy[J]. J Cancer Res Clin Oncol, 2018, 144 (3):579-586.

[60] Sitlinger A, Brander DM,Bartlett DB. Impact of exercise on the immune system and outcomes in hematologic malignancies[J]. Blood Adv, 2020, 4 (8):1801-1811.

[61] Zhang QB, Zhang BH, Zhang KZ, et al. Moderate swimming suppressed the growth and metastasis of the transplanted liver cancer in mice model: with reference to nervous system[J]. Oncogene, 2016, 35 (31):4122-4131.

[62] Wang J, Song H, Tang X, et al. Effect of exercise training intensity on murine T-regulatory cells and vaccination response[J]. Scand J Med Sci Sports, 2012, 22 (5):643-652.

[63] Campbell KL, Winters-Stone KM, Wiskemann J, et al. Exercise guidelines for cancer survivors: consensus statement from international multidisciplinary roundtable[J]. Med Sci Sports Exerc, 2019, 51 (11):2375-2390.

[64] Denlinger CS, Sanft T, Baker KS, et al. Survivorship, version 2.2018, NCCN clinical practice guidelines in oncology[J]. J Natl Compr Canc Netw, 2018, 16 (10):1216-1247.

[65] Stenzel AE, Thomaier L, Jewett PI, et al. Interactions between physical activity and type of cancer treatment received on associations with psychosocial outcomes among gynecologic cancer survivors[J]. Gynecol Oncol, 2022, 166 (1):85-89.

[66] Gorzelitz JS, Stoller S, Costanzo E, et al. Improvements in strength and agility measures of functional fitness following a telehealth-delivered home-based exercise intervention in endometrial cancer survivors[J]. Support Care Cancer, 2022, 30 (1):447-455.

[67] Cannioto RA,Moysich KB. Epithelial ovarian cancer and recreational physical activity: A review of the epidemiological literature and implications for exercise prescription[J]. Gynecol Oncol, 2015,